Vorwort

Wer beginnt, sich erstmals mit der Sonographie zu beschäftigen, wird dies meistens zunächst „nebenher" machen und häufig ohne die Notwendigkeit, die Methode innerhalb einer bestimmten Zeit von Grund auf zu erlernen. Erfahrungsgemäß führt dies nicht selten dazu, dass bekannte Dinge ständig wiederholt werden und Neues sich nur langsam und unsystematisch erarbeitet wird. Schlimmstenfalls werden auch Fehler permanent wiederholt.

In der vorliegenden Einführung in die Sonographie wird eine strukturierte Anleitung gegeben, bei der mithilfe einer vorgegebenen Zeiteinteilung ein definierter sonographischer Stoff erarbeitet wird.

Soweit es inhaltlich möglich ist, wird der Stoff an einem Probanden demonstriert und geübt. Der Proband kann ein Kommilitone oder Kollege sein, ein Patient oder der Leser selbst.

Bei der Zusammenstellung des Arbeitspensums für einen Tag wurde – soweit möglich – auf eine abwechslungsreiche Mischung von trockener Theorie und praktischen Übungen geachtet. Die Übungen bauen aufeinander auf und führen den Leser vom Einfachen zum Komplizierten. Der zeitliche Minimalaufwand pro Tag wurde bewusst niedrig gehalten und liegt etwa zwischen 15 und 30 Minuten. Wenn mehr Zeit zur Verfügung steht, ist es lohnend, die Übungen am gleichen oder an verschiedenen Probanden zu wiederholen.

Ich hoffe, dem Leser mit dieser Anleitung den Einstieg in die Sonographie zu erleichtern und eine gewisse Sicherheit im Umgang mit dieser Untersuchungsmethode zu vermitteln.

Braunschweig, im Herbst 2004   Berthold Block

III

Danksagung

Viele Kollegen haben mich in der Vergangenheit mit interessanten sonographischen Befunden und durch Ratschläge unterstützt. Ihnen möchte ich an dieser Stelle danken:

Dr. med. Christian Bömeke, Hannover-Laatzen,
Dr. med. Joachim Dembowski, Salzgitter,
Dr. med. Matthias Geist, Braunschweig,
Dipl.-Med. Beate Geyer, Braunschweig,
Dr. med. Stefan Hänel, Braunschweig,
Peter Irresberger, Braunschweig,
PD Dr. med. Meinolf Karthaus, Bielefeld,
Prof. Dr. med. Horst Kierdorf, Braunschweig,
Dr. med. Ingo Kluthe, Braunschweig,
Dr. med. Bernd Krakamp, Köln,
Dr. med. Ingo Krenz, Hamburg,
Dr. med. Ralf Kuhlmann, Braunschweig,
Dr. med. Hubert Langhorst, Braunschweig,
Prof. Dr. med. Bernd Limberg, Wolfenbüttel,
Dr. med. Johannes Linder, Braunschweig,
Dr. med. Bernd Milbert, Braunschweig,
Dr. med. Hilmar Milbradt, Neustadt am Rübenberge,
Dr. med. Joachim Pieper, Braunschweig,
Dr. med. Roland Rother, Wolfsburg,
Dr. med. Hartwig Schöndaube, Braunschweig.

Außerdem danke ich den Mitarbeitern des Georg Thieme Verlags, mit deren Hilfe ich dieses Buch verwirklichen konnte: Herrn Dr. Markus Becker, Frau Dr. Antje Schönpflug und Frau Elke Plach.

Danken möchte ich auch Frau Doris Summerer und Frau Andrea Thiele für die sehr schöne Gestaltung.

Braunschweig, im Herbst 2004   Berthold Block

INHALT

IV

V

AUFLÖSUNGEN

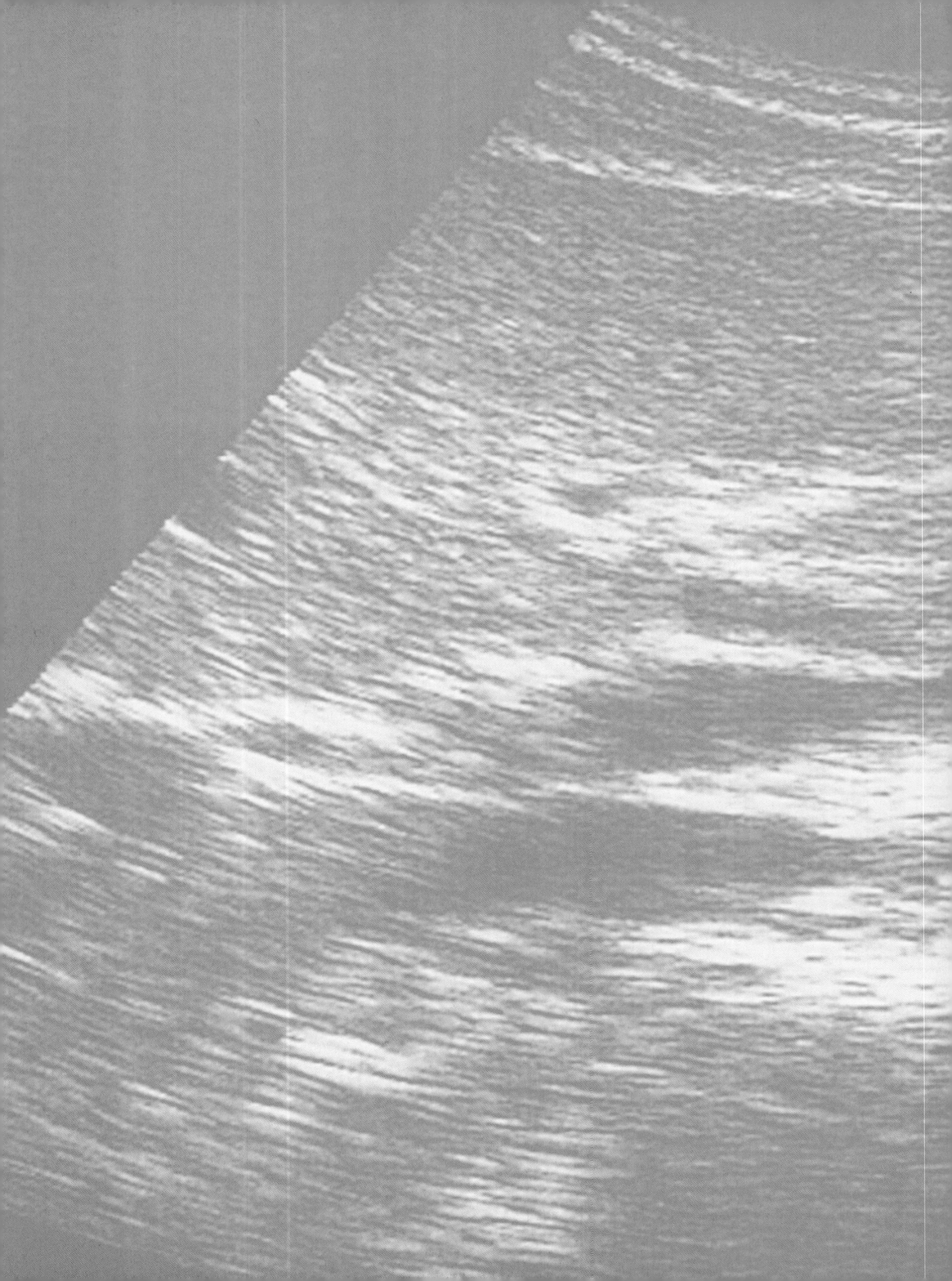

SONOGRAPHIEREN IN 30 TAGEN

Technik, Eindringtiefe

➤ **Lernziel:** Wahl der optimalen Eindringtiefe

In den ersten Übungen geht es um die Grundbegriffe für die Einstellung eines Sonobildes und die erste Identifizierung der Organe, mit denen wir es bei der Oberbauchsonographie zu tun haben.

Schalten Sie das Gerät ein. Wählen Sie einen 5-MHz-Schallkopf aus und setzen sie ihn quer im Oberbauch auf.

Suchen Sie den Wahlschalter für die Eindringtiefe und stellen Sie verschiedene Eindringtiefen ein. Wählen Sie die beste aus.

➤ Die meisten Bilder in diesem Buch wurden mit einer Eindringtiefe von 12 cm aufgenommen.

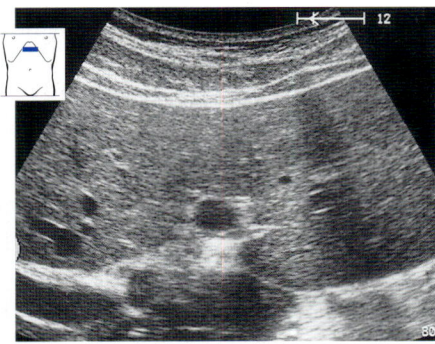 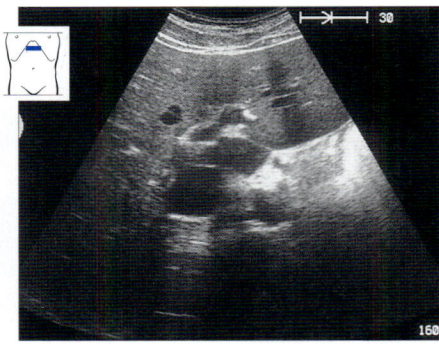 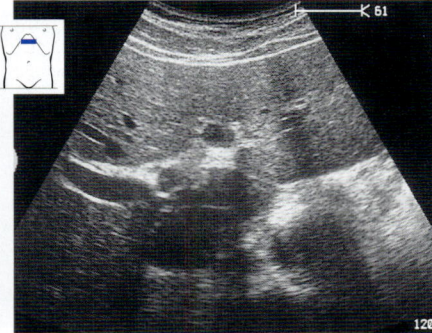

Eindringtiefe 8 cm: etwas zu geringe Eindringtiefe.

Eindringtiefe 16 cm: ungenügende Ausnutzung des zur Verfügung stehenden Raumes.

Eindringtiefe 12 cm: gute Ausnutzung des Raumes für die Oberbauchsonographie.

Technik, Sendeleistung

➤ **Lernziel:** Lernziel: Effekt der Sendeleistung kennen lernen

Beim diagnostischen Ultraschall wird ein Echoimpuls gesendet, im Gewebe reflektiert und wieder empfangen. Sendeleistung und Empfang können beeinflusst werden.

Wählen Sie einen Oberbauchquerschnitt. Stellen Sie eine mittlere Sendeleistung ein.

Erhöhen Sie die Sendeleistung auf 90 %.

Reduzieren Sie die Sendeleistung auf 12 %.

➤ Hohe Sendeleistung: helles Bild.
➤ Niedrige Sendeleistung: dunkles Bild.

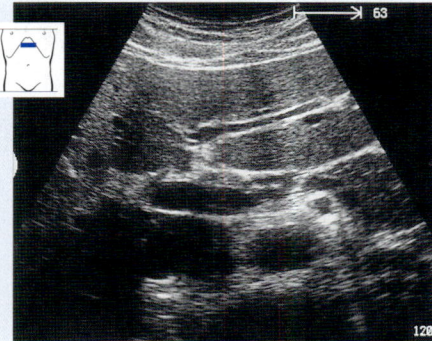 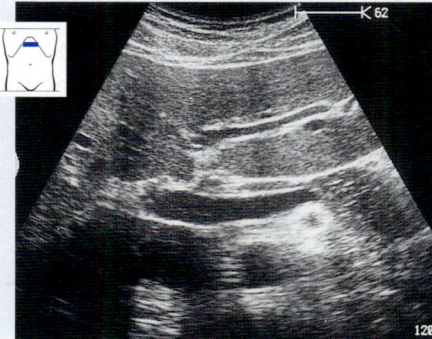 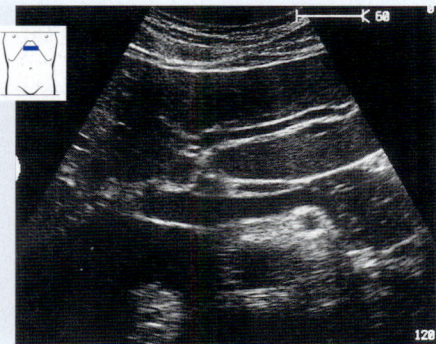

Mittlere Sendeleistung.

Sendeleistung erhöht, Bild hell.

Sendeleistung erniedrigt, Bild dunkel.

Technik, Empfangsverstärkung

➤ **Lernziel:** Effekt der Empfangsverstärkung kennen lernen

Neben der Sendeleistung bestimmt das Ausmaß der Empfangsverstärkung die Bildhelligkeit.

Wählen Sie einen Oberbauchlängsschnitt. Stellen Sie eine mittlere Sendeleistung (50 %) ein und eine mittlere Empfangsverstärkung.

Erhöhen Sie die Empfangsverstärkung.

Erniedrigen Sie die Empfangsverstärkung.

➤ **Hohe Empfangsverstärkung: helles Bild.**
➤ **Niedrige Empfangsverstärkung: dunkles Bild.**

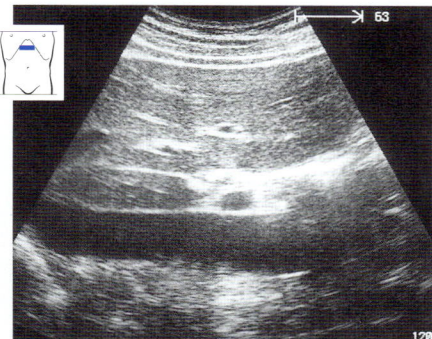 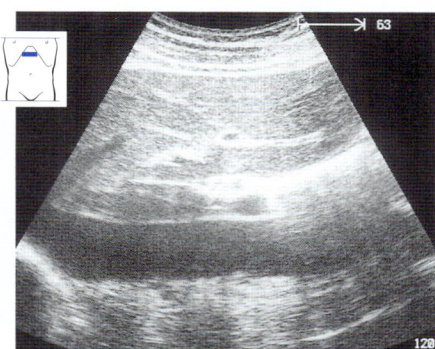 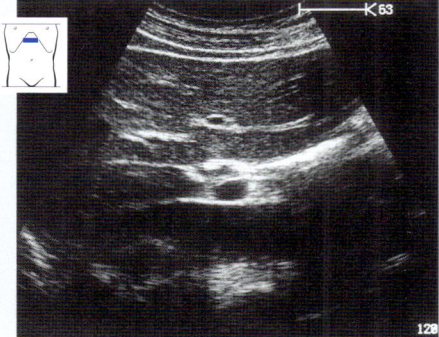

Mittlere Sendeleistung, mittlere Empfangsverstärkung: ausgewogenes Bild.

Mittlere Sendeleistung, hohe Empfangsverstärkung: helles Bild.

Mittlere Sendeleistung, niedrige Empfangsverstärkung: dunkles Bild.

Technik, Tiefenausgleich

➤ **Lernziel:** Effekt des Tiefenausgleiches kennen lernen

Echosignale werden aus tiefen Gewebeabschnitten schwächer empfangen als aus oberflächlichen. Mit dem Tiefenausgleich werden die empfangenen Signale für verschiedene Tiefenbereiche getrennt eingestellt.

Wählen Sie einen Oberbauchquerschnitt. Stellen Sie eine mittlere Sendeleistung ein. Stellen Sie alle Schieberegler des Tiefenausgleichs in eine Mittelstellung. Leuchten Sie das Mittelfeld mit der Gesamtverstärkung gut aus.

Stellen Sie mit dem Schieberegler den Nahbereich gut ein.

Stellen Sie mit dem Schieberegler den Fernbereich gut ein.

➤ **Bei einem ausgeglichenen Bild liegen die Schieberegler für den Tiefenausgleich meist auf einer Diagonalen.**

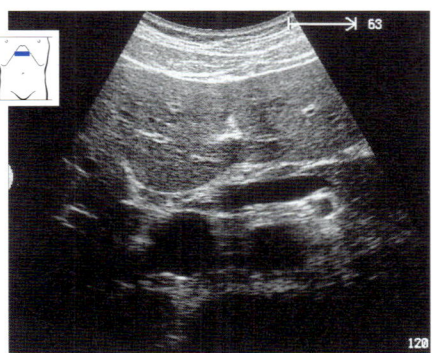 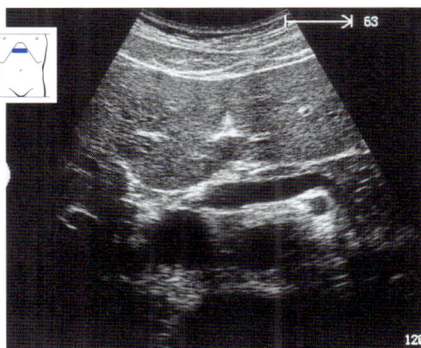 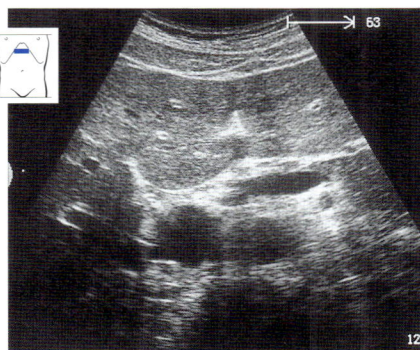

Schieberegler des Tiefenausgleichs alle in Mittelstellung: Nahebereich überstrahlt, Fernbereich zu dunkel.

Der Nahbereich wurde gut ausgeleuchtet.

Alle Bereiche wurden gut ausgeleuchtet.

Oberbauchorgane

➤ **Lernziel:** Die Oberbauchorgane, die sonographisch dargestellt werden, orientierend kennen lernen

Wählen Sie eine Eindringtiefe von 12 cm, stellen Sie eine mittlere Sendeleistung und eine mittlere Empfangsverstärkung ein und leuchten Sie das Bild mit dem Tiefenausgleich gleichmäßig aus.

Setzen Sie den Schallkopf quer im Oberbauch auf. Benennen Sie die Organe, die Sie im Bild sehen.

Führen Sie den Schallkopf in parallelen Schnitten nach unten und wiederholen Sie die Identifizierung der gesehenen Strukturen.

➤ **Oberbauchquerschnitt:**
  ➤ Gefäße: Aorta, V. cava
  ➤ Leber
  ➤ Pankreas
  ➤ Magen
  ➤ Darm

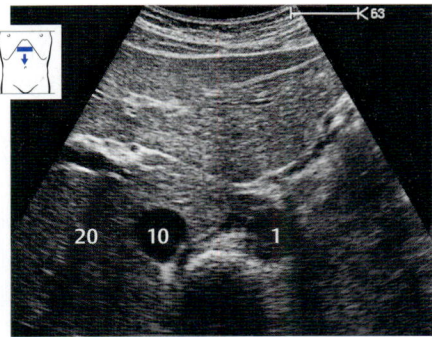 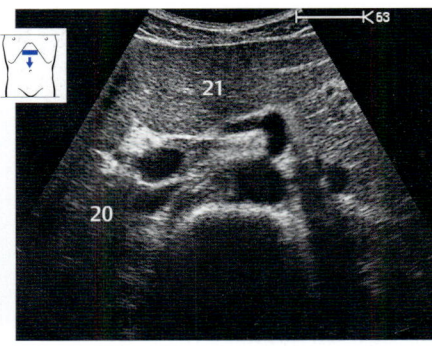 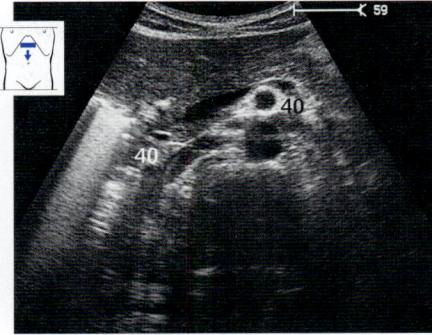

Hoher Oberbauchquerschnitt: Sie erkennen als dominierendes Organ die Leber (20), außerdem schwarz als flüssigkeitsgefüllte Organe Aorta (1) und V. cava (10).

Der Schallkopf wurde etwas nach unten versetzt, weiter dominierend die Leber (20, 21), außerdem jetzt zusätzliche Gefäßstrukturen.

Der Schallkopf wurde noch weiter nach unten versetzt. Zusätzlich erkennbar jetzt das Pankreas (40).

Oberbauchorgane

➤ **Lernziel:** Die Oberbauchorgane, die sonographisch dargestellt werden, orientierend kennen lernen

Stellen Sie den Schallkopf quer am rechten Rippenbogen auf und schallen Sie etwas nach oben. Benennen Sie die Organe, die Sie im Bild sehen können.

Führen Sie den Schallkopf in kleinen parallelen Schritten nach unten und wiederholen Sie die Identifizierung der Strukturen, die Sie sehen.

➤ **Oberbauchquerschnitt rechts:**
  ➤ Leber
  ➤ Gallenblase
  ➤ Gefäße

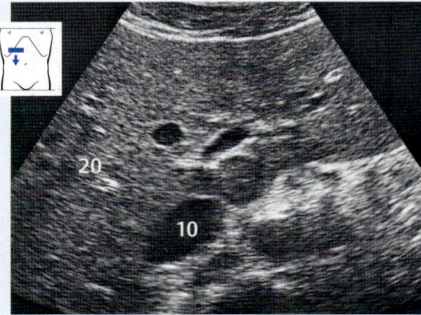 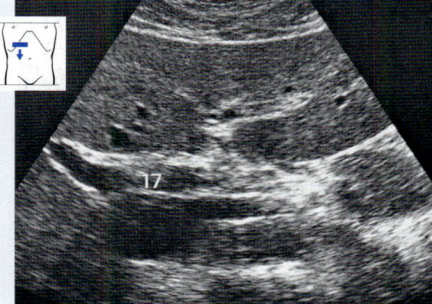 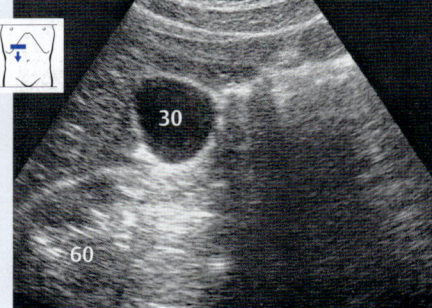

Hoher Oberbauchquerschnitt rechts: Auch hier ist als das dominierende Organ die Leber (20) gut erkennbar. Außerdem erkennt man V. cava (10) und die intrahepatischen Gefäße.

Der Schallkopf wurde etwas nach unten versetzt. Gut erkennbar die Pfortaderaufzweigung (17) im Bereich des Leberhilus.

Der Schallkopf wurde noch weiter nach unten versetzt. Sie erkennen jetzt am Leberunterrand zusätzlich die Gallenblase (30) und die Niere (60).

Oberbauchorgane

➤ **Lernziel:** Die Oberbauchorgane, die sonographisch dargestellt werden, orientierend kennen lernen

Setzen Sie den Schallkopf längs über der rechten Flanke auf, dort wo sie bei der körperlichen Untersuchung das Nierenlager prüfen.

Kippen Sie den Schallkopf hin und her, versetzen Sie etwas die Position, bis sie die Niere erkennen können. Benennen Sie die Strukturen, die sie auf Ihrem Monitor jetzt sehen.

➤ **Flankenlängsschnitt rechts:**
  ➤ Niere
  ➤ Leber
  ➤ Gallenblase

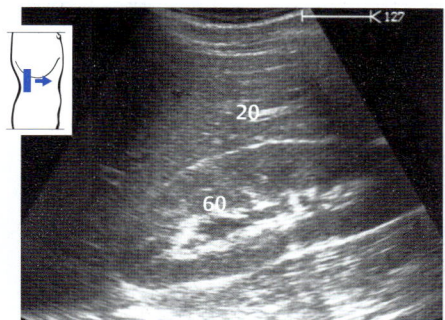

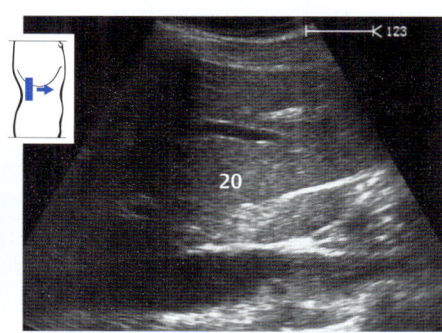

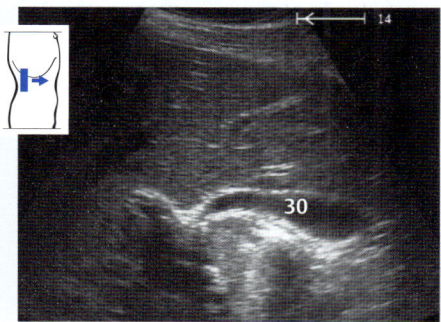

Dorsal gelegener Anschnitt von Leber (20) und Niere (60).

Der Schallkopf wurde so gekippt, dass der Schnitt jetzt etwas ventraler liegt: gut erkennbar die Leber.

Der Schallkopf wurde noch weiter nach ventral gekippt, zusätzlich ist jetzt die Gallenblase (30) ins Bild gerückt.

Oberbauchorgane

➤ **Lernziel:** Die Oberbauchorgane, die sonographisch dargestellt werden, orientierend kennen lernen

Setzen Sie den Schallkopf längs über der linken Flanke auf, dort, wo sie bei der körperlichen Untersuchung das Nierenlager prüfen.

Kippen Sie den Schallkopf hin und her, versetzen Sie etwas seine Position, bis Sie die Niere erkennen. Beachten Sie die Strukturen, die Sie auf Ihrem Monitor sehen.

➤ **Flankenlängsschnitt links:**
  ➤ Niere
  ➤ Milz
  ➤ Pankreasschwanz

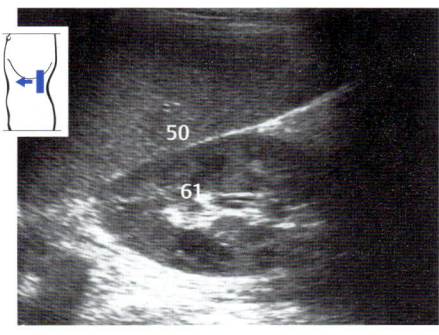

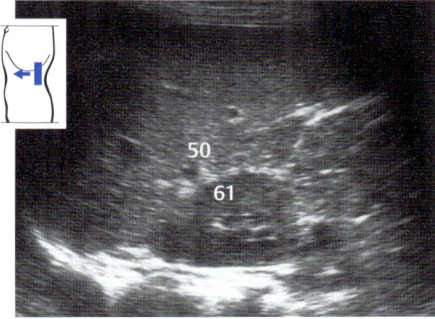

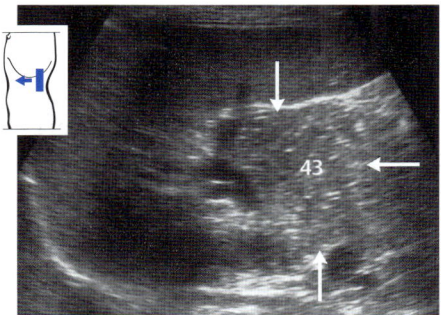

Flankenschnitt links, dorsal gelegener Anschnitt: gut erkennbar die Milz (50) und die linke Niere (61).

Flankenschnitt links, die Ebene wurde so gewählt, dass sie etwas weiter ventral liegt. Gut erkennbar jetzt die Milz, die sich über die Niere schiebt.

Noch weiter ventral gelegener Anschnitt, gut erkennbar Milz und Pankreasschwanz (43).

1. TAG

5

Unterbauchorgane

➤ **Lernziel:** Die männlichen Unterbauchorgane, die sonographisch dargestellt werden, kennen lernen

Heute geht es um das orientierende Kennenlernen der Unterbauchsonographie sowie um die physikalischen Grundlagen des diagnostischen Ultraschalls.

Setzen Sie bei einem männlichen Probanden den Schallkopf suprapubisch quer auf. Identifizieren Sie die dargestellten Strukturen. Mustern Sie von oben nach unten durch.

Drehen Sie dann zu einem Längsschnitt und identifizieren Sie nun die dargestellten Strukturen.

➤ **Unterbauch männlich:**
  ➤ Blase
  ➤ Prostata
  ➤ Samenblase
  ➤ Rektum

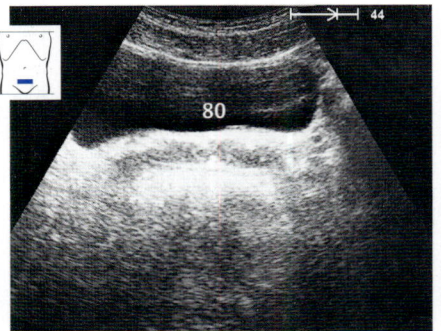 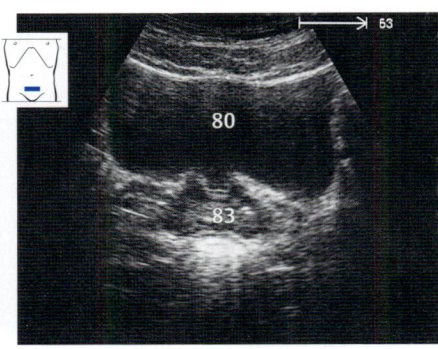 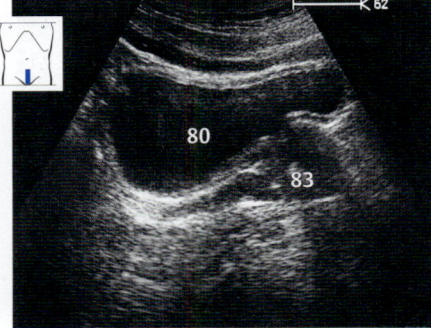

Querschnitt suprapubisch: Das dominierende Organ ist die Harnblase (80).

Der Schallkopf wurde etwas nach unten versetzt: Man erkennt dorsal der Harnblase die Prostata (83).

Der Schallkopf wurde zu einem Längsschnitt gedreht: Gut erkennbar sind die Harnblase (80) und die Prostata (83).

6

Unterbauchorgane

➤ **Lernziel:** Die weiblichen Unterbauchorgane, die sonographisch dargestellt werden, kennen lernen

Setzen Sie den Schallkopf quer suprapubisch bei einer weiblichen Probandin auf. Identifizieren Sie die dargestellten Strukturen. Mustern Sie von oben nach unten durch.

Drehen Sie dann zu einem Längsschnitt und identifizieren Sie die dargestellten Strukturen.

➤ **Unterbauch weiblich:**
  ➤ Blase
  ➤ Uterus
  ➤ Adnexe
  ➤ Vagina
  ➤ Rektum

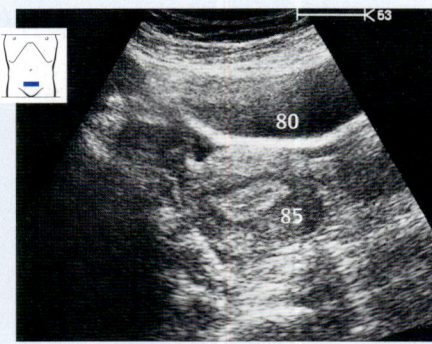 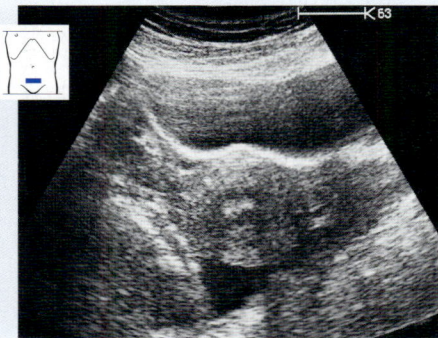 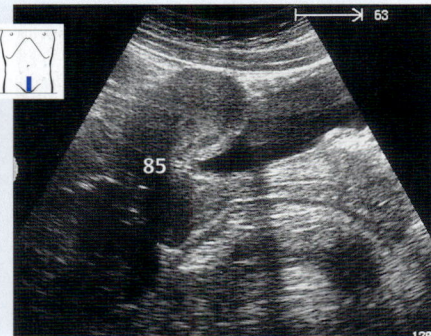

Querschnitt suprapubisch: Das dominierende Organ ist die Harnblase (80), gut erkennbar der Uterus (85).

Der Schallkopf wurde etwas nach unten versetzt.

Der Schallkopf wurde zu einem Längsschnitt gedreht: Gut erkennbar sind die Harnblase und der Uterus (85).

Physikalische Grundlagen: Reflexion, Brechung, Impedanz

➤ **Lernziel:** Die 3 wichtigsten physikalischen Begriffe des diagnostischen Ultraschalls kennen lernen

Die 3 wichtigsten physikalischen Phänomene, die für den diagnostischen Ultraschall relevant sind, sind Reflexion, Brechung und Impedanz.

Setzen Sie den Schallkopf über der Leber auf und beobachten Sie die intensive Darstellung der Gewebe-Gefäß-Grenzen. Beobachten Sie über der Leber außerdem die Darstellung tiefer gelegener Gewebeabschnitte.

Setzen Sie den Schallkopf im Bereich des Magens auf und beobachten Sie die Totalreflexion durch die Magenluft.

➤ **Die 3 wichtigsten physikalischen Phänomene des diagnostischen Ultraschalls:**
  ➤ Reflexion
  ➤ Brechung
  ➤ Impedanz

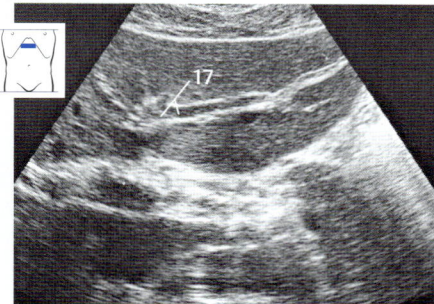

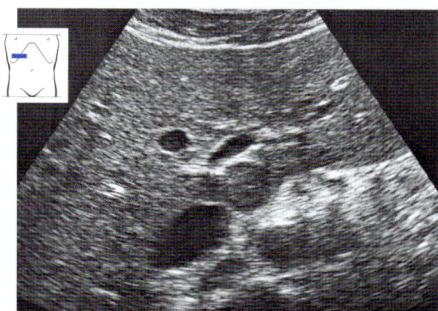

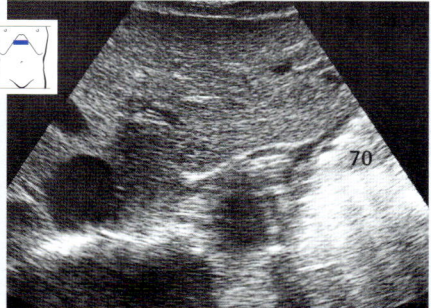

Leber und Lebergefäße: Beachten Sie die Reflexion des Schalls an der Wand eines Pfortaderastes (17).

Lebergewebe: Die überwiegende, gebrochene Weiterleitung von Schall in tiefe Gewebeabschnitte ist die zweite Voraussetzung für diagnostischen Ultraschall.

Totalreflexion an Magenluft (70): Diese ist bedingt durch den hohen Impedanzunterschied zwischen 2 verschiedenen Medien.

Physikalische Grundlagen: Reflexion und Streuung

➤ **Lernziel:** Die Phänomene Reflexion und Streuung kennen lernen

Diagnostischer Ultraschall arbeitet nach dem Impuls-Echo-Verfahren. Ein Schallimpuls wird ausgesendet, breitet sich im Gewebe aus, wird teilweise reflektiert und wieder empfangen.

Die erste Grundlage der Sonographie ist also die Reflexion. Sie ist am größten an der Grenzfläche zwischen Medien unterschiedlicher Dichte. Diese Grenzflächen können sehr groß (z. B. Knochen), kleiner (z. B. Gefäße) oder sehr klein (Feinaufbau parenchymatöser Organe) sein.

Schallen Sie Knochen, Lebervene und normales Leberparenchym an.

➤ **Je größer der Dichteunterschied zwischen 2 Medien, desto größer die Reflexion an der Grenzfläche**

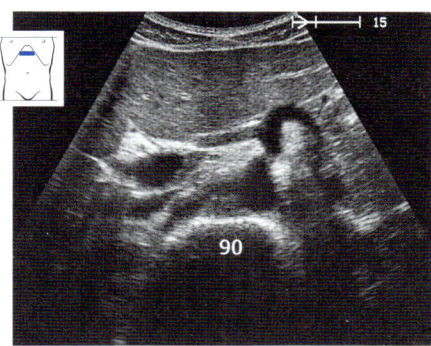

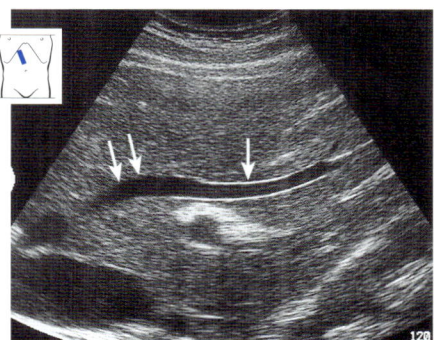

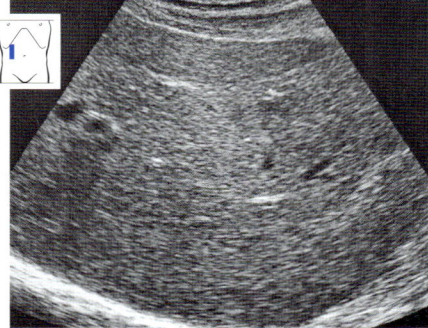

Knochen: Starke Reflexion; die Wirbelsäule (90) wirkt als starker Reflektor und wird darum kräftig abgebildet.

Lebervene: Die Grenze zwischen Leber und Gefäß wirkt als mäßig starker Reflektor. Wird sie senkrecht angeschallt, wird viel Schallenergie reflektiert (Pfeil), wird sie schräg angeschallt, erreicht weniger reflektierte Energie den Schallkopf (2 Pfeile).

Lebergewebe: Die Summe der Echos bedingt Helligkeit, Homogenität und Körnigkeit des Gewebes. Sie charakterisiert das typische Bild eines Organs oder einer pathologischen Veränderung.

Physikalische Grundlagen: Brechung

➤ **Lernziel:** Das Phänomen Brechung kennen lernen

Der an einer Grenzfläche nicht reflektierte oder gestreute Teil der Schallenergie setzt sich im zweiten Medium fort, allerdings in einer vom Einfallswinkel abweichenden Richtung. Dieser Restanteil ist, neben der Reflexion, die zweite Voraussetzung für die Sonographie von Gewebe. Die Richtungsänderung des Schallstrahls wird als Brechung bezeichnet.

Schallen Sie die Leber, die Wirbelsäule und den Magen an. Beurteilen Sie diese Gewebe im Hinblick auf Reflexion und Brechung.

➤ Der relativ geringe Dichteunterschied innerhalb eines Gewebes sowie zwischen Flüssigkeiten und Geweben ermöglicht erst diagnostischen Ultraschall.

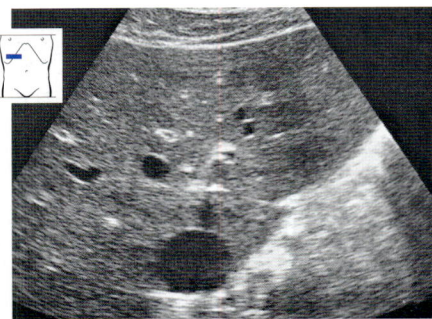 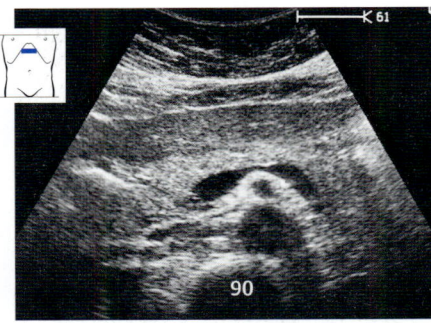 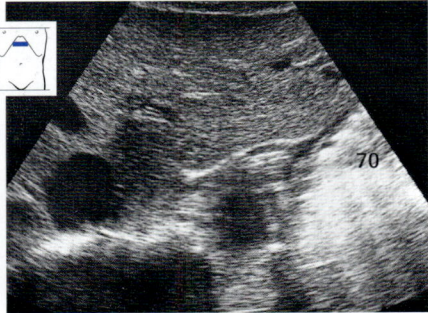

Leber: Innerhalb der Leber sind nur geringe Dichteunterschiede, es wird genügend Schallenergie nicht reflektiert und steht somit für tiefe Schichten zur Verfügung.

Wirbelsäule (90): Der hohe Dichteunterschied zwischen Knochen und Weichteil führt zu einer Totalreflexion mit Schallschatten.

Magen (70): Der hohe Dichteunterschied zwischen Luft und Gewebe führt zu einer Totalreflexion.

Physikalische Grundlagen: Impedanz

➤ **Lernziel:** Definition von Impedanz kennen lernen

Impedanz ist das Maß für den akustischen Wellenwiderstand. Die Impedanz ist das Produkt aus der Dichte eines Mediums und der Schallausbreitungsgeschwindigkeit darin. Große Impedanzunterschiede zwischen zwei Medien bedingen ein hohes Maß an Reflexion an der Grenzfläche zwischen diesen Medien.

Setzen Sie den Schallkopf über gasgefüllten Darmschlingen oder dem Magen, der Leber sowie der Wirbelsäule auf. Vergegenwärtigen Sie sich die unterschiedliche Schallausbreitungsgeschwindigkeit in diesen Geweben.

➤ Schallausbreitungsgeschwindigkeit:
➤ Luft: 331 m/s
➤ Gewebe, Wasser: 1476–1570 m/s
➤ Knochen: 3360 m/s

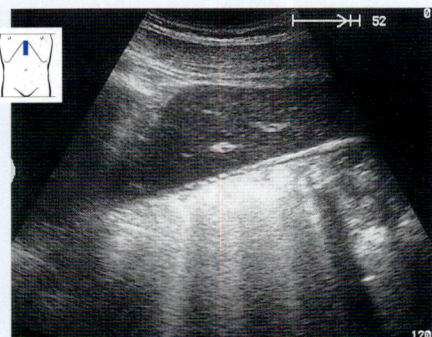 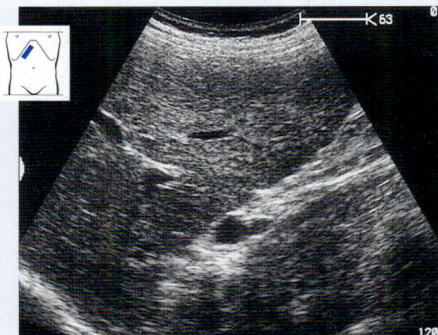 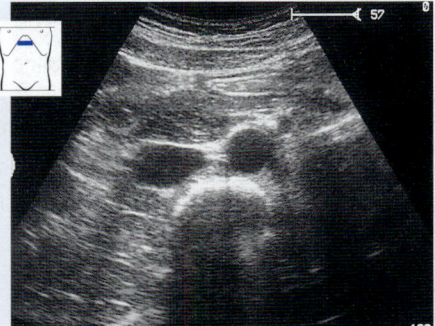

Gasgefüllter Magen: niedrige Schallausbreitungsgeschwindigkeit.

Leber: hohe Schallausbreitungsgeschwindigkeit.

Wirbelsäule: sehr hohe Schallausbreitungsgeschwindigkeit.

Physikalische Grundlagen: Impedanz

➤ **Lernziel:** Die Bedeutung von Impedanzunterschieden kennen lernen

Setzen Sie den Schallkopf im Flankenschnitt rechts (s. Übung 7) auf und stellen Sie Leber und Niere ein.

Stellen Sie die Wirbelsäule ein.

Stellen Sie die luftgefüllten Darmschlingen ein.

Beobachten Sie das Ausmaß der Schallreflexion und das Ausmaß des gebrochenen Anteils der Schallenergie.

➤ **Hoher Impedanzunterschied: hohe Reflexion**

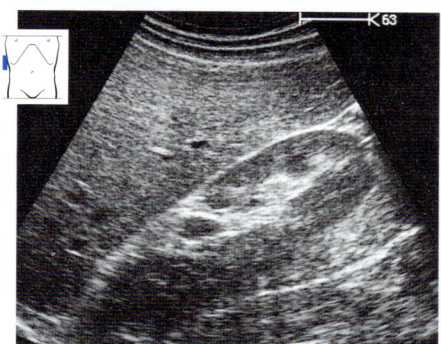

Gewebe/Gewebe: niedriger Impedanzsprung, mäßig hohe Reflexion.

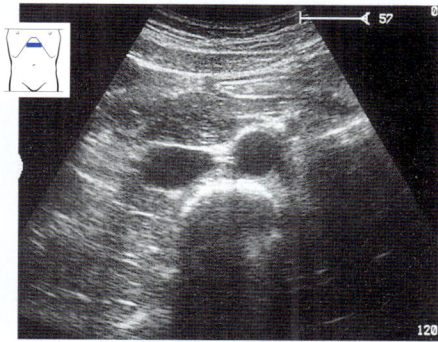

Gewebe/Knochen: hoher Impedanzsprung, hohe Reflexion.

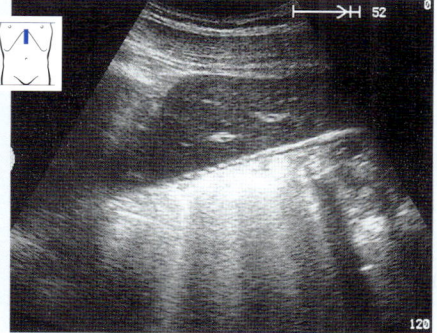

Gewebe/Luft: hoher Impedanzsprung, hohe Reflexion.

Physikalische Grundlagen: Impedanz

➤ **Lernziel:** Die Bedeutung von Impedanzunterschieden für den diagnostischen Ultraschall kennen lernen

Nur das Vorhandensein von Impedanzunterschieden ermöglicht diagnostischen Ultraschall. In Medien ohne Impedanzunterschiede kommt es zu keiner Reflexion und zu keinem Ultraschallsignal.

Setzen Sie den Schallkopf über der Harnblase auf, über der Gallenblase sowie über einem großen Gefäß. Beobachten Sie das Schallreflexionsverhalten innerhalb dieser flüssigkeitsgefüllten Organe.

➤ **Kein Impedanzunterschied, kein Echo**

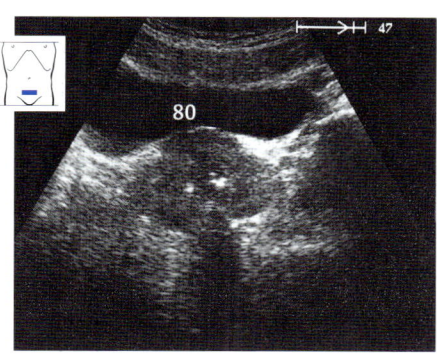

Querschnitt über der Harnblase (80): Innerhalb der flüssigkeitsgefüllten Harnblase liegen keine Impedanzunterschiede vor, es kommt zu keinerlei Reflexion.

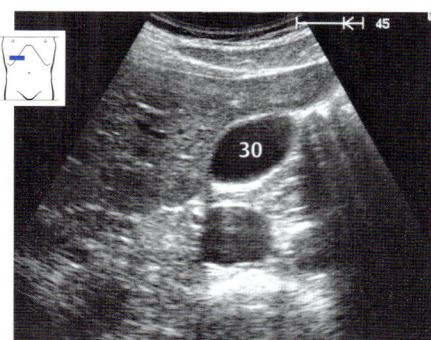

Gallenblase (30): Innerhalb der flüssigkeitsgefüllten Gallenblase kommt es zu keiner Reflexion.

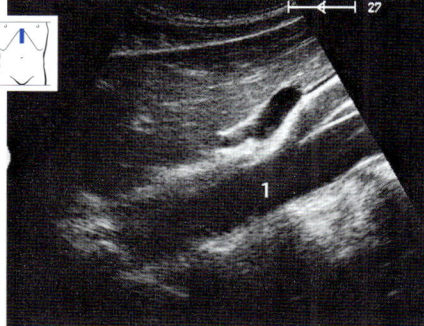

Aorta (1): Innerhalb der Aorta kommt es zu keinerlei Reflexion (allerdings: bekanntermaßen enthält Blut geformte Bestandteile, diese können unter bestimmten Umständen gesehen werden).

Physikalische Grundlagen: Absorption

➤ **Lernziel:** Das Phänomen Absorption kennen lernen

Während der Ausbreitung der Schallwelle wird ein Teil ihrer Energie durch Reibung in Wärmeenergie umgewandelt. Dieser Verlust an Schallenergie wird als Absorption bezeichnet. Absorption tritt in allen Geweben auf und wird einerseits durch die Tiefenausgleichsregler ausgeglichen, dient anderseits auch als diagnostisches Kriterium.

Setzen Sie den Schallkopf über der Leber auf. Bringen Sie die Schieberegler des Tiefenausgleichs in eine Mittelstellung (s. Übung 4). Sorgen Sie dann mit dem Tiefenausgleichsregler für eine gleichmäßige Ausleuchtung.

Sehen Sie sich die dritte Abbildung, eine Fettleber, an und vergleichen Sie sie mit den anderen Bildern.

➤ **Absorption ist der Teil der Schallenergie, der durch Reibung in Wärmeenergie umgewandelt wird.**

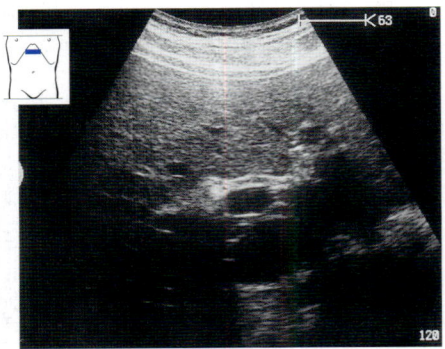 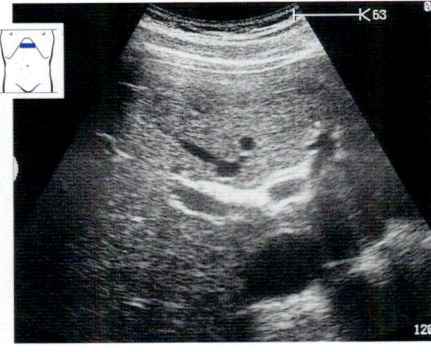 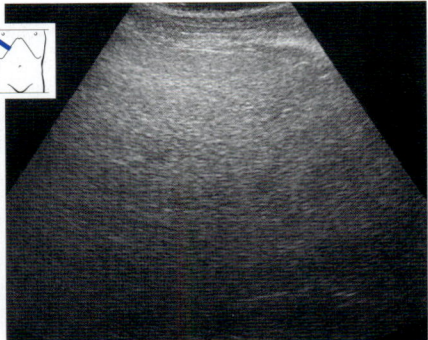

Normales Lebergewebe: Die Schieberegler des Tiefenausgleichs befinden sich in einer Mittelstellung, eine Verstärkung der Signale aus tieferen Leberschichten findet nicht statt.

Normales Lebergewebe: Mit dem Tiefenausgleichsregler wurde eine gleichmäßige Ausleuchtung aller Tiefen eingestellt.

Fettleber: Gleiche Einstellung des Tiefenausgleichs wie in der mittleren Abbildung; deutlicher Schallenergieverlust in tieferen Gewebeabschnitten.

Physikalische Grundlagen: Absorption

➤ **Lernziel:** Das Phänomen Absorption kennen lernen

Stellen Sie die rechte Niere in einem Flankenlängsschnitt ein.

Leuchten Sie den gesamten Bildbereich gut aus.

Setzen Sie den Schallkopf jetzt in einem Querschnitt über der Blase auf, bei gleicher Einstellung der Verstärkung. Beachten Sie die Überstrahlung der dorsal der Blase gelegenen Strukturen. Regulieren Sie mit dem Tiefenausgleichsregler ein homogenes Bild ein.

➤ **In Flüssigkeiten tritt nur eine geringe Absorption von Schallenergie auf.**

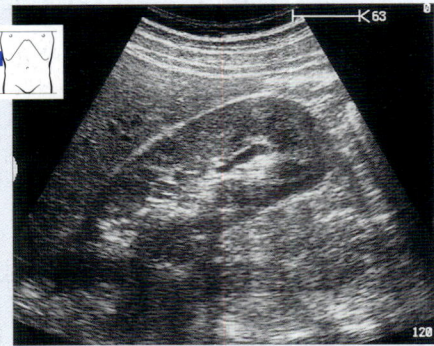 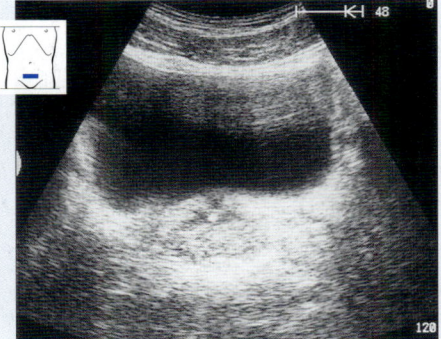 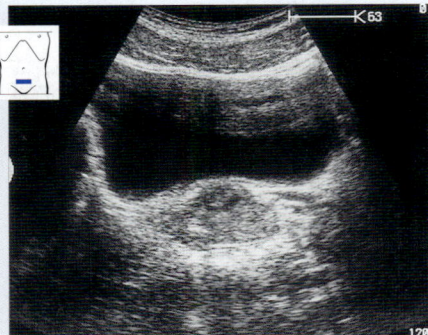

Flankenlängsschnitt über der rechten Niere: gute Ausleuchtung des Parenchyms.

Gleicher Tiefenausgleich wie in der ersten Abbildung: Überstrahlung der dorsal der Blase gelegenen Strukturen, da in der Blase nur eine geringe Absorption auftritt.

Nachregulierung des Tiefenausgleichs: gute Ausleuchtung auch der Prostata.

Artefakte: Schallschatten

➤ **Lernziel:** Das Phänomen des Schallschattens kennen lernen

Heute lernen Sie Artefakte kennen und gewinnen einen orientierenden Eindruck von Aorta und V. cava.

Das echofreie Areal hinter einer stark reflektierenden (Luft) oder absorbierenden (Knochen) Struktur wird als Schallschatten oder Schallauslöschung bezeichnet.

Setzen Sie den Schallkopf längs über der V. cava auf. Identifizieren Sie durch Kippen Luft im Duodenum und beobachten Sie die Schallauslöschung dahinter.

Setzen Sie den Schallkopf quer auf und beobachten Sie die Schallauslöschung durch die Wirbelsäule. Fahnden Sie im Abdomen nach weiteren Phänomenen der Schallauslöschung.

➤ **Schallschatten: echofreies Areal hinter einer angeschallten Struktur mit Totalreflexion oder Absorption**

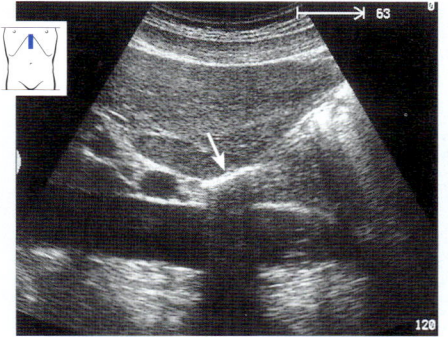

Längsschnitt über der V. cava: Luft im Duodenum (Pfeil), dorsale Schallauslöschung.

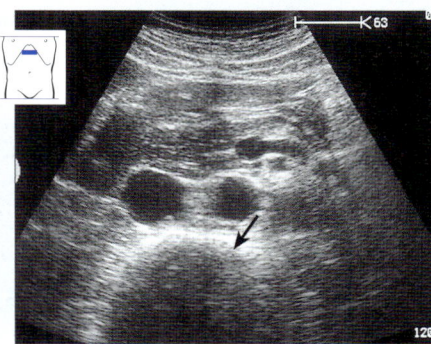

Querschnitt über der Wirbelsäule (Pfeil): dorsale Schallauslöschung.

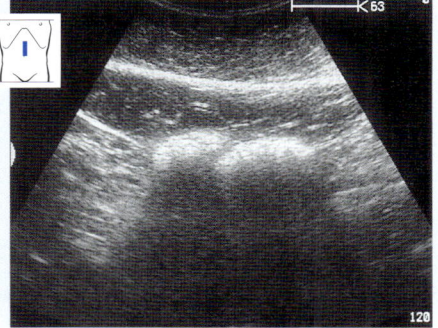

Längsschnitt über dem Colon transversum: Totalreflexion durch Luft, dorsale Schallauslöschung.

Artefakte: Schallschatten

➤ **Lernziel:** Schallschatten als diagnostisches Kriterium kennen lernen

Ein Schallschatten kann auch ein diagnostisches Kriterium sein: z. B. bei Gallensteinen, Nierensteinen, Fremdkörpern. Unter Umständen ist der Schallschatten der auffälligste Hinweis auf einen pathologischen Befund, z. B. einen Stein in einer flüssigkeitsfreien Schrumpfgallenblase. Sehen Sie sich die unten stehenden Sonobilder an.

➤ **Schallschatten:**
  ➤ **störendes Artefarkt**
  ➤ **diagnostisches Kriterium**

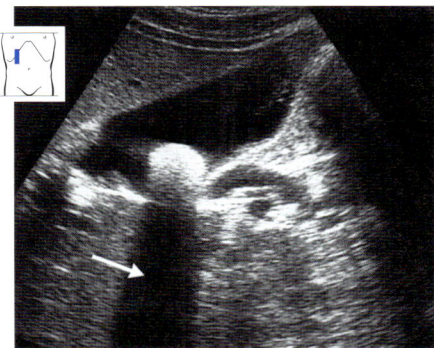

Gallenstein mit Schallschatten (Pfeil).

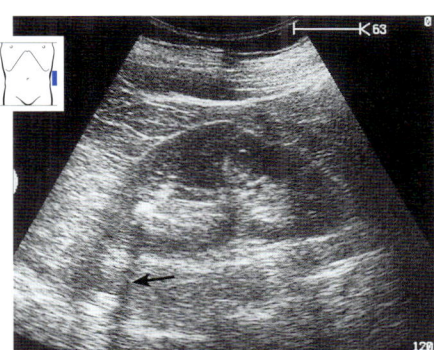

Nierenstein mit Schallschatten (Pfeil).

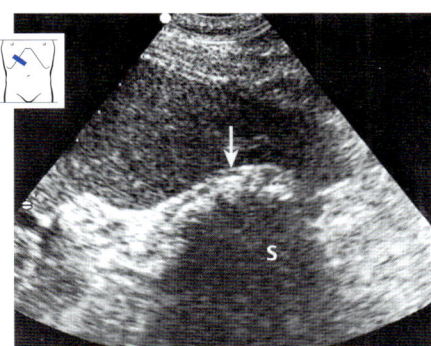

Schallschatten (S) als Hinweis auf Gallenstein in Schrumpfgallenblase (Pfeil).

Artefakte: Rauschen

➤ **Lernziel:** Das Phänomen des Rauschens kennen lernen

Als Rauschen bezeichnet man das Auftreten kleiner Reflexe, besonders im schallkopfnahen Bereich an zystischen Strukturen. Rauschen entsteht vor allem bei zu hoher Verstärkung an schallkopfnahen Strukturen. Durch Verringerung der Verstärkung lässt es sich reduzieren.

Setzen Sie den Schallkopf über der Leber auf. Stellen Sie mithilfe des Tiefenausgleichs ein gut ausgeleuchtetes Bild ein.

Setzen Sie dann den Schallkopf über der gefüllten Harnblase auf und beachten Sie den Effekt.

Reduzieren Sie die Verstärkung etwas, bis Sie ein ausgewogenes Bild erhalten.

➤ **Rauschen:** häufig Auftreten in Flüssigkeit bei zu hoher Verstärkung schallkopfnah.

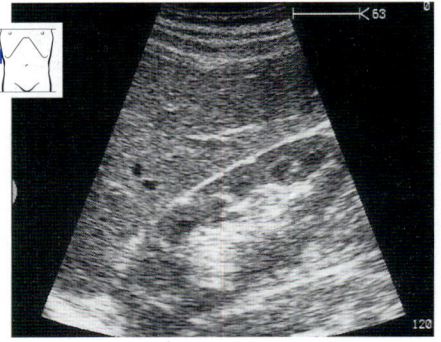

Gut ausgeleuchtetes Bild der Leber und der Niere.

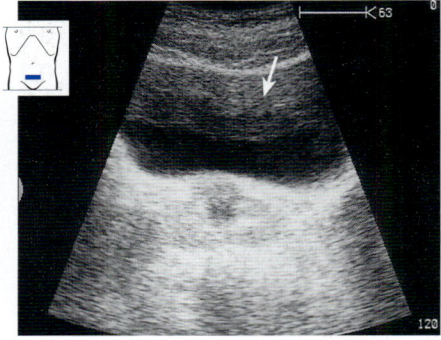

Der Schallkopf wurde auf die Blase versetzt, Tiefenausgleich, Leistungs- und Empfangsverstärker wurden wie in der ersten Abbildung belassen. Beachten Sie die kleinen Reflexe (Pfeil).

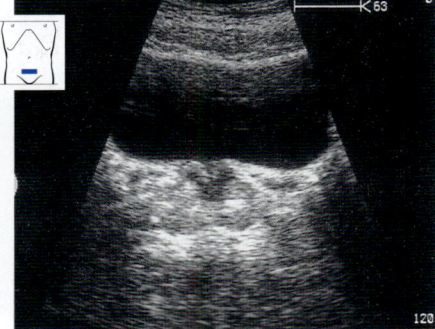

Die Verstärkung im Bereich der schallkopfnahen Blase wurde reduziert, ausgewogenes Bild.

Artefakte: Wiederholungsechos

➤ **Lernziel:** Das Phänomen des Wiederholungsechos kennen lernen

Wiederholungsechos entstehen an zwei hintereinander liegenden Grenzflächen mit hohem Impedanzsprung. Ein Teil der Ultraschallwellen wird von der zweiten Grenzfläche reflektiert und teilweise von der Rückseite der ersten Grenzfläche erneut reflektiert, was zu sich wiederholenden Reflexen führt. Man sieht Wiederholungsechos als parallele, abgrenzbare Streifen oder als kometenschweifartige Bänder.

Setzen Sie den Schallkopf auf und fahnden Sie nach diesen Artefakten im Bereich luftgefüllter Darmschlingen sowie über der Harnblase.

➤ **Wiederholungsechos:**
  ➤ **bandförmige Echos**
  ➤ **kometenschweifartige Echos**

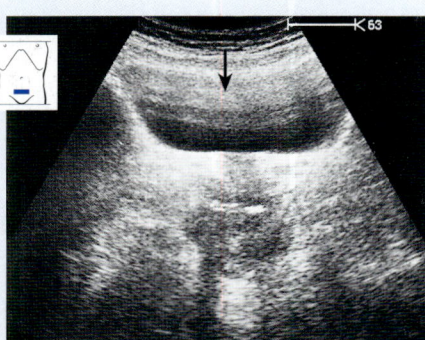

Wiederholungsecho (Pfeil) in Projektion auf die Blase.

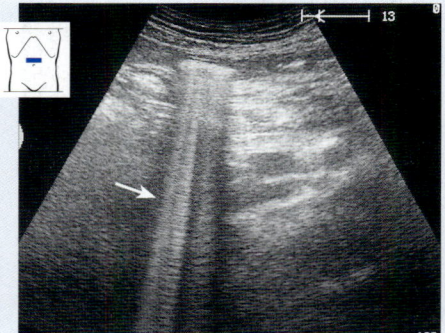

Wiederholungsechos, Typ Kometenschweifartefakt (Pfeil).

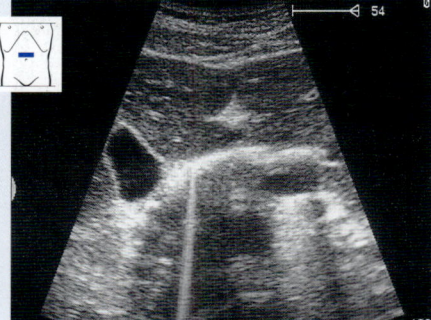

Wiederholungsechos, mehrere Kometenschweifartefakte hinter dem Dünndarm.

3. TAG

Artefakte: Wiederholungsechos

➤ **Lernziel:** Artefakte als Identifizierungsmerkmale kennen lernen

Wiederholungsechos sind nicht nur störende Artefakte, sie können auch als Identifizierungsmerkmale von Organstrukturen angesehen werden.

Setzen Sie den Schallkopf dort auf, wo Sie ungefähr das Duodenum vermuten. Fahnden Sie nach Wiederholungsechos im Bereich des luftgefüllten Darmlumens.

Setzen Sie den Schallkopf längs im Bereich des Querkolons auf. Fahnden Sie nach Luft und Wiederholungsechos.

Setzen Sie den Schallkopf suprapubisch auf, fahnden Sie nach Luft- und Wiederholungsechos im Bereich des Rektums.

➤ **Wiederholungsechos:**
  ➤ **störendes Artefakt**
  ➤ **diagnostisches Kriterium**

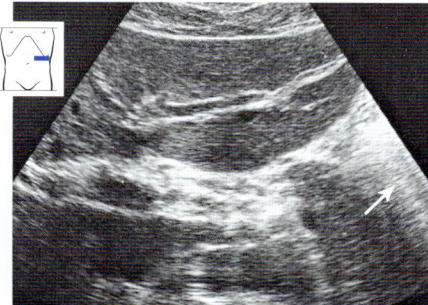

Oberbauchquerschnitt: luftgefülltes Duodenum mit Wiederholungsechos (Pfeil).

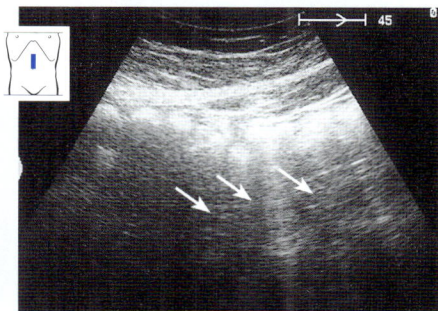

Oberbauchlängsschnitt: luftgefülltes Colon transversum mit Wiederholungsechos (Pfeile).

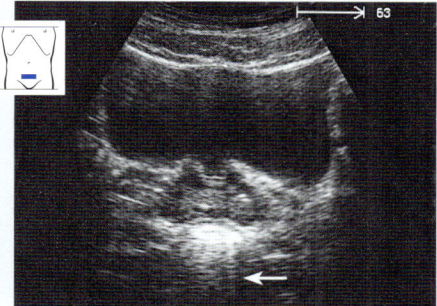

Suprapubischer Querschnitt: luftgefülltes Rektum mit Wiederholungsechos (Pfeil).

Artefakte an Zysten

➤ **Lernziel:** Die typischen Artefakte, die an Zysten auftreten, kennen lernen

Zystische Strukturen zeigen typische Artefakte.

Setzen Sie den Schallkopf in einem Oberbauchquerschnitt auf und stellen Sie die Gallenblase ein. Identifizieren Sie durch langsames Kippen einen Saum feiner Binnenechos innerhalb der Gallenblase.

Stellen Sie die Gallenblase in einem Oberbauchquerschnitt ein. Beobachten Sie die Schallverstärkung hinter der Gallenblase.

Identifizieren Sie den regelhaft erkennbaren Zystenrandschatten.

➤ **Artefakte an Zysten:**
  ➤ **Schichtdickenartefakt** → *feiner Saum*
  ➤ **dorsale Schallverstärkung**
  ➤ **Zystenrandschatten**

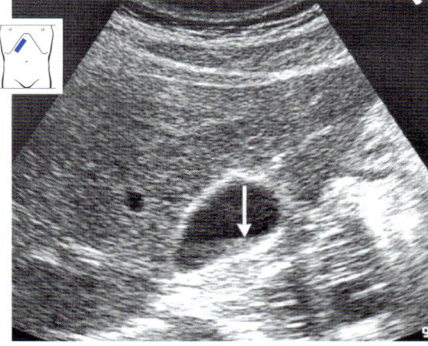

Schichtdickenartefakte: Gallenblase im Querschnitt, feiner Saum heller Reflexe (Pfeil) an der Innenseite der Gallenblase.

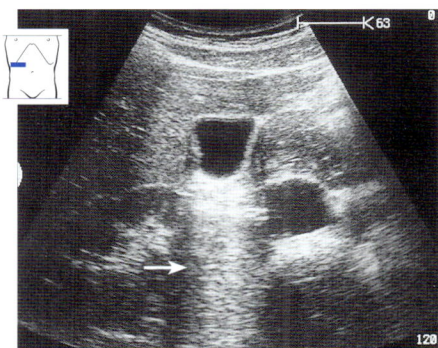

Dorsale Schallverstärkung: Gallenblase im Oberbauchquerschnitt, echodichter Streifen (Pfeil) hinter der Gallenblase.

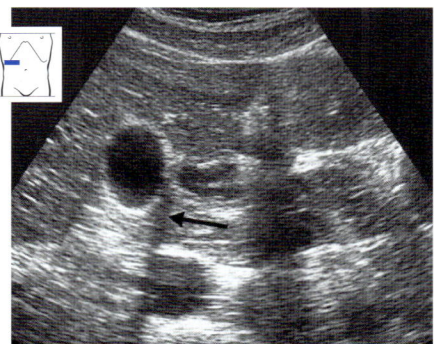

Zystenrandschatten (Pfeil) hinter der Gallenblase.

Artefakte an Zysten

➤ **Lernziel:** Artefakte an Zysten als Diagnosekriterium kennen lernen

Artefakte an Zysten stellen auch ein diagnostisches Kriterium pathologischer zystischer Strukturen dar. Häufigste Lokalisationen pathologischer (dabei aber meist blander) Zysten sind Niere und Leber.

Sehen Sie sich die unten abgebildeten Sonogramme an.

➤ Artefakte an Zysten:
  ➤ diagnostisches Kriterium
  ➤ pathologischer Befund

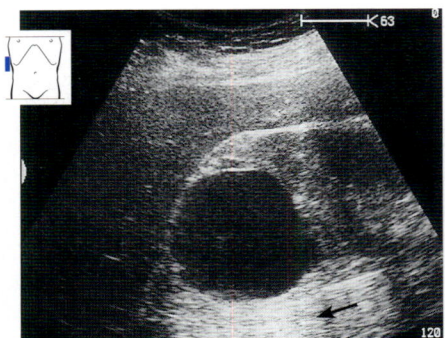 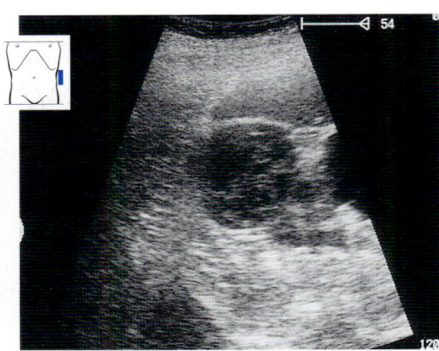 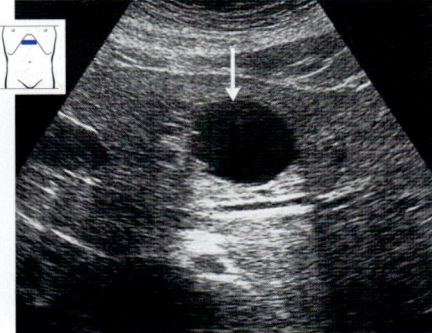

Nierenzyste: Beachten Sie die dorsale Schallverstärkung (Pfeil).

Niere: echoarme Raumforderung, beachten Sie das Fehlen eines Zystenrandschattens. Keine Zyste.

Leberzyste (Pfeil): Beachten Sie die dorsale Schallverstärkung und den Zystenrandschatten.

14

Artefakte: Spiegelartefakt, Bogenartefakt

➤ **Lernziel:** Spiegel- und Bogenartefakte erkennen lernen

Ein Spiegelartefakt ist das virtuelle Bild einer realen Organstruktur, das hinter einer stark reflektierenden Grenzfläche abgebildet wird.

Schallen Sie mit einer Eindringtiefe von 16 cm im Bereich der V. cava zum Zwerchfell hoch. Beobachten Sie die Abbildung der V. cava und der Lebervene hinter dem Zwerchfell. An der Beckenschaufel sieht man oft den sich spiegelnden M. psoas.

Beim Bogenartefakt wird das Echo einer Nebenschallkeule der Hauptschallkeule zugeordnet und an der falschen Stelle abgebildet.

Schallen Sie zur Gallenblase hoch. Mit etwas Glück gelingt es, stark reflektierende Magen- oder Darmluft innerhalb des Gallenblasenlumens abzubilden.

➤ Spiegelartefakt: virtuelles Bild einer realen Organstruktur
➤ Bogenartefakt: Echo einer Nebenschallkeule

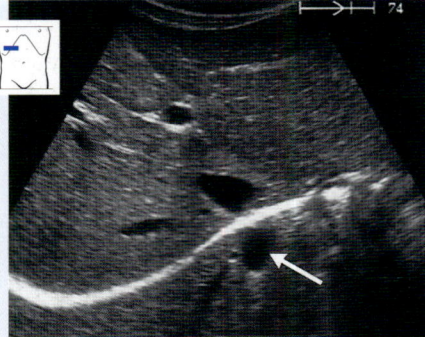 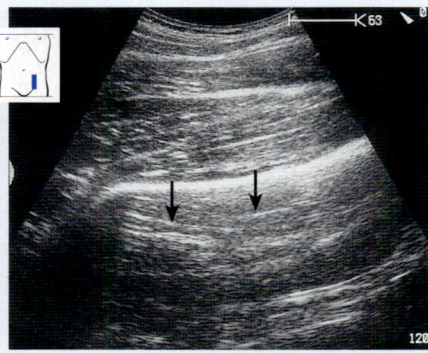 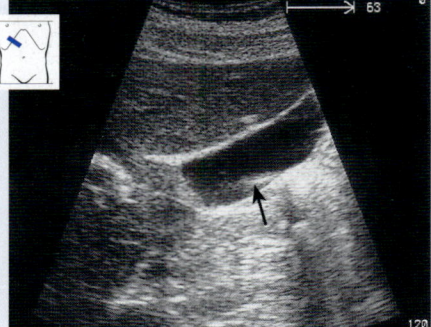

Spiegelartefakt: Abbildung der Gefäßstruktur (Pfeil) dorsal des Zwerchfells.

Spiegelartefakt: Der M. psoas spiegelt sich (Pfeile) am Beckenknochen.

Bogenartefakt: Artefakt (Pfeil) in der Gallenblase, hervorgerufen durch Darmluft.

Aorta und V. cava im Querschnitt

➤ **Lernziel:** Sonographisch die Aorta und die V. cava in ihrer gesamten Ausdehnung durchmustern

➤ **Aorta und V. cava: ventral/lateral der Wirbelsäule**

Setzen Sie den Schallkopf quer im Oberbauch auf und stellen Sie die Aorta und die V. cava ein. Schallen Sie steil Richtung Zwerchfell hoch, mustern Sie Aorta und V. cava in parallelen Schritten bis zur Bifurkation durch.

Versuchen Sie durch Ansetzen des Schallkopfes in unterschiedlichen Winkeln beide Gefäße komplett darzustellen.

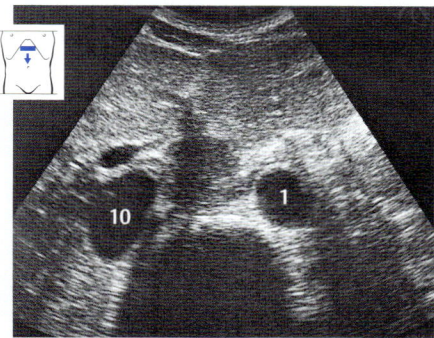

Aorta (1) und V. cava (10) im Oberbauchquerschnitt: gute Darstellbarkeit dorsal der Leber.

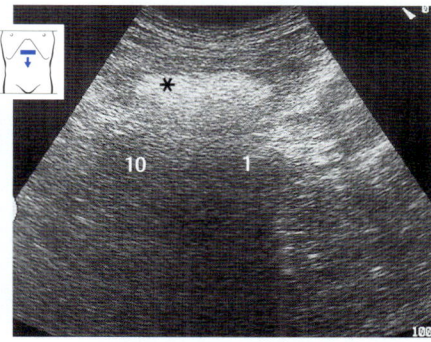

Aorta (1) und V. cava (10) im Oberbauchquerschnitt: Überlagerung durch Luft im Querkolon (*).

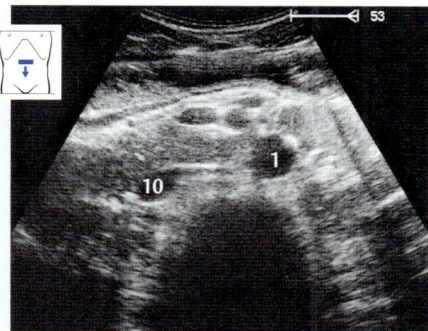

Aorta (1) und V. cava (10) im Oberbauchquerschnitt oberhalb des Bauchnabels.

Aorta und V. cava im Längsschnitt

➤ **Lernziel:** Sonographisch die Aorta und die V. cava in ihrer gesamten Ausdehnung längs durchmustern

➤ **Darstellung von Aorta und V. cava: immer längs und quer**

Setzen Sie den Schallkopf wieder quer im Oberbauch auf und identifizieren Sie die Aorta und die V. cava.

Drehen Sie zu einem Längsschnitt über der Aorta.

Setzen Sie den Schallkopf parallel nach rechts, bis Sie die V. cava darstellen. Wiederholen Sie die Übung in verschiedenen Etagen.

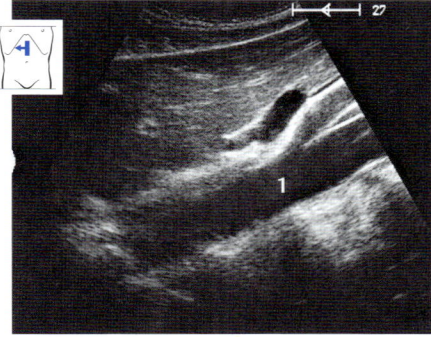

Aorta (1) im Längsschnitt.

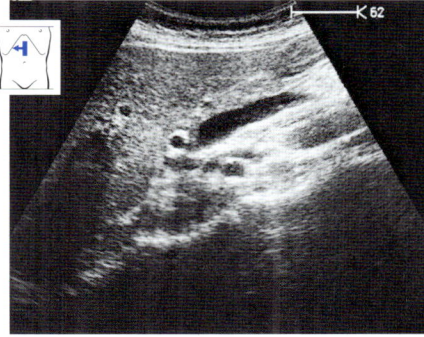

Der Schallkopf wurde nach rechts versetzt. Darstellung des Gewebes zwischen Aorta und V. cava.

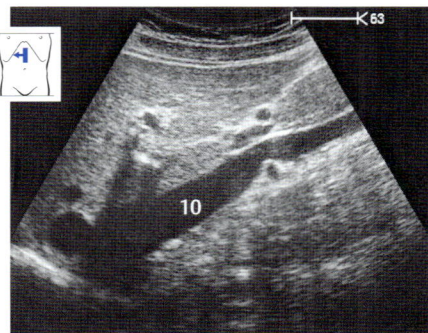

V. cava (10) im Längsschnitt.

Schallkopfführung: Schnittebenen

➤ **Lernziel:** Die häufigsten Schnittebenen kennen lernen

Heute üben Sie die Schallkopfführung und lernen orientierend die Leber kennen.

Setzen Sie den Schallkopf in einem Oberbauchquerschnitt so auf, dass die Leber links im Bildschirm liegt. Vergegenwärtigen Sie sich die Blickrichtung: Sie blicken von unten in den Körper hinein.

Drehen Sie den Schallkopf im Uhrzeigersinn zum Längsschnitt. Wieder liegt die Leber links. Sie blicken von rechts in den Körper hinein.

Setzen Sie den Schallkopf schräg am rechten Rippenbogen auf. Versuchen Sie, sich die Blickrichtung klar zu machen.

➤ **Querschnitt: Blick von unten**
➤ **Längsschnitt: Blick von rechts**
➤ **Schrägschnitt: Orientierung über die Blickrichtung schwierig**

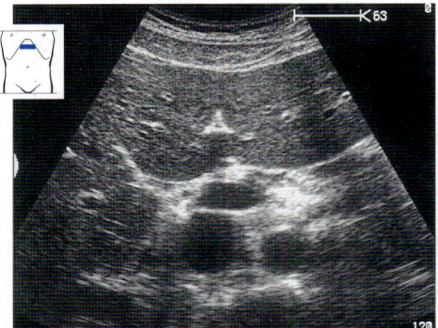 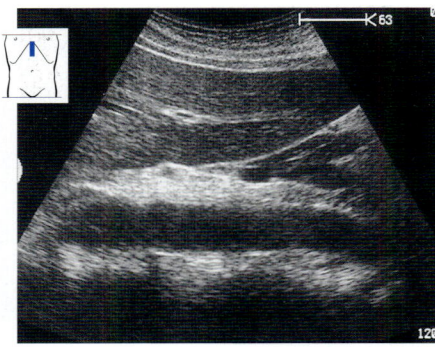 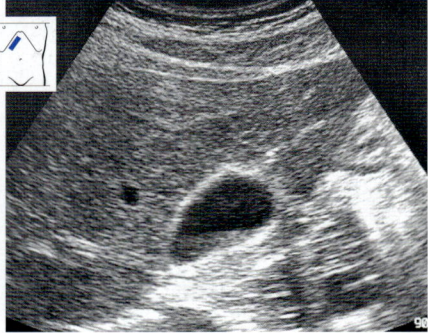

Oberbauchquerschnitt: Sie blicken von unten nach oben in den angeschnittenen Körper, der auf dem Rücken liegt, hinein.

Oberbauchlängsschnitt: Sie blicken von rechts nach links in den angeschnittenen Körper, der auf dem Rücken liegt, hinein.

Subkostaler Schrägschnitt: Sie blicken von schräg unten in den Körper hinein. Die Orientierung ist in diesem Falle schwierig.

Schallkopfführung: Versetzen

➤ **Lernziel:** Die Grundbewegungen der Schallkopfführung kennen lernen

Setzen Sie den Schallkopf in einem Längsschnitt etwas links der Mittellinie über der Leber auf. Beachten Sie den typischen, dreieckigen Anschnitt der Leber in diesem Bereich.

Versetzen Sie dann den Schallkopf in kleinen Schritten nach rechts. Beobachten Sie, wie der dreieckige Anschnitt größer wird. Machen Sie sich einen Eindruck von der Dreidimensionalität der Leber.

➤ **Das parallele Versetzen des Schallkopfes führt zu einem dreidimensionalen Eindruck.**

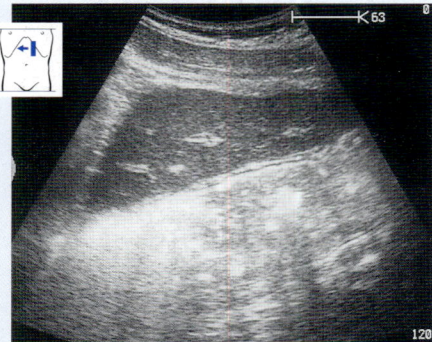 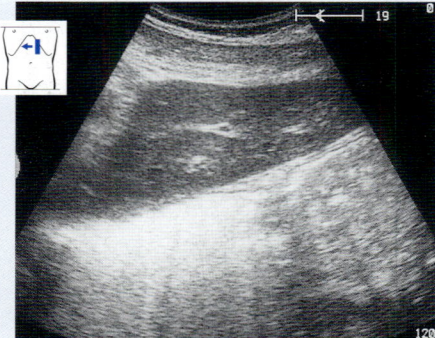 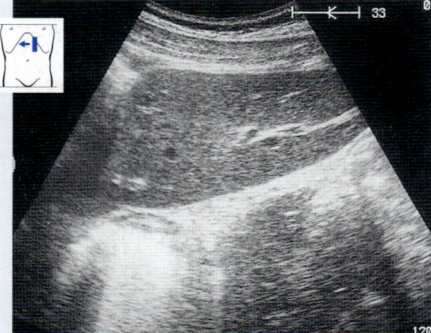

Längsschnitt über der Leber, etwas links der Mittellinie. Beachten Sie den dreieckförmigen Anschnitt.

Der Schallkopf wurde etwas nach rechts versetzt. Der Anschnitt der Leber wird größer.

Der Schallkopf wurde noch weiter nach rechts versetzt. Beachten Sie den dreidimensionalen Eindruck, der durch die Bildserie entsteht.

4. TAG

16

Schallkopfführung: Verschieben

➤ **Lernziel:** Die Grundbewegen der Schallkopfführung kennen lernen

Setzen Sie den Schallkopf in einem Längsschnitt über der V. cava auf. Schallen Sie steil in die Leber hoch. Verfolgen Sie dann die V. cava durch Verschieben des Schallkopfes nach kaudal.

➤ **Verschieben verlängert die Schnitt- ebene, führt aber nicht aus ihr heraus.**

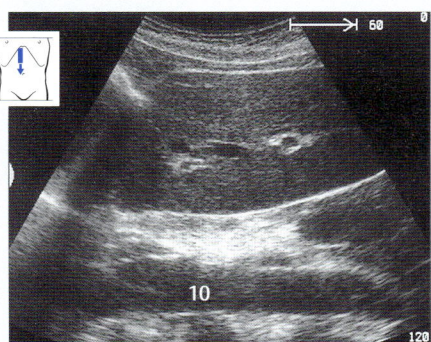 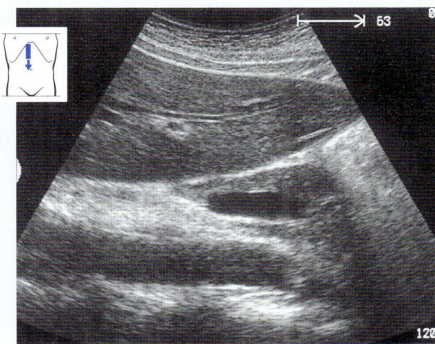 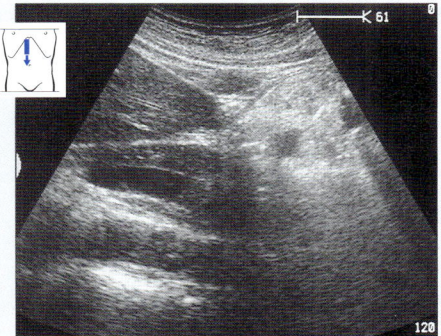

Längsschnitt über der V. cava (10).

Der Schallkopf wurde nach kaudal versetzt, die ursprüngliche Schnittebene wird nicht verlassen, sondern verlängert.

Der Schallkopf wurde noch weiter nach kaudal versetzt.

Schallkopfführung: Drehen

➤ **Lernziel:** Die Grundbewegen der Schallkopfführung kennen lernen

Setzen Sie den Schallkopf in einem Längsschnitt über der V. cava auf.

Drehen Sie ihn langsam entgegen dem Uhrzeigersinn zu einem Querschnitt. Beobachten Sie, wie die V. cava zunächst eine ovaläre Form annimmt, dann im Querschnitt rund dargestellt wird.

➤ **Durch Drehung des Schallkopfes wird eine Struktur in ihrer zweiten Dimen- sion dargestellt.**

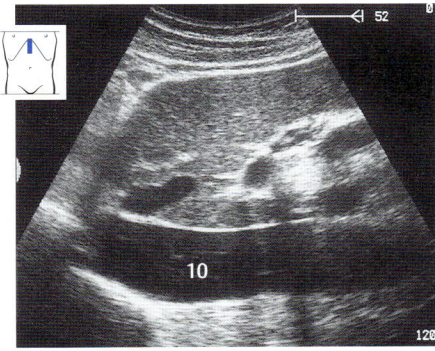 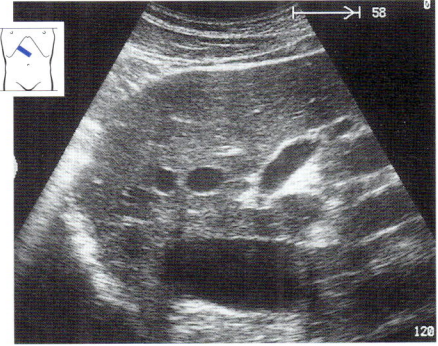 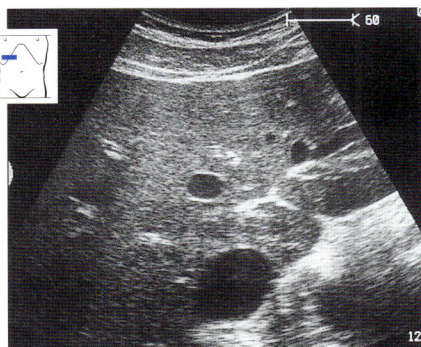

Längsschnitt über der V. cava (10).

Der Schallkopf wurde etwas gegen den Uhrzeigersinn gedreht. Der Anschnitt nimmt die Form eines Ovals an.

Der Schallkopf wurde noch weiter gedreht, jetzt liegt ein Querschnitt vor mit rundem Anschnitt der V. cava.

Schallkopfführung: Kippen

➤ **Lernziel:** Die Grundbewegungen der Schallkopfführung kennen lernen

Setzen Sie den Schallkopf in einem Querschnitt über der Aorta und der V. cava auf. Sie werden feststellen, dass Sie nicht überall gute Sicht haben, sondern sich ein Schallfenster wählen müssen.

Wenn Sie ein Schallfenster gefunden haben, kippen Sie den Schallkopf nach oben und unten, ohne ihn dabei zu versetzen, und mustern Sie dieses Segment von Aorta und V. cava durch.

➤ **Kippen führt – wie Versetzen – zu einem dreidimensionalen Eindruck.**
➤ **Kippen ist geeignet für schmale Schallfenster.**

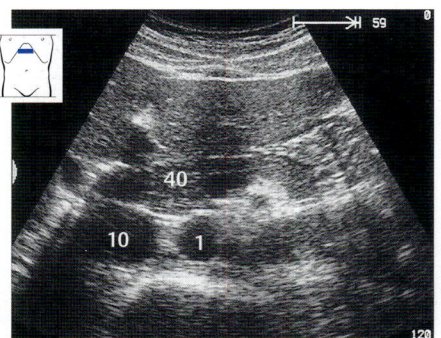 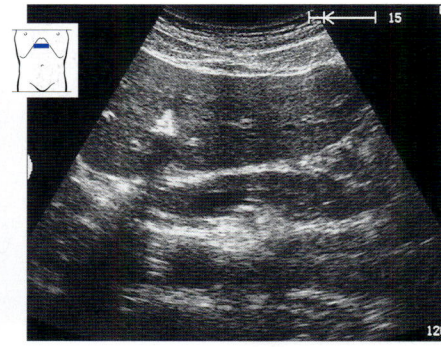 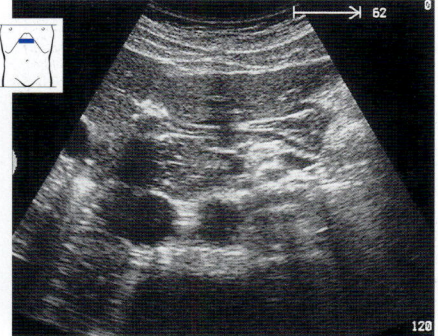

Querschnitt über Aorta (1), V. cava (10) und Pankreas (40).

De Schnittebene wurde etwas nach oben bewegt. Sie erkennen einen kranialer gelegenen Abschnitt als in der ersten Abbildung.

Die Schnittebene wurde etwas nach unten verlagert. Sie erkennen kaudaler gelegene Anteile als in der ersten Abbildung.

Schallkopfführung: Wippen

➤ **Lernziel:** Die Grundbewegungen der Schallkopfführung kennen lernen

Setzen Sie den Schallkopf in einem Längsschnitt über der V. cava auf. Wippen Sie mit dem Schallkopf nach oben und unten, ohne ihn dabei zu verschieben. Vergleichen Sie den Effekt dieser Bewegung mit dem Versetzen des Schallkopfes.

➤ **Wippen führt – wie Verschieben – zu einer Verlängerung der Schnittebene, ohne diese zu verlassen.**

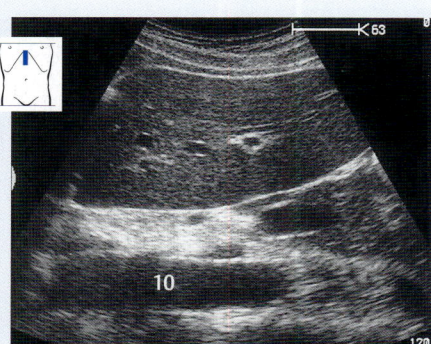 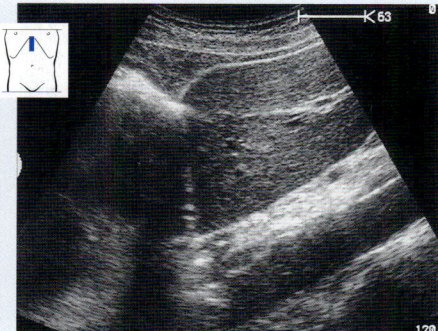 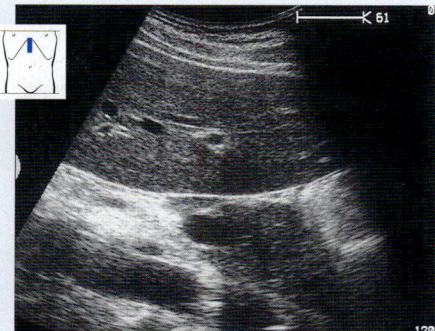

Längsschnitt über der V. cava (10).

Der Schallkopf wurde nach oben gewippt, ohne ihn dabei zu verschieben. Sie erkennen den Anschnitt der kranialen V. cava.

Der Schallkopf wurde nach unten gewippt, ohne ihn dabei zu verschieben. Sie erkennen den kaudalen Anschnitt der V. cava.

Schallkopfführung: extremes Kippen

➤ **Lernziel:** Die Grundbewegungen der Schallkopfführung kennen lernen

Setzen Sie den Schallkopf in einem Oberbauchquerschnitt auf und schallen Sie senkrecht in den Körper hinein.

Pressen Sie den Schallkopf tief in die Bauchdecke hinein und schallen Sie nach oben. Pressen Sie so stark und kippen Sie so weit, dass die Schnittebene fast parallel zur Körperoberfläche steht. Sie erkennen dann links im Bildschirm die Leber, rechts im Bildschirm den Magen und schallkopffern, also im Bildschirm unten, das Herz. Sie haben jetzt fast einen Frontalschnitt. Die Blickrichtung ist von hinten in den auf dem Kopf stehenden Körper hinein.

➤ Sehr flache Anschallwinkel strapazieren das räumliche Vorstellungsvermögen.

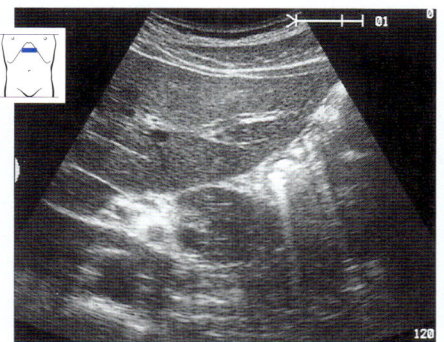

Oberbauchquerschnitt: Schnittebene senkrecht in den Körper hinein.

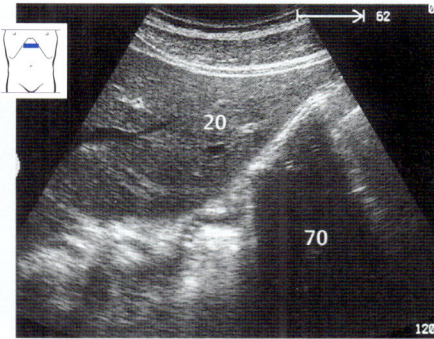

Der Schallkopf wurde etwas in den Bauch gepresst und nach oben gekippt.

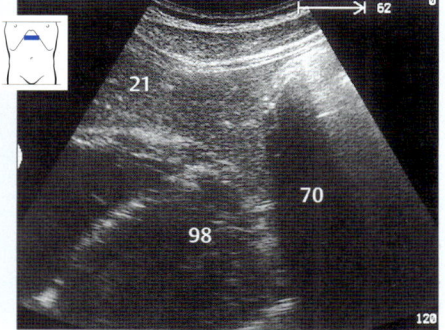

Der Schallkopf wurde stark gepresst und gekippt. Sie erkennen die Leber (21) und den Magen (70). Die Blickrichtung geht von hinten in den auf dem Kopf stehenden Körper. Die räumliche Vorstellung ist erschwert.

Schallkopfführung: Versetzen und Kippen

➤ **Lernziel:** Unbewusste Kombinationsbewegungen mit dem Schallkopf bewusst machen

Setzen Sie den Schallkopf in einem Längsschnitt über dem Mittelbauch auf.

Versetzen Sie ihn in parallelen Schritten nach rechts bis zur Flanke. Halten Sie ihn dabei stets senkrecht zur Körperoberfläche. Beachten Sie: Sie haben bei diesem Manöver die ursprüngliche Schnittrichtung verändert von einem Sagittal- zu einem Frontalschnitt.

➤ Cave: Beim Versetzen des Schallkopfes über der Körperoberfläche wird oft unbewusst eine Kippbewegung durchgeführt.

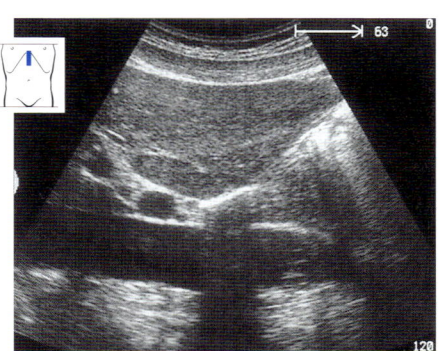

Längsschnitt über der V. cava: Sagittalschnitt.

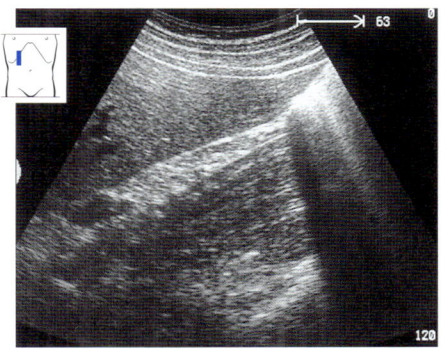

Der Schallkopf wurde nach rechts versetzt und etwas gekippt, so dass er senkrecht auf der gewölbten Körperoberfläche steht.

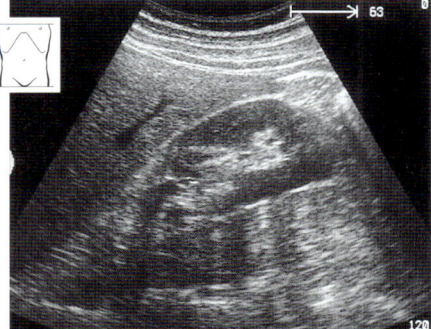

Der Schallkopf wurde bis zur Flanke versetzt. Er steht senkrecht auf der Körperoberfläche, d. h. es liegt jetzt ein Frontalschnitt vor.

Schallkopfführung: Verschieben und Wippen

➤ **Lernziel:** Unbewusste Kombinationsbewegungen mit dem Schallkopf bewusst machen

Setzen Sie den Schallkopf in einem Oberbauchquerschnitt auf. Verschieben Sie ihn nach rechts bis zur Flanke, ohne die ursprünglich gewählte Schnittebene zu verlassen. Halten Sie den Schallkopf stets so, dass Sie radiär in den Körper hineinschallen. Beachten Sie: während dieses Manövers ändert sich die Schnittrichtung. Im Oberbauchquerschnitt schallen Sie von ventral nach dorsal, im Flankenquerschnitt dann von lateral nach medial.

➤ Cave: Die Kombination von Verschieben und Wippen wird oft unbewusst durchgeführt.

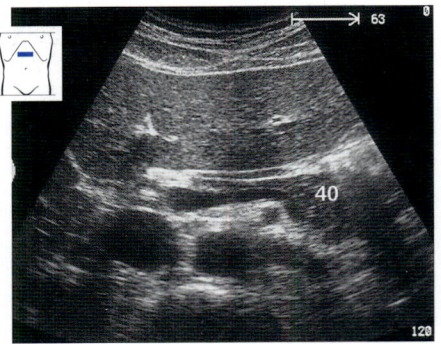 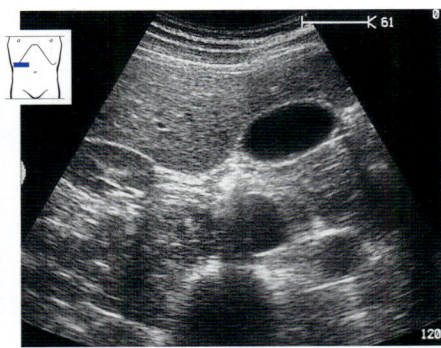 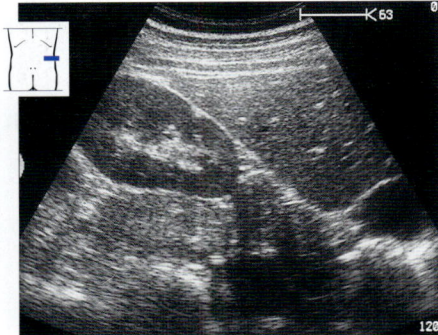

Oberbauchquerschnitt über dem Pankreas (40) und den großen Gefäßen. Beachten Sie: schallkopfnahe = ventral, schallkopffern = dorsal.

Der Schallkopf wurde etwas nach rechts versetzt.

Der Schallkopf wurde noch weiter nach rechts versetzt, zum Flankenquerschnitt. Beachten Sie: schallkopfnahe = lateral, schallkopffern = medial.

Standardschnitte: Längsschnitte

➤ **Lernziel:** Die Standardschnittebenen der Abdomensonographie kennen lernen

Setzen Sie den Schallkopf in Oberbauchschnitte, direkt unterhalb des Sternums auf. Dieses ist der Oberbauchlängsschnitt.

Setzen Sie den Schallkopf über dem Bauchnabel in Bauchmitte auf. Dieses ist der Mittelbauchlängsschnitt.

Setzen Sie den Schallkopf längs oberhalb der Symphyse auf. Dieses ist der Unterbauchlängsschnitt.

➤ Die Längsschnitte in Abdomenmitte:
  ➤ Oberbauchlängsschnitt
  ➤ Mittelbauchlängsschnitt
  ➤ Unterbauchlängsschnitt

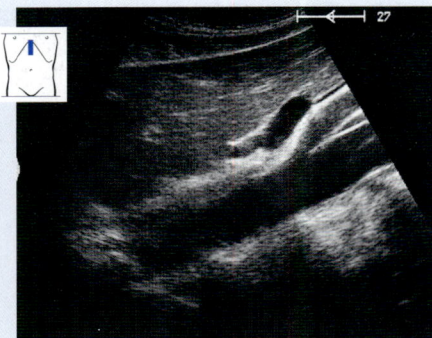 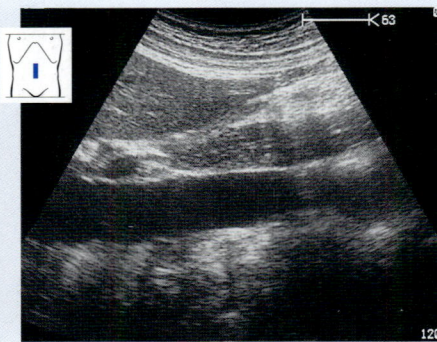 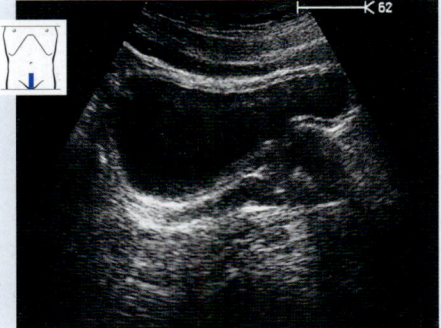

Oberbauchlängsschnitt: Schnitt durch Leber und großes Gefäß (in diesem Falle Aorta).

Mittelbauchlängsschnitt: Schnitt durch Darm und großes Gefäß.

Unterbauchlängsschnitt: Schnitt durch Harnblase und Uterus bzw. Prostata.

Standardschnitte: paramedianer Längsschnitt, Interkostalschnitt

➤ **Lernziel:** Die Standardschnittebenen der Abdomensonographie kennen lernen

➤ paramedianer Längsschnitt
➤ Interkostalschnitt
➤ verlängerter Interkostalschnitt

Setzen Sie den Schallkopf in einem Längsschnitt unterhalb des rechten Rippenbogens auf. Dieses ist der paramediane Längsschnitt rechts.

Tasten Sie den Verlauf der rechtsseitigen ventralen Rippen und setzen Sie den Schallkopf in einem Interkostalraum auf. Dieses ist der Interkostalschnitt rechts.

Verschieben Sie den Schallkopf parallel über den Rippenbogen hinaus zum Oberbauch. Dieses ist der verlängerte Interkostalschnitt rechts.

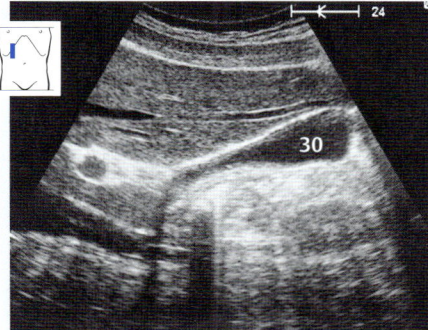 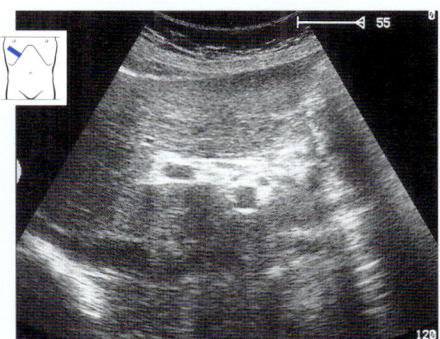 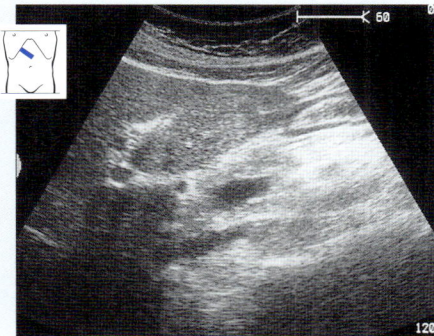

Paramedianer Längsschnitt rechts: Schnitt durch Leber, Gallenblase (30) und Darm.

Interkostalschnitt rechts: Schnitt durch Leber und Pfortadergefäße.

Verlängerter Interkostalschnitt: Schnitt durch Leber und Pfortadergefäße.

4. TAG

21

Standardschnitte: Querschnitte, subkostaler Schrägschnitt

➤ **Lernziel:** Die Standardschnittebenen der Abdomensonographie kennen lernen

➤ Oberbauchquerschnitt
➤ Mittelbauchquerschnitt
➤ subkostaler Schrägschnitt

Setzen Sie den Schallkopf quer unterhalb des Sternums auf. Dieses ist der Oberbauchquerschnitt.

Setzen Sie den Schallkopf quer unterhalb des rechten Rippenwinkels auf. Dieses ist der Mittelbauchquerschnitt rechts.

Drehen Sie jetzt den Schallkopf etwas entgegen dem Uhrzeigersinn zu einem Schnitt, der parallel zum Rippenbogen liegt. Dieses ist der subkostale Schrägschnitt rechts.

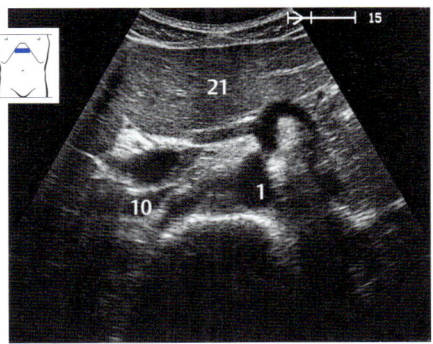 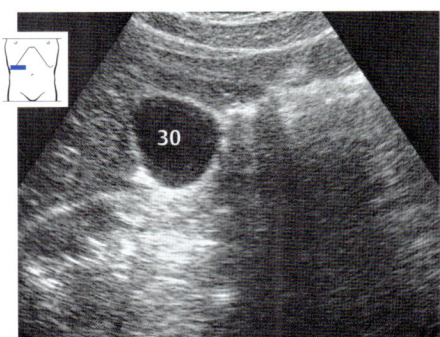 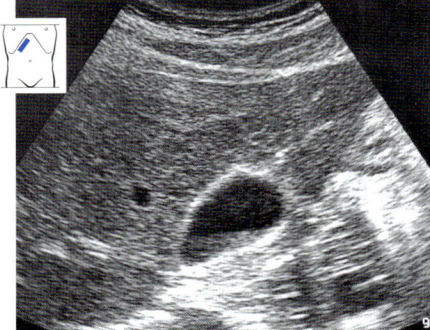

Oberbauchquerschnitt: Schnitt durch Leber (21), Aorta (1) und V. cava (10).

Mittelbauchquerschnitt rechts: Schnitt durch Leber und Gallenblase (30).

Subkostaler Schrägschnitt rechts: Schnitt durch Leber und Gallenblase.

Standardschnitte: Querschnitte

➤ **Lernziel:** Die Standardschnittebenen der Abdomensonographie kennen lernen

➤ **Mittelbauchquerschnitt**
➤ **Unterbauchquerschnitt**

Setzen Sie den Schallkopf quer etwa in der Mitte zwischen Bauchnabel und Sternum auf. Dieses ist der Mittelbauchquerschnitt.

Setzen Sie den Schallkopf quer unmittelbar unterhalb des linken Rippenbogens auf. Dies ist der Mittelbauchquerschnitt links.

Setzen Sie den Schallkopf quer unmittelbar oberhalb der Symphyse auf. Dieses ist der Unterbauchquerschnitt.

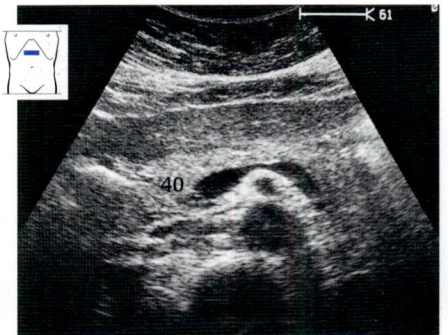 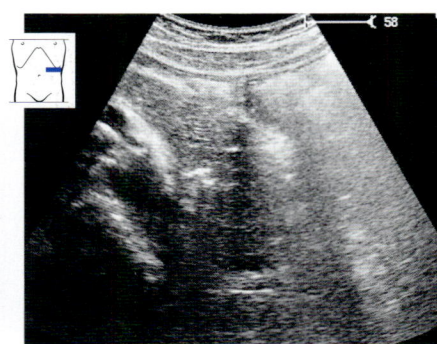 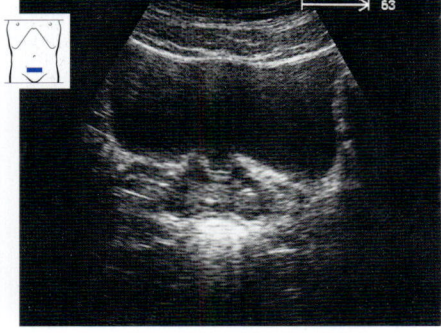

Mittelbauchquerschnitt: Schnitt durch große Gefäße und Pankreas (40).

Mittelbauchquerschnitt links: Schnitt durch Darm.

Unterbauchquerschnitt: Schnitt durch Harnblase, ggf. Prostata und Rektum.

Leber in Längsschnitten

➤ **Lernziel:** Sonographisch die Leber in Längsschnitten in ihrer gesamten Ausdehnung durchmustern

➤ **Bei jeder Ultraschalluntersuchung soll die Leber einmal komplett in Längsschnitten untersucht werden.**

Setzen Sie den Schallkopf im Oberbauchlängsschnitt über der Leber auf. Schallen Sie die Leber bis zum linken Rand durch und dann zurück bis zum rechten Rand. Wiederholen Sie das Durchschallen in unterschiedlichen Schallkopfausrichtungen. Versuchen Sie, die gesamte Leber in Längsschnitten einzustellen.

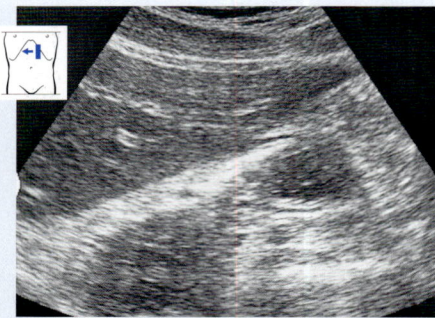 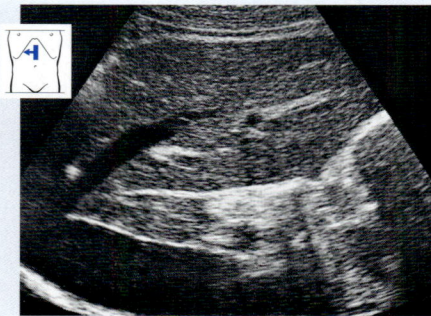 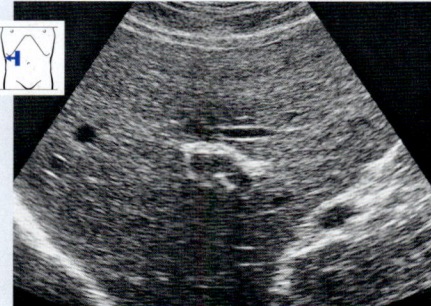

Leber im Oberbauchlängsschnitt: linke Leberanteile.

Leber im Oberbauchlängsschnitt: Lebermitte.

Leber im Oberbauchlängsschnitt: rechte Leberanteile.

Leber in Querschnitten

➤ **Lernziel:** Sonographisch die Leber im Querschnitt in ihrer gesamten Ausdehnung durchmustern

Setzen Sie den Schallkopf im Oberbauchquerschnitt etwas links der Mitte auf. Schallen Sie die Leber von oben nach unten durch. Wiederholen Sie das Durchschallen in etwas unterschiedlichen Einstellungen. Achten Sie darauf, die Leber in ihrer gesamten Ausdehnung von der Ober- bis zur Unterseite komplett einzusehen.

➤ **Die Leber sollte bei jeder Untersuchung in Längs- und Querschnitten durchuntersucht werden.**

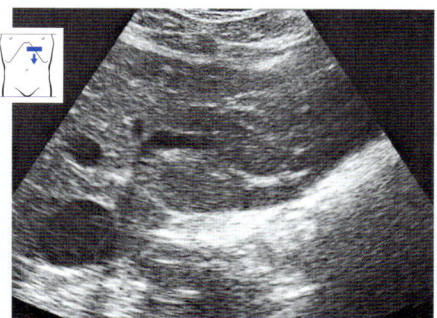 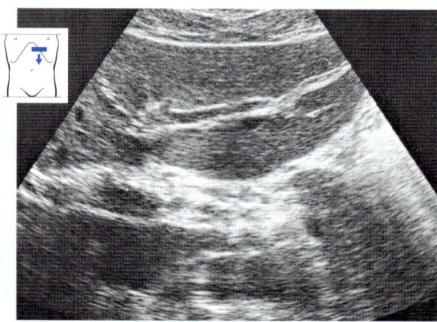 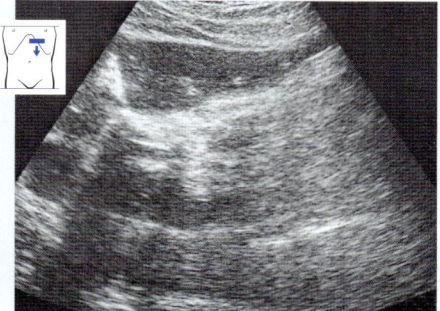

Leber im Oberbauchquerschnitt: linke Leberanteile.

Der Schallkopf wurde etwas nach unten gekippt.

Der Schallkopf wurde noch weiter nach unten gekippt.

Leber in Querschnitten

➤ **Lernziel:** Sonographisch die Leber in Querschnitten in ihrer gesamten Ausdehnung durchmustern

Setzen Sie den Schallkopf im Oberbauchquerschnitt am rechten Rippenbogen auf. Schallen Sie die Leber hier von oben nach unten durch. Wiederholen Sie das Durchschallen in etwas unterschiedlichen Einstellungen.

➤ **Die Leber sollte bei jeder Untersuchung in ihrer gesamten Ausdehnung von oben bis unten komplett eingesehen werden.**

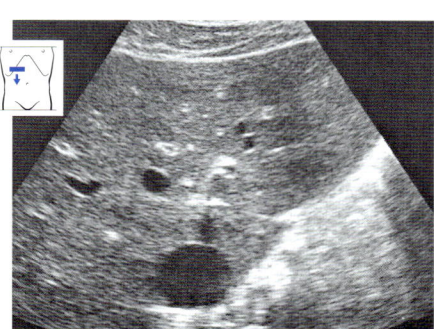 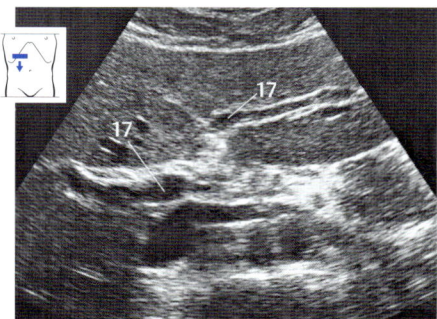 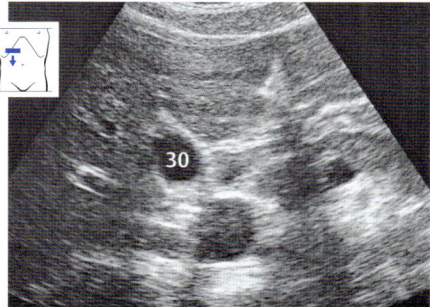

Leber im Oberbauchquerschnitt: rechtsseitige Leberanteile.

Der Schallkopf wurde etwas nach unten gekippt: Pfortaderaufzweigung (17).

Der Schallkopf wurde noch weiter nach unten gekippt: Leberunterrand, Gallenblase(30).

Technik: Sendeleistung, Empfangsverstärkung

➤ **Lernziel:** Wirkung der Empfangsverstärkung bei reduzierter Sendeleistung kennen lernen

Heute geht es zum einen noch einmal um technische Fragen, zum anderen um ein orientierendes Kennenlernen der Gallenblase.

Wählen Sie einen Oberbauchlängsschnitt. Stellen Sie eine mittlere Sendeleistung ein und eine mittlere Empfangsverstärkung.

Reduzieren Sie die Sendeleistung.

Erhöhen Sie – bei reduzierter Sendeleistung – die Empfangsverstärkung.

➤ **Eine geringe Sendeleistung kann durch eine erhöhte Empfangsverstärkung kompensiert werden. Dabei wird das Bild kontrastärmer.**

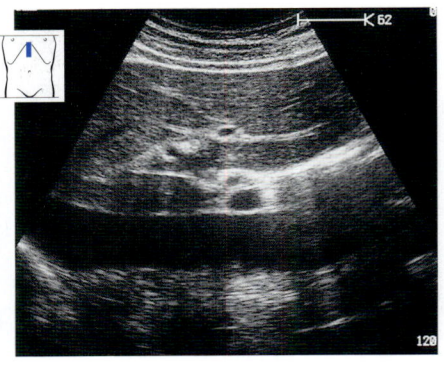 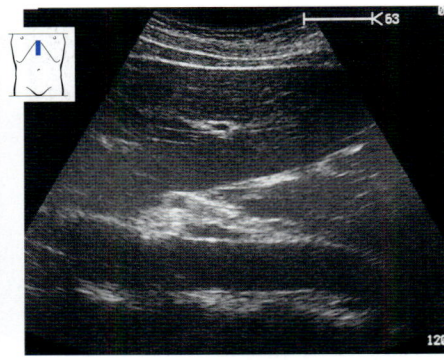 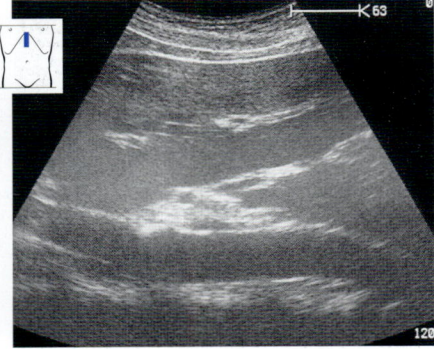

Mittlere Sendeleistung, mittlere Empfangsverstärkung.

Die Sendeleistung wurde reduziert, das Bild ist dunkel.

Die Empfangsverstärkung wurde erhöht, das Bild ist hell, aber kontrastarm.

Technik: Sendeleistung, Empfangsverstärkung

➤ **Lernziel:** Wirkung einer reduzierten Empfangsverstärkung bei zu hoher Sendeleistung kennen lernen

Wählen Sie einen Oberbauchlängsschnitt. Stellen Sie eine mittlere Sendeleistung ein und eine mittlere Empfangsverstärkung.

Erhöhen Sie die Sendeleistung.

Reduzieren Sie die Empfangsverstärkung.

➤ **Eine zu hohe Sendeleistung kann durch eine Erniedrigung der Empfangsverstärkung kompensiert werden.**

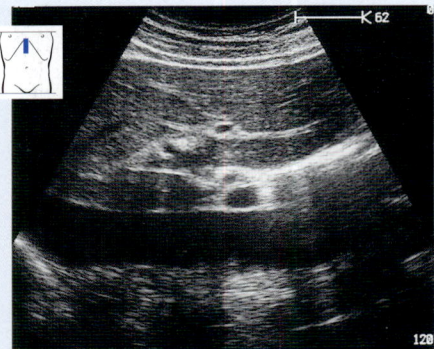 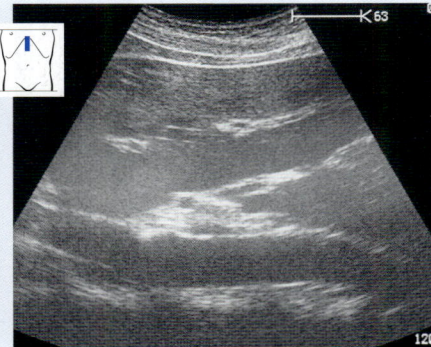 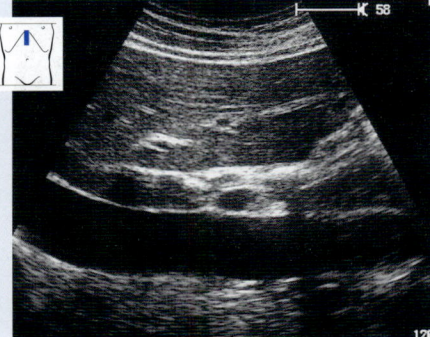

Mittlere Sendeleistung, mittlere Empfangsverstärkung.

Die Sendeleistung wurde erhöht, das Bild ist zu hell.

Die Empfangsverstärkung wurde erniedrigt, das Bild ist dunkler, aber kontrastärmer.

Technik: Sendeleistung, Empfangsverstärkung

➤ **Lernziel:** Wirkung einer Erhöhung der Sendeleistung bei geringer Empfangsverstärkung kennen lernen

Wählen Sie einen Oberbauchlängsschnitt und stellen Sie eine mittlere Sendeleistung und eine mittlere Empfangsverstärkung ein.

Reduzieren Sie die Empfangsverstärkung.

Erhöhen Sie die Sendeleistung.

➤ **Eine niedrige Empfangsverstärkung kann durch eine Erhöhung der Sendeleistung kompensiert werden.**

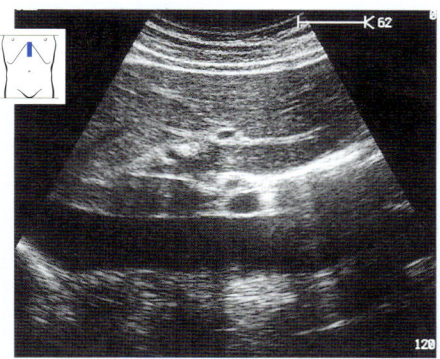
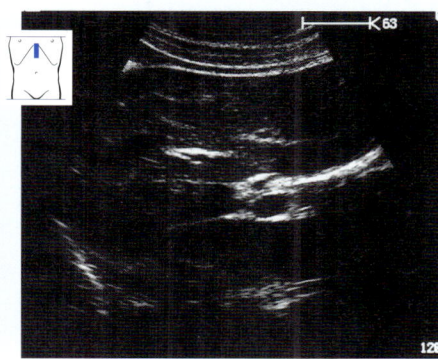
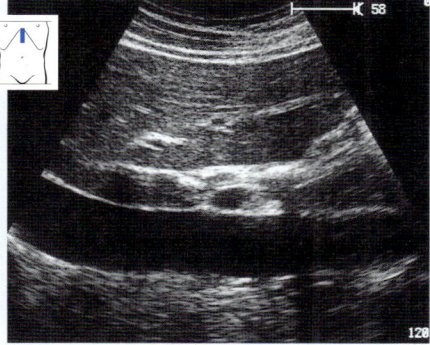

Mittlere Sendeleistung, mittlere Empfangsverstärkung.

Die Empfangsverstärkung wurde reduziert, das Bild ist dunkel.

Die Sendeleistung wurde jetzt erhöht, das Bild ist wieder heller.

Technik: Sendeleistung, Empfangsverstärkung

➤ **Lernziel:** Wirkung einer Erniedrigung der Sendeleistung bei hoher Empfangsverstärkung kennen lernen

Wählen Sie einen Oberbauchlängsschnitt und stellen Sie eine mittlere Sendeleistung und eine mittlere Empfangsverstärkung ein.

Erhöhen Sie die Empfangsverstärkung.

Reduzieren Sie die Sendeleistung.

➤ **Eine zu hohe Empfangsverstärkung kann durch eine Reduktion der Sendeleistung kompensiert werden.**

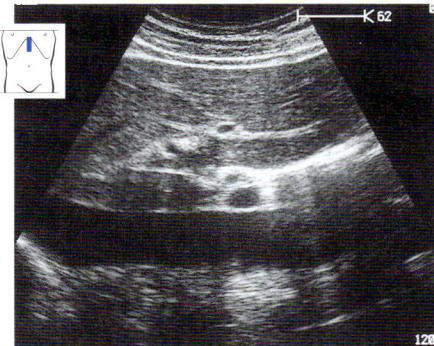
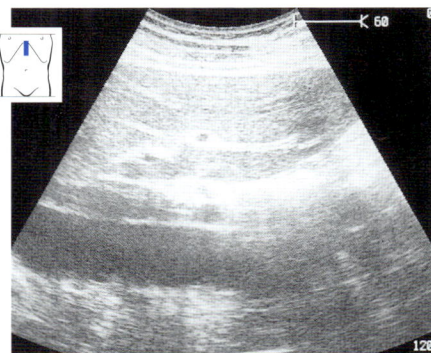
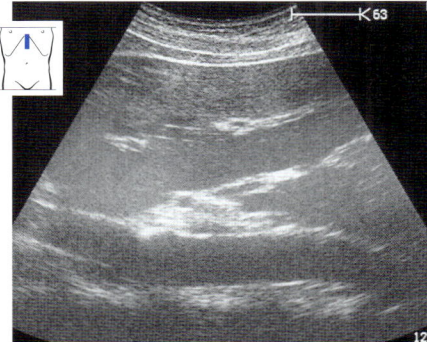

Mittlere Sendeleistung, mittlere Empfangsverstärkung.

Die Empfangsverstärkung wurde erhöht, das Bild ist zu hell.

Die Sendeleistung wurde erniedrigt, das Bild ist wieder dunkler, jedoch kontrastärmer.

Technik: Sendeleistung, Empfangsverstärkung

➤ **Lernziel:** Durch Veränderung der Sendeleistung und Empfangsverstärkung ein optimales Bild erstellen

➤ **Das beste Bild erhält man mit mittlerer Sendeleistung und mäßiger Verstärkung.**

Eine optimale Abstimmung von Sendeleistung und Empfangsverstärkung lässt sich nur durch Übung erreichen. Spielen Sie mit beiden Funktionen systematisch.

Stellen Sie eine niedrige Sendeleistung ein, erhöhen Sie stufenweise die Empfangsverstärkung von sehr niedrig bis sehr hoch.

Wiederholen Sie das gleiche mit mittlerer und hoher Sendeleistung. Beobachten Sie den Effekt. Wählen Sie die beste Kombination.

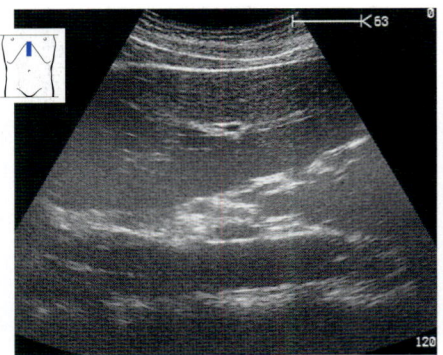 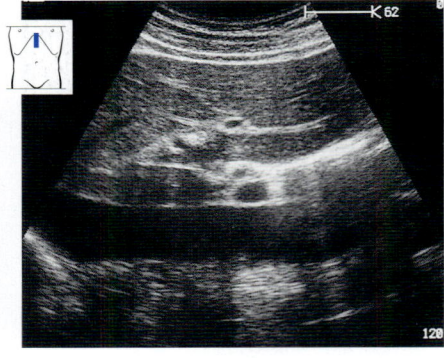 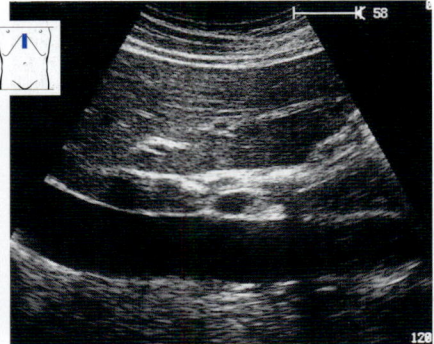

Sendeleistung niedrig, Empfangsverstärkung hoch.

Sendeleistung 50 %, Empfangsverstärkung mäßig. Dieses Bild ist das beste aus allen möglichen Kombinationen.

Sendeleistung hoch, Empfangsverstärkung niedrig.

Gallenblase im Quer- und Längsschnitt

➤ **Lernziel:** Sonographisch die Gallenblase in ihrer gesamten Ausdehnung durchmustern

➤ **Darstellung der Gallenblase: immer längs und quer.**

Setzen Sie den Schallkopf in einem Querschnitt im rechten Oberbauch auf und schallen Sie in die Leber hoch. Mustern Sie langsam von oben nach unten durch, bis Sie am Leberunterrand die Gallenblase identifizieren.

Mustern Sie dann systematisch die Gallenblase von kranial nach kaudal durch. Achten Sie darauf, sie in ihrer gesamten Ausdehnung darzustellen.

Drehen Sie dann den Schallkopf unter Sicht zu einem Längsschnitt und mustern Sie die Gallenblase im Längsschnitt ebenso durch.

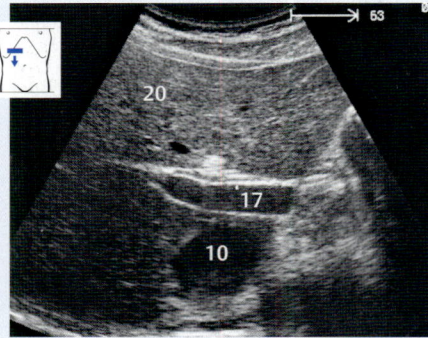 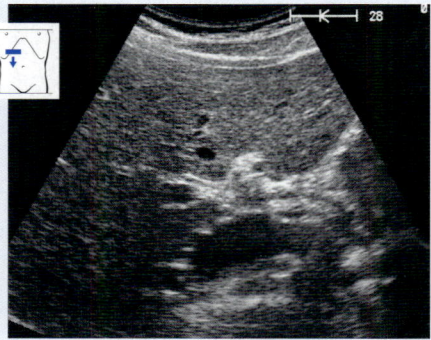 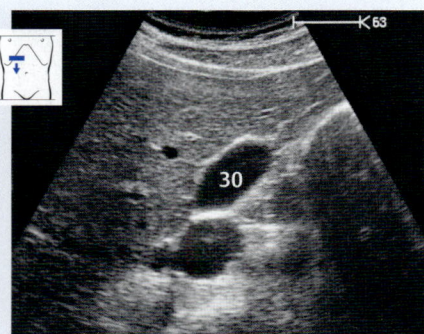

Oberbauchquerschnitt: Darstellung von Leber (20), Pfortader (17) und V. cava (10).

Der Schallkopf wurde etwas nach unten versetzt, Zielgebiet unmittelbar kaudal der Pfortader.

Der Schallkopf wurde noch weiter nach unten versetzt, gut erkennbar jetzt das Lumen der Gallenblase (30).

Technik: Frequenz

➤ **Lernziel:** Eindringtiefe unterschiedlicher Schallfrequenzen kennen lernen

Heute lernen Sie unterschiedliche Schallköpfe kennen, außerdem orientierend das Pankreas.

Im diagnostischen Ultraschall werden meistens Frequenzen zwischen 2,5 und 7,5 MHz eingesetzt. Die entscheidenden Unterschiede liegen in der Eindringtiefe und der Auflösung. Wählen Sie eine hohe Eindringtiefe und setzen Sie Schallköpfe unterschiedlicher Frequenzen ein. Beobachten Sie die unterschiedliche Eindringtiefe.

➤ Hohe Frequenz: niedrige Eindringtiefe.
➤ Niedrige Frequenz: hohe Eindringtiefe.

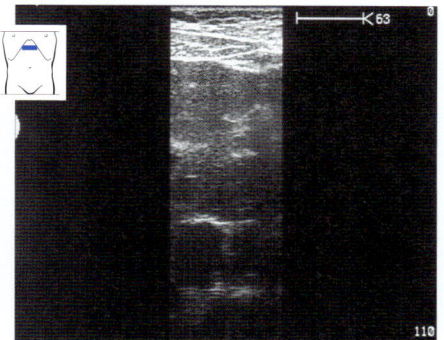

7,5-MHz-Schallkopf: ungenügendes Echo in den tiefen Abschnitten.

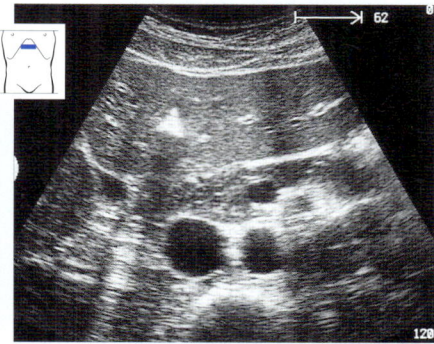

5,0-MHz-Schallkopf.

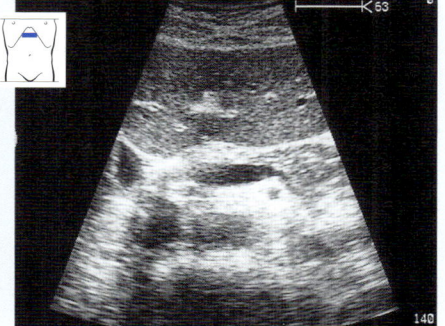

3,5-MHz-Schallkopf: gute Ausleuchtung bis in die Tiefe.

Technik: Frequenz

➤ **Lernziel:** Auflösungsvermögen unterschiedlicher Schallfrequenzen kennen lernen

Der Vorteil hoher Frequenzen liegt in der besseren Auflösung. Wählen Sie verschiedene Eindringtiefen und setzen Sie Schallköpfe unterschiedlicher Frequenzen ein. Beobachten Sie die Unterschiede.

➤ Hohe Frequenz: hohe Auflösung.
➤ Niedrige Frequenz: niedrige Auflösung.

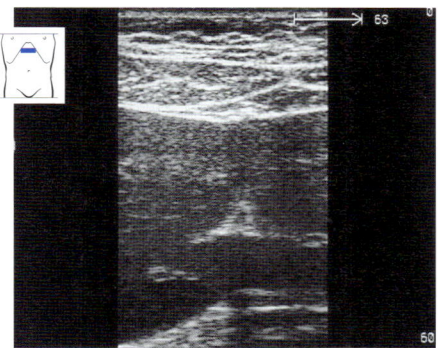

7,5-MHz-Schallkopf: Eindringtiefe 6 cm, hohe Auflösung.

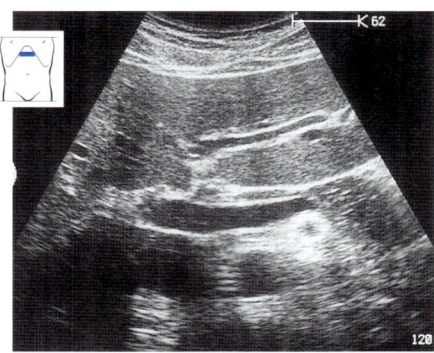

5,0-MHz-Schallkopf: Eindringtiefe 12 cm, mittlere Auflösung.

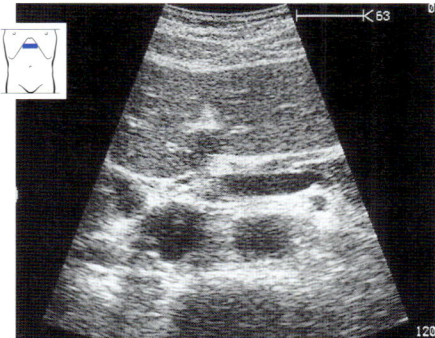

3,5-MHz-Schallkopf: vergleichsweise schlechte Auflösung.

Technik: Schallkopfform

➤ **Lernziel:** Die Vor- und Nachteile verschiedener Schallkopfformen kennen lernen

Mit dem Sektorschallkopf wird das Schallfeld fächerförmig über das Untersuchungsfeld geschwenkt. Beim Linearschallkopf wird das Schallfeld durch parallel angeordnete Schallwandler erzeugt. Beim Konvexschallkopf sind die Schallwandler linear auf einer konvexen Oberfläche angeordnet.

Setzen Sie die 3 Schallköpfe über den Rippen auf. Beobachten Sie die Unterschiede.

➤ **Sektorschallkopf: kleines Schallfenster nötig**
➤ **Linearschallkopf: großes Schallfenster nötig**
➤ **Konvexschallkopf: Kompromiss zwischen beiden**

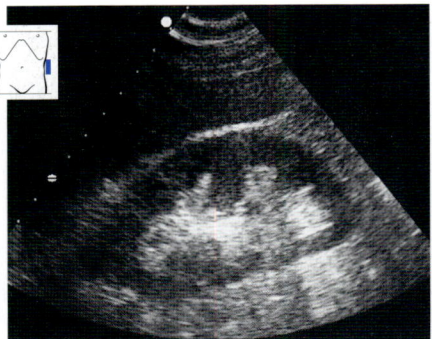

Sektorschallkopf: gute Ausnutzung des Schallfensters zwischen 2 Rippen.

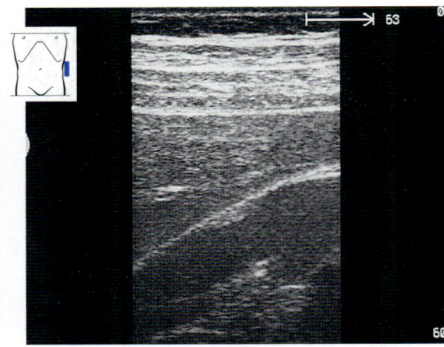

Linearschallkopf: schlechte Ausnutzung des Schallfensters zwischen 2 Rippen.

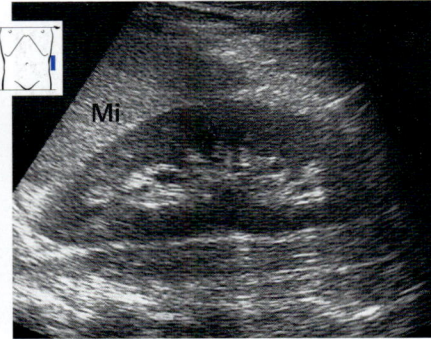

Konvexschallkopf: Kompromiss zwischen beiden.

Technik: A-Mode, B-Mode, M-Mode

➤ **Lernziel:** Die Unterschiede zwischen A-, B- und M-Mode kennen lernen

A-Mode (Amplitude): Die reflektierten Echos werden entsprechend ihrer Laufzeit auf einer Zeitachse als Amplitude dargestellt. Die Höhe der Amplitude ist abhängig von der Signalintensität des Echos.

B-Mode (brightness): Die Echointensität wird nicht als Amplitude dargestellt, sondern als Grauwert. Die einzelne Bildzeile wird kurzzeitig gespeichert, durch die Versetzung der akustischen Achse des Schallwandlers werden die einzelnen Bildzeilen für die Gesamtheit des dann zweidimensionalen Schnittbildes gewonnen.

M-Mode (motion): Im M-Mode bleibt die akustische Achse konstant, stattdessen wandert die Lokalisation bewegter Strukturen auf der Bildzeile. Das Monitorbild entsteht durch die Aneinanderreihung zeitlich aufeinander folgender B-Mode-Bildzeilen einer akustischen Achse.

➤ **Diagnostischer Abdomenultraschall: B-Mode**

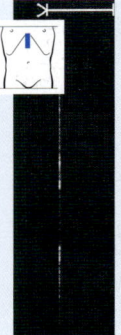

B-Mode: einzelne Bildzeile mit Grauwertpunkten.

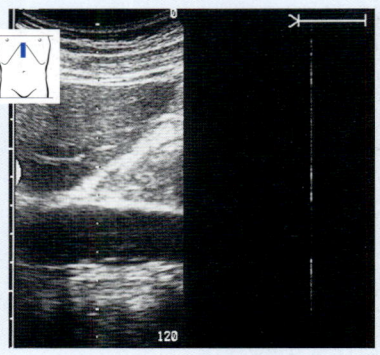

B-Mode: Die Gesamtzahl der Bildzeilen zeigt das zweidimensionale Schnittbild.

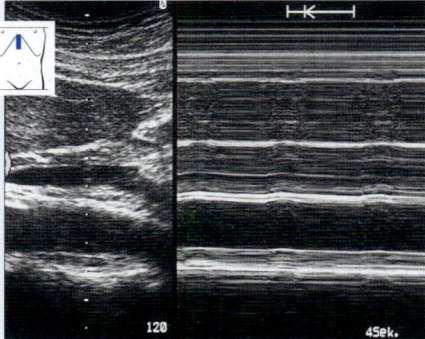

M-Mode: Die Auftragung zeitlich aufeinander folgender B-Bild-Zeilen erzeugt das M-Mode-Bild (hier Aortenpulsationen).

Pankreas im Querschnitt

➤ **Lernziel:** Sonographisch das Pankreas in seiner gesamten Ausdehnung durchmustern

Setzen Sie den Schallkopf quer in Oberbauchmitte auf und identifizieren sie die Aorta und die V. cava. Versetzen Sie den Schallkopf in kleinen Schritten nach unten. Identifizieren Sie den typischen Anschnitt von Aorta, A. mesenterica superior und V. lienalis. Unmittelbar ventral der V. lienalis liegt regelhaft das Pankreas.

Mustern Sie es mehrfach von unten nach oben durch.

➤ **Leitstrukturen für die Identifizierung des Pankreas: A. mesenterica superior und V. lienalis**

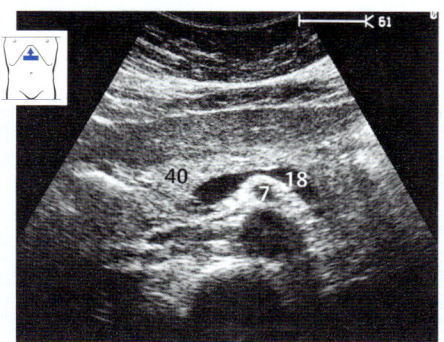

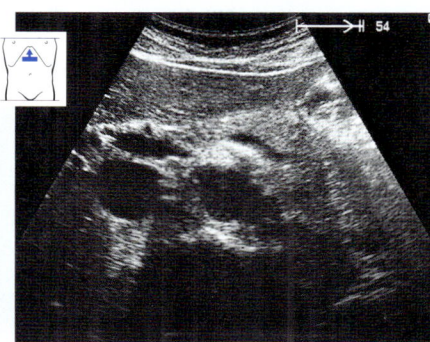

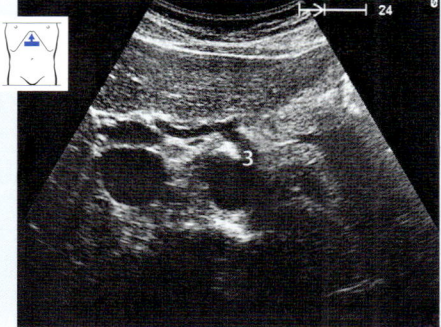

Pankreas (40) im Oberbauchquerschnitt: Lage ventral der V. lienalis (18) und der A. mesenterica superior (7).

Der Schallkopf wurde etwas nach oben versetzt.

Der Schallkopf wurde noch weiter nach oben versetzt. Sie erkennen jetzt, als obere Begrenzung des Pankreas den Truncus coeliacus (3).

Pankreas im Längsschnitt

➤ **Lernziel:** Sonographisch das Pankreas in seiner gesamten Ausdehnung durchmustern

Setzen Sie den Schallkopf in einem Längsschnitt über der Aorta auf.

Identifizieren Sie den Abgang der A. mesenterica superior (Ams). Unmittelbar ventral der Ams liegt die V. lienalis, ventral davon schmal das Pankreas. Mustern Sie es nach rechts und links mehrfach komplett durch.

➤ **Im Oberbauchlängsschnitt ist das Pankreas schwieriger zu identifizieren als im Oberbauchquerschnitt.**

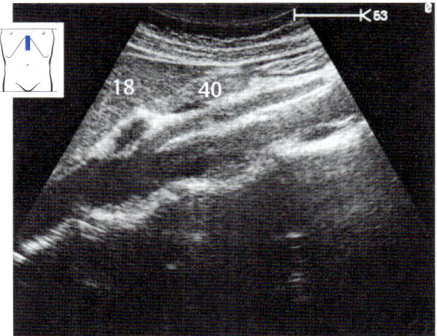

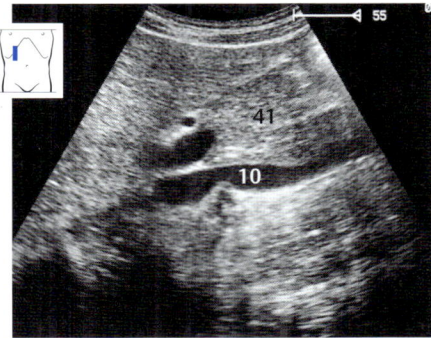

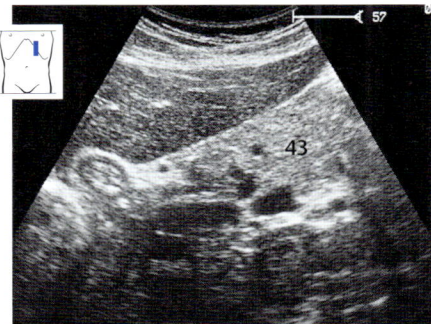

Pankreaskorpus (40) im Längsschnitt: Lage unmittelbar ventral der V. lienalis (18).

Der Schallkopf wurde etwas nach rechts versetzt, Sie erkennen den Pankreaskopf (41) ventral der V. cava (10).

Der Schallkopf wurde etwas nach links versetzt. Sie erkennen den Pankreasschwanz (43).

Schallkopfführung: Flankenschnitt

➤ **Lernziel:** Die Besonderheiten des rechtsseitigen Flankenlängsschnitts kennen lernen

Heute geht es um die Besonderheiten der Flankenschnitte.

Mit dem rechtsseitigen Flankenschnitt können Sie die Leber, die Gallenblase und die Niere untersuchen. Vergegenwärtigen Sie sich, dass sie beim rechtsseitigen Flankenlängsschnitt von hinten auf den Körper sehen, der auf der linken Seite liegt. Setzen Sie den Schallkopf in einem Längsschnitt über der rechten Flanke auf, spielen Sie mit dem Einschallwinkel und der Schallkopfausrichtung.

➤ **Flankenlängsschnitt rechts:** Blick von hinten auf dem Körper, der auf der linken Seite liegt.

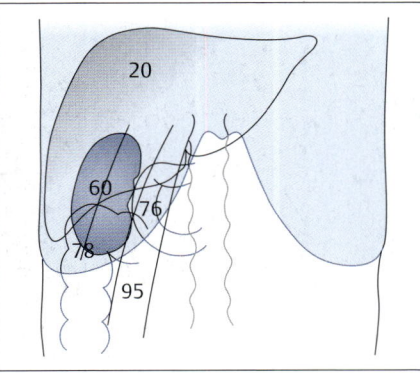

Frontalsicht.
Ordnen Sie den Ziffern in der Zeichnung die entsprechenden Organe und anatomischen Strukturen zu.
20 ………   78 ………
60 ………   95 ………
76 ………

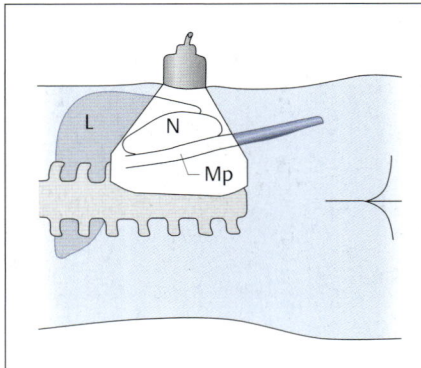

Beachten Sie die Blickrichtung beim Flankenlängsschnitt rechts. L = Leber, N = Niere, Mp = M. psoas.

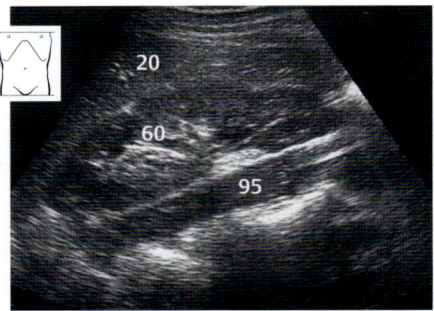

Ordnen Sie den Ziffern im Sonogramm die entsprechenden Organe und anatomischen Strukturen zu.
20 ………
60 ………
95 ………

Schallkopfführung: Flankenschnitt

➤ **Lernziel:** Die Besonderheiten des rechtsseitigen Flankenquerschnitts kennen lernen

Rekapitulieren Sie die anatomischen Strukturen im Flankenquerschnitt rechts.

Vergegenwärtigen Sie sich, dass Sie beim rechtsseitigen Flankenquerschnitt von unten in den Körper hineinsehen, der auf der linken Seite liegt.

Setzen Sie den Schallkopf quer über der rechten Flanke auf und spielen Sie mit dem Einschallwinkel und der Schallkopfausrichtung.

➤ **Flankenquerschnitt rechts:** Blick von unten in den Körper, der auf der linken Seite liegt.

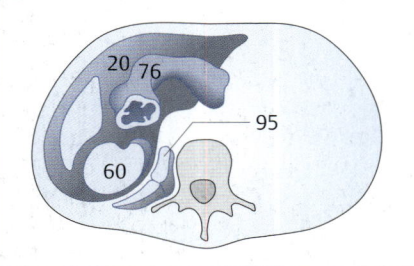

Ordnen Sie den Ziffern in der Zeichnung die entsprechenden Organe und anatomischen Strukturen zu.
20 ………   76 ………
60 ………   95 ………

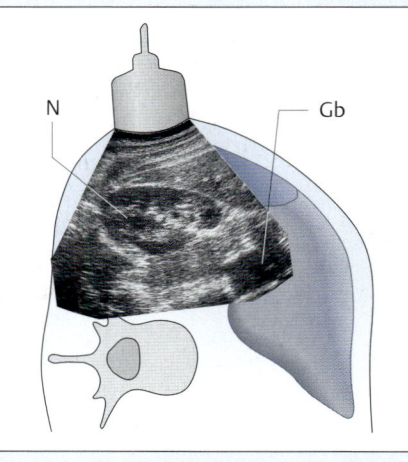

Beachten Sie die Blickrichtung beim rechtsseitigen Flankenquerschnitt.
N = Niere, Gb = Gallenblase.

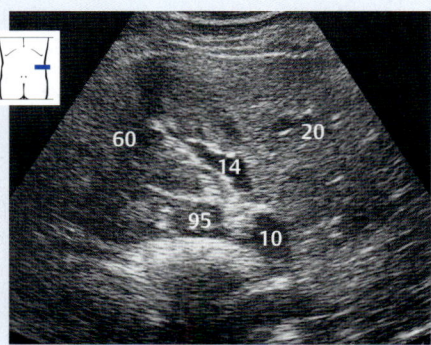

Ordnen Sie den Ziffern im Sonogramm die entsprechenden Organe und anatomischen Strukturen zu.
10 ………   60 ………
14 ………   95 ………
20 ………

Schallkopfführung: Flankenschnitt

➤ **Lernziel:** Die Besonderheiten des linksseitigen Flankenlängsschnitts kennen lernen

Mit dem linksseitigen Flankenschnitt können Sie die Milz, die Niere und den Pankreasschwanz untersuchen.

Vergegenwärtigen Sie sich, dass Sie beim linksseitigen Flankenlängsschnitt von vorne auf den Körper sehen, der auf der rechten Seite liegt.

Setzen Sie den Schallkopf über der linken Flanke auf. Spielen Sie mit dem Einschallwinkel und der Schallkopfausrichtung.

➤ **Flankenlängsschnitt links: Blick von vorne auf den Körper, der auf der rechten Seite liegt.**

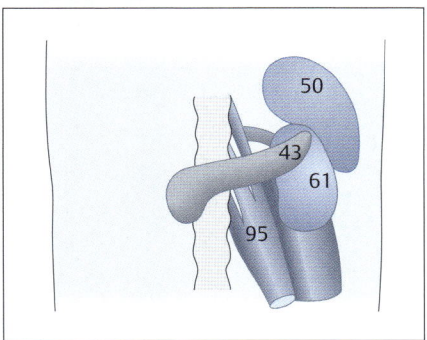

Frontalansicht.
Ordnen Sie den Ziffern in der Zeichnung die entsprechenden Organe und anatomischen Strukturen zu.
43 ....   95 ....
50 ....
61 ....

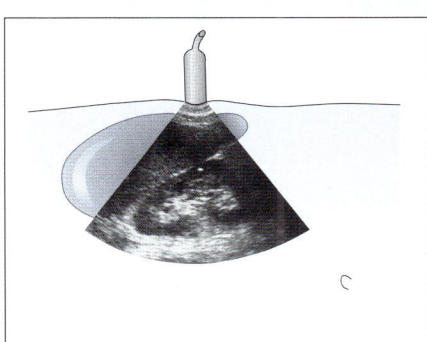

Beachten Sie die Blickrichtung im Flankenlängsschnitt links.

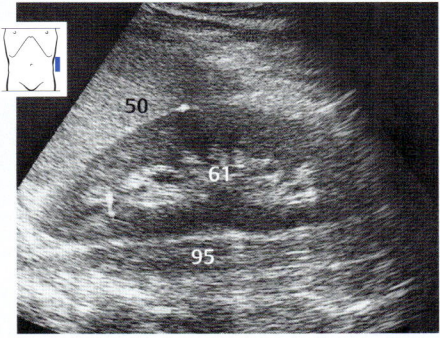

Ordnen Sie den Ziffern im Sonogramm die entsprechenden Organe und anatomischen Strukturen zu.
50 ....
61 ....
95 ....

Schallkopfführung: Flankenschnitt

➤ **Lernziel:** Die Besonderheiten des linksseitigen Flankenquerschnitts kennen lernen

Rekapitulieren Sie die anatomische Situation im Flankenquerschnitt links.

Vergegenwärtigen Sie sich, dass sie im linksseitigen Flankenquerschnitt von unten in den Körper hineinsehen, der auf der rechten Seite liegt.

Setzen Sie den Schallkopf quer über der linken Flanke auf und spielen Sie mit dem Einschallwinkel und der Schallkopfausrichtung.

➤ **Flankenquerschnitt links: Blick von unten in den Körper, der auf der rechten Seite liegt.**

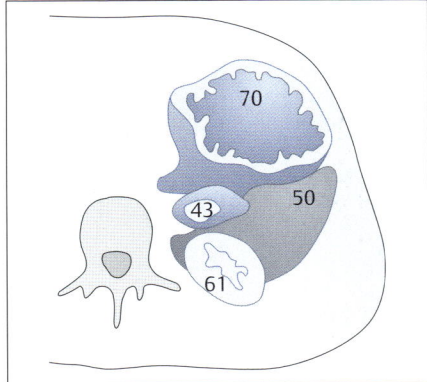

Ordnen Sie den Ziffern in der Zeichnung die entsprechenden Organe und anatomischen Strukturen zu.
43 ....   70 ....
50 ....
61 ....

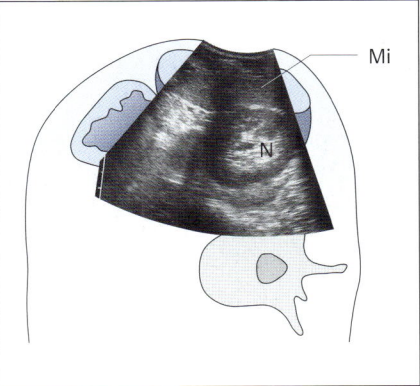

Beachten Sie die Schallkopfausrichtung beim Flankenquerschnitt links. Mi = Milz, N = Niere.

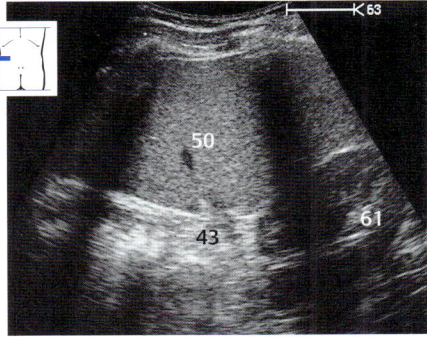

Ordnen Sie den Ziffern im Sonogramm die entsprechenden Organe und anatomischen Strukturen zu.
43 ....
50 ....
61 ....

Rechte Niere im Flankenlängsschnitt

➤ **Lernziel:** Sonographisch die rechte Niere in ihrer gesamten Ausdehnung durchmustern

➤ **Die Gesamtheit der Niere muss oft in mehreren Teilschritten untersucht werden.**

Setzen Sie den Schallkopf im Flankenlängsschnitt über der rechten Niere auf. Schallen Sie die Niere nach dorsal durch, bis sie aus dem Bild verschwindet. Mustern Sie dann die Niere in ihrer gesamten Ausdehnung von dorsal nach ventral durch.

Wiederholen Sie das Durchmustern aus verschiedenen Anschallwinkeln. Mustern Sie die Region des oberen Nierenpols durch und die Region des unteren Nierenpols.

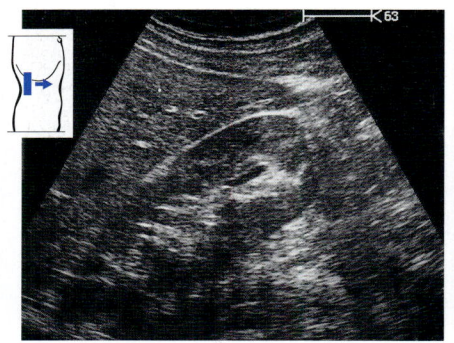
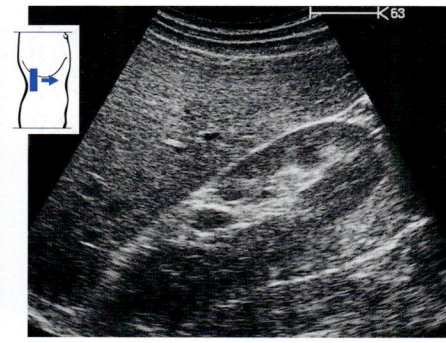
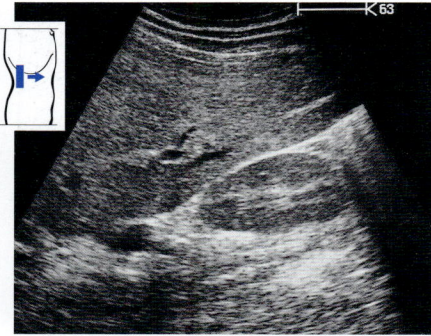

Dorsaler Anschnitt der rechten Niere.

Die Schnittebene wurde etwas nach ventral verlagert.

Ventraler Anschnitt der rechten Niere.

Rechte Niere im Flankenquerschnitt

➤ **Lernziel:** Sonographisch die rechte Niere in ihrer gesamten Ausdehnung durchmustern

➤ **Die Niere wird immer in Längs- und Querschnitten untersucht.**

Setzen Sie den Schallkopf im Flankenquerschnitt über der rechten Niere auf. Schallen Sie die Niere nach kaudal durch, bis sie aus dem Bild verschwindet. Mustern Sie dann die Niere in ihrer gesamten Ausdehnung von kaudal nach kranial durch.

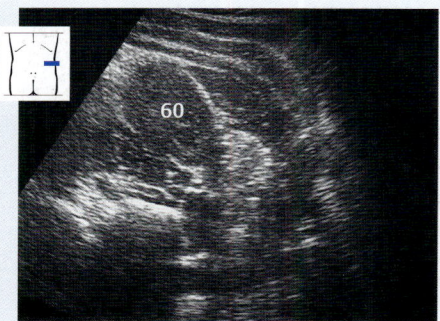
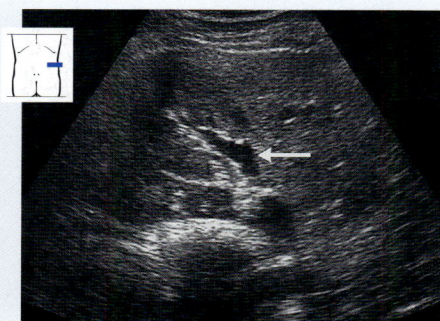
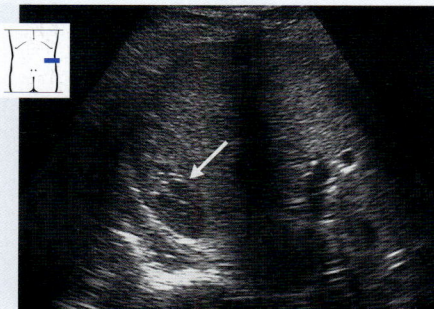

Flankenquerschnitt der rechten Niere (60): kaudaler Anschnitt.

Die Schnittebene wurde etwas nach oben verlagert. Es zeigt sich der Nierenhilus (Pfeil).

Kranialer Anschnitt der rechten Niere (Pfeil).

Linke Niere im Flankenlängsschnitt

➤ **Lernziel:** Sonographisch die linke Niere in ihrer gesamten Ausdehnung durchmustern

Setzen Sie den Schallkopf im Flankenlängsschnitt über der linken Niere auf. Schallen Sie die Niere nach dorsal durch, bis sie aus dem Bild verschwindet. Mustern Sie dann die Niere in ihrer gesamten Ausdehnung von dorsal nach ventral durch.

Wiederholen Sie das Durchmustern aus verschiedenen Anschallwinkeln. Mustern Sie die Region des oberen Nierenpols durch und die des unteren.

➤ **Die linke Niere lässt sich oft schwieriger darstellen als die rechte Niere.**

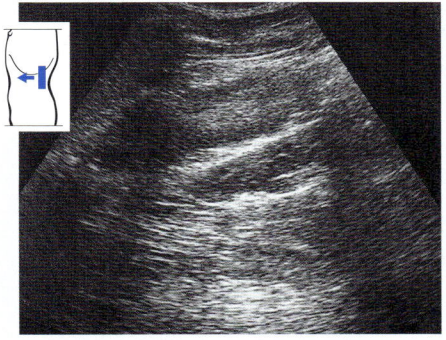 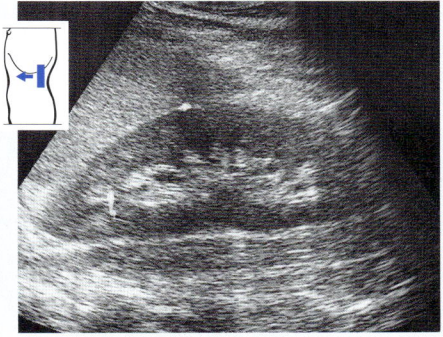 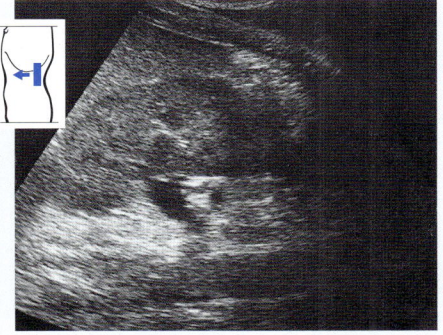

Flankenlängsschnitt der linken Niere: dorsaler Anschnitt.

Die Schnittebene wurde etwas nach ventral verlagert.

Ventraler Anschnitt der linken Niere.

Linke Niere im Flankenquerschnitt

➤ **Lernziel:** Sonographisch die linke Niere in ihrer gesamten Ausdehnung durchmustern

Setzen Sie den Schallkopf im Flankenquerschnitt über der linken Niere auf. Schallen Sie die Niere nach kaudal durch, bis sie aus dem Bild verschwindet. Mustern Sie dann die Niere in ihrer gesamten Ausdehnung von kaudal nach kranial durch. Wiederholen Sie das Durchmustern aus verschiedenen Anschallwinkeln.

➤ **Der kaudale Nierenpol ist oft von Luft überlagert.**

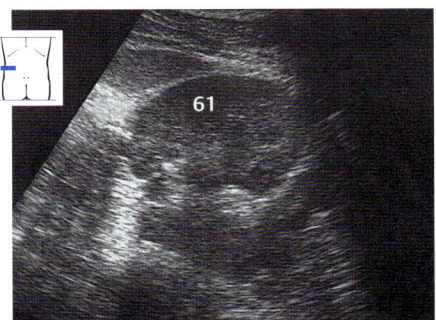 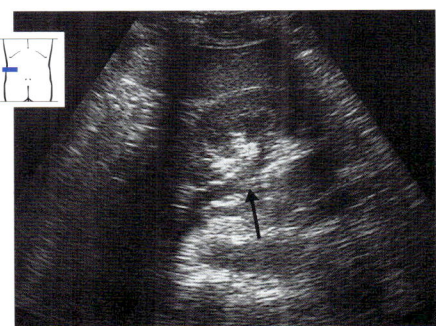 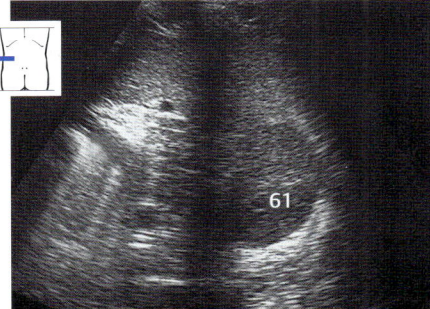

Flankenquerschnitt links: kaudaler Anschnitt der linken Niere (61).

Die Schnittebene wurde etwas nach oben verlagert. Es zeigt sich der Nierenhilus (Pfeil).

Kranialer Anschnitt der linken Niere (61).

Pankreasschwanz im Längsschnitt

➤ **Lernziel:** Darstellung des Pankreasschwanzes im Flankenlängsschnitt

➤ **Die Darstellung des Pankreasschwanzes erfolgt translienal und transrenal.**

Das dritte Organ, das Sie im Flankenlängsschnitt identifizieren können, ist der Pankreasschwanz. Dieser liegt ventral vor dem oberen Nierenpol und dem Milzhilus.

Wählen Sie einen Flankenlängsschnitt, in dem Sie den Unterrand der Milz und den Oberrand der Niere einsehen können.

Kippen Sie langsam die Schallebene nach ventral. Wenn der obere Nierenpol verschwindet, taucht der Pankreasschwanz kaudal der Milzgefäße auf.

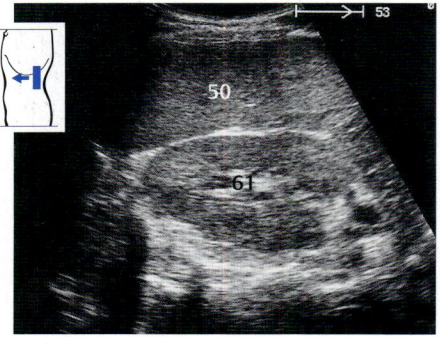 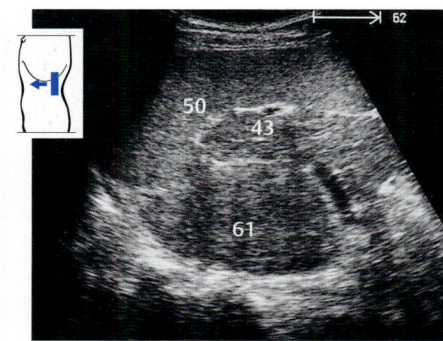 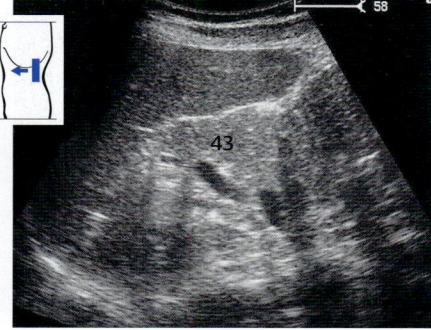

Milz (50) und obere Nierenhälfte (61) im Flankenlängsschnitt.

Schnittführung etwas ventral, Sie erkennen die Milz (50) und den oberen Nierenpol (61) sowie den Pankreasschwanz (43).

Schnittebene noch weiter ventral. Die Niere ist aus der Schnittebene verschwunden, man erkennt im Milzhilus den Pankreasschwanz (43).

Milz im Längsschnitt

➤ **Lernziel:** Darstellung der Milz im Flankenlängsschnitt

➤ **Untersuchung der Milz: in Exspiration.**

Die Milz wurde jetzt mehrfach bereits teilweise gesehen. Setzen Sie den Schallkopf im Flankenlängsschnitt auf und identifizieren Sie den unteren Milzpol.

Schallen Sie etwas nach oben und versuchen Sie, die Milz in ihrer gesamten Ausdehnung bis zur Zwerchfellkuppel anzuschallen.

Mustern Sie dann von dorsal nach ventral durch. Die Darstellung der Milz gelingt meistens in Exspiration besser.

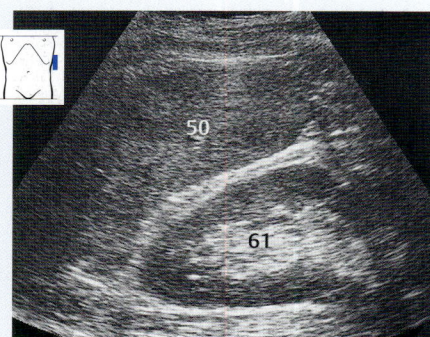 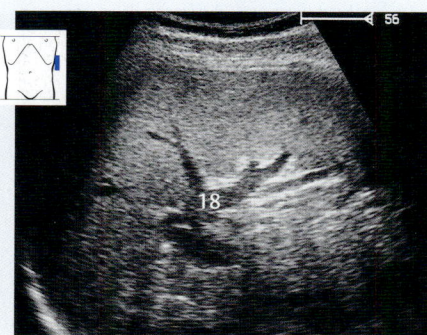 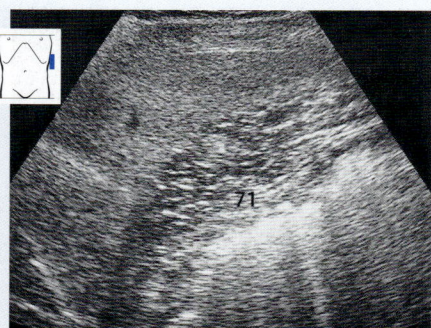

Milz (50) und obere Nierenhälfte (61) im Flankenlängsschnitt.

Schnittführung etwas ventral: gut erkennbar der Milzhilus mit der Verzweigung der V. lienalis (18).

Der Schallkopf wurde noch weiter nach ventral versetzt: schallkopffern, hinter der Milz, taucht jetzt Magen (71) auf.

Allgemeine Morphologie: Flüssigkeit, Gas, Festes

➤ **Lernziel:** Die allgemeine Morphologie von Flüssigkeit, Gas und Festem kennen lernen

Heute sollen Sie sich mit der allgemeinen Sonomorphologie vertraut machen. Außerdem geht es um das Kennenlernen der Unterbauchorgane.

Bei der Oberbauchsonographie haben wir es mit flüssigen, gasförmigen und festen Strukturen zu tun. Flüssigkeiten sind ideale Schallleiter, Gas stört meistens, und feste Strukturen sind als parenchymatöse Organe die wichtigsten Substrate der Sonographie. Als Knochen oder Kalk sind sie dagegen häufig Untersuchungshindernisse.

Setzen Sie den Schallkopf über dem Abdomen auf und fahnden Sie nach Flüssigkeit, Gas und festen Strukturen.

➤ **Allgemeine Morphologie im Ultraschall:**
➤ **Flüssigkeit**
➤ **Gas**
➤ **Festes**

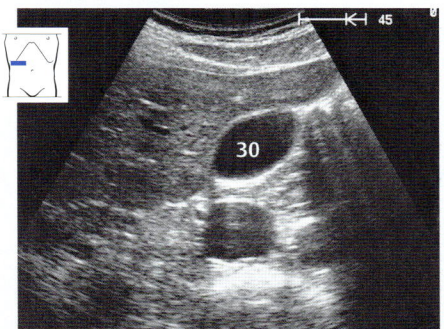

Flüssigkeit: gefüllte Gallenblase (30). Beachten Sie: Echofreiheit, idealer Schallleiter.

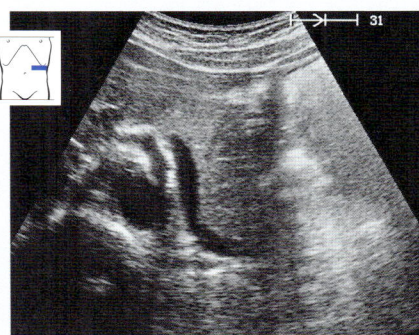

Gas: Darmluft. Beachten Sie: Ursache zahlreicher Artefakte.

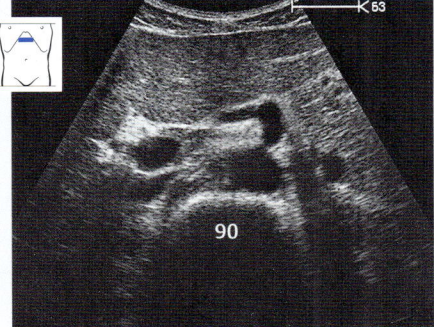

Festes: Weichteile und Wirbelsäule (90). Als Weichteil Substrat der Sonographie, als Knochen Schallhindernis.

Allgemeine Morphologie: Flüssigkeit

➤ **Lernziel:** Die Sonomorphologie von Flüssigkeiten kennen lernen

Umgrenzte Flüssigkeiten haben typische sonographische Kriterien. In den folgenden Übungen sollen die Phänomene bei der Sonographie von Flüssigkeiten erarbeitet werden.

Schallen Sie die V. cava in einem Querschnitt an.

Schallen Sie die Gallenblase in einem Längsschnitt oder Querschnitt an.

Schallen Sie die gefüllte Harnblase an.

Identifizieren Sie die typischen Merkmale umgrenzter Flüssigkeiten.

➤ **Umgrenzte Flüssigkeiten:**
➤ **echofrei**
➤ **Wandecho**
➤ **Zystenrandschatten**
➤ **dorsale Schallverstärkung**

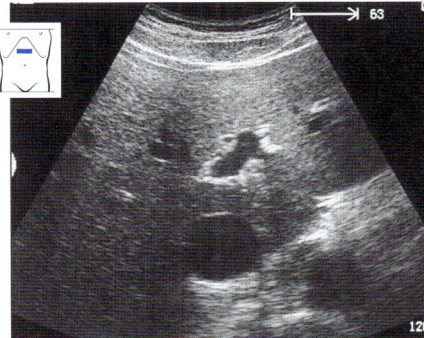

V. cava im Querschnitt: Echofreiheit, Zystenrandschatten, dorsale Schallverstärkung.

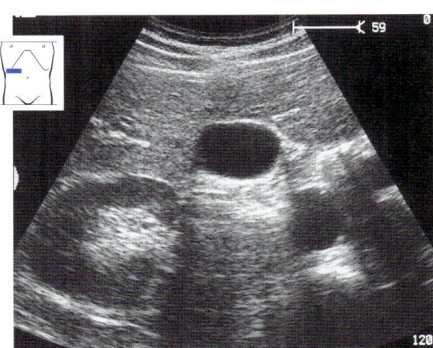

Gallenblase: Echofreiheit, dorsale Schallverstärkung.

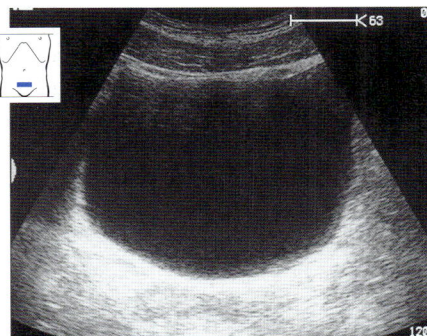

Harnblase: Echofreiheit.

Allgemeine Morphologie: Flüssigkeit

➤ **Lernziel:** Besondere Schallphänomene in Flüssigkeiten kennen lernen

Die Echofreiheit ist das typische Merkmal von Flüssigkeiten. Diese Feststellung gilt nur bedingt.

Stellen Sie die V. cava im Längsschnitt ein. Kippen Sie etwas den Anschallwinkel und verändern Sie die Leistung. Beobachten Sie die Binnenreflexe im durchströmten Lumen der V. cava, sie entstehen durch Verwirbelungen.

Stellen Sie die V. cava in einem hohen Querschnitt mit Anschnitt des Magenfundus ein. Häufig führt Magenluft zu einem Bogenartefakt in V. cava und Aorta.

➤ **Binnenechos in Gefäßen:**
  ➤ Verwirbelung
  ➤ Bogenartefakte
  ➤ Schichtdickenartefakte
  ➤ Rauschen

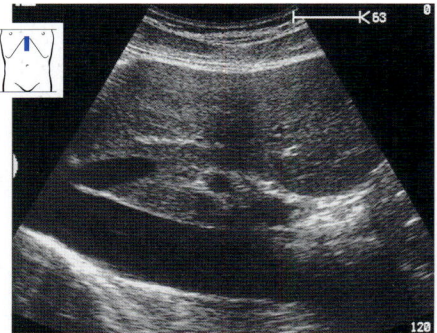 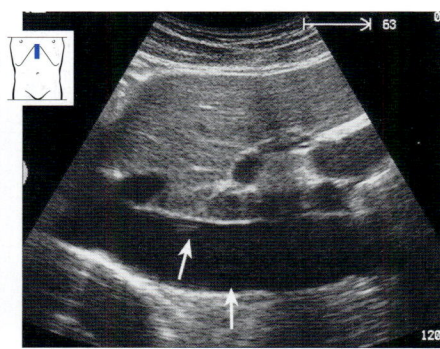 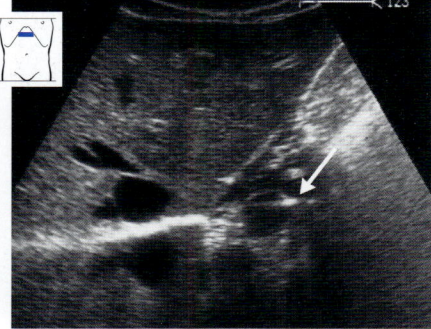

Längsschnitt über der V. cava: Echofreiheit.

Längsschnitt über der V. cava: schwach erkennbare Binnenechos (Pfeile).

Querschnitt über V. cava, Aorta und Magen. Bogenartefakte in der Aorta und der V. cava (Pfeil), bedingt durch Magenluft.

Allgemeine Morphologie: Flüssigkeit

➤ **Lernziel:** Besondere Schallphänomene in Flüssigkeiten kennen lernen

Artefakte in Zysten haben Sie bereits kennen gelernt (Übung 24).

Stellen Sie die Gallenblase ein. Beachten Sie das Fehlen nichtartefizieller Binnenechos.

Wählen Sie einen sehr adipösen Probanden. Stellen Sie die Gallenblase ein. Vergleichen Sie das Echoverhalten der Gallenblase beim schlanken und beim adipösen Patienten. Abzugrenzen ist das Phänomen der echogenen Galle i. S. von eingedicktem Gallensekret.

➤ **Komplette Ausfüllung der Gallenblase mit flauem Binnenecho:**
  ➤ Adipositas
  ➤ echogene Galle

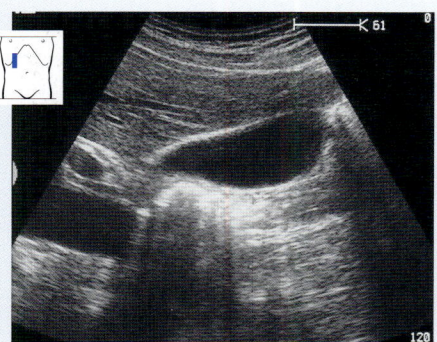 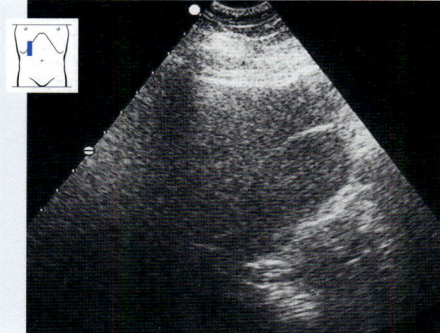 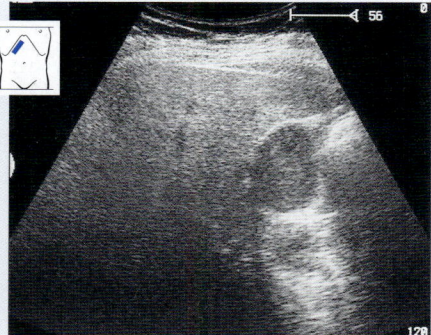

Normale Gallenblase: echofreies Lumen.

Normale Gallenblase, Adipositas: gegenüber der ersten Abbildung flaues, diffuses Binnenecho.

Sludge: komplette Ausfüllung der Gallenblase mit mäßig stark echogenem Sludge.

Allgemeine Morphologie: Flüssigkeit

➤ **Lernziel:** Schallverhalten zystischer Strukturen kennen lernen

➤ **Cave: Die Diagnose zystischer Strukturen kann unter schlechten Schallbedingungen schwierig sein.**

Ähnliche Phänomene wie oben beschrieben sieht man auch an Nierenzysten. Vergleichen Sie die folgenden 3 Abbildungen.

Die typische Nierenzyste zeigt die charakteristischen Phänomene: Echofreiheit, dorsale Schallverstärkung und Zystenrandschatten. Bei schlechten Schallverstärkungen können diese Merkmale fehlen. Besonders schwierig ist die Differenzialdiagnose bei vorhandenem Binnenecho, u. U. gleicher Dichte wie die Umgebung. Die Abgrenzung von einem Tumor kann dann sehr schwer oder unmöglich sein.

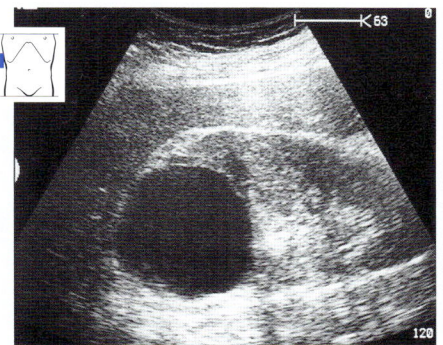

Nierenzyste: typischer Befund.

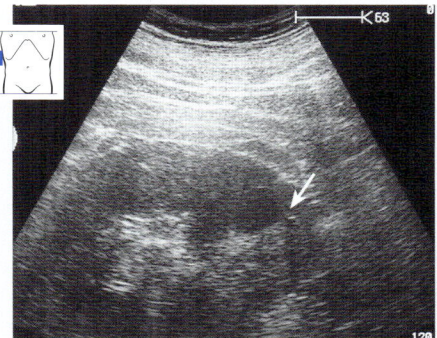

Nierenzyste: schlechte Untersuchungsbedingungen, echoarme, nicht echofreie Raumforderung am unteren Pol (Pfeil).

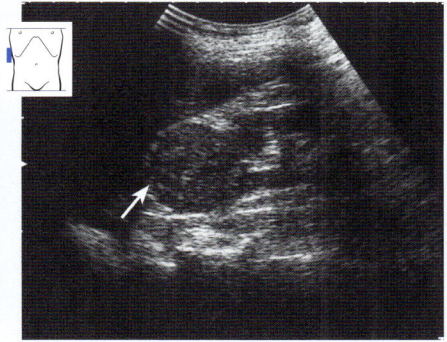

Hypernephrom (Pfeil), annähernd zur Umgebung echogleicher Tumor.

Allgemeine Morphologie: Flüssigkeit

➤ **Lernziel:** Die sonographische Darstellung freier Flüssigkeit kennen lernen

➤ **Freie Flüssigkeit:**
  ➤ **Aszites**
  ➤ **Pleuraerguss**

Gelegentlich kann Flüssigkeit das dominierende Bild bei der Ultraschalluntersuchung sein. Die häufigste Ursache ist freie Flüssigkeit in der Bauchhöhle als Folge der bekannten Ursachen. In diesem Fall erkennen Sie die intraperitoneal gelegenen Organe, umgeben von Flüssigkeit. Freie Flüssigkeit wird auch beim Pleuraerguss gesehen.

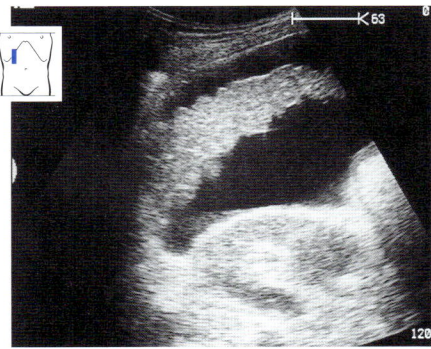

Aszites bei Leberzirrhose: freie Flüssigkeit in der Bauchhöhle, darin gut erkennbar die zirrhotische Leber.

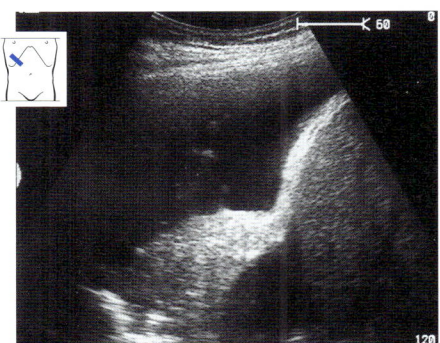

Pleuraerguss.

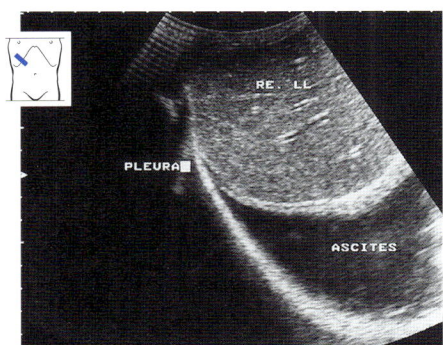

Pleuraerguss und Aszites, getrennt durch das Zwerchfell.

Allgemeine Morphologie: Flüssigkeit

➤ **Lernziel:** Flüssigkeit als Untersuchungshilfe kennen lernen

Meistens finden Sie Flüssigkeit im Ultraschall als vorbestehenden Befund, physiologisch oder pathologisch. Daneben können Sie Flüssigkeit als diagnostische Hilfe einsetzen, am einfachsten durch Trinken lassen. Insbesondere die Darstellung des Magens kann hierdurch verbessert werden.

Versuchen Sie, den Magen im Längsschnitt von ventral anzuschallen. Versetzen Sie den Schallkopf nach links und rechts.

Wiederholen Sie die Übung nachdem Ihr Proband 400 ml Wasser getrunken hat.

➤ **Flüssigkeit als Untersuchungshilfe: trinken lassen, Magenfüllung**
➤ **Untersuchung nüchtern: flüssigkeitsgefüllte Gallenblase**
➤ **Untersuchung mit voller Blase: Prostatadarstellung**

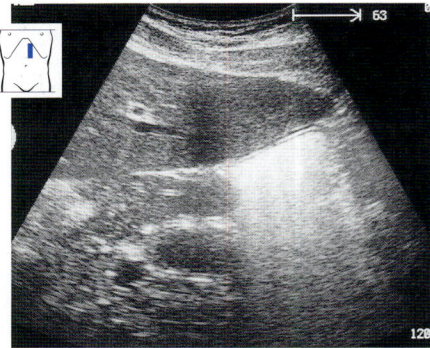 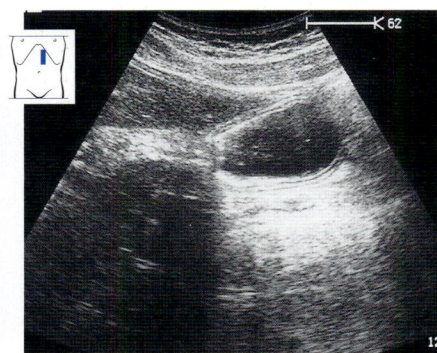 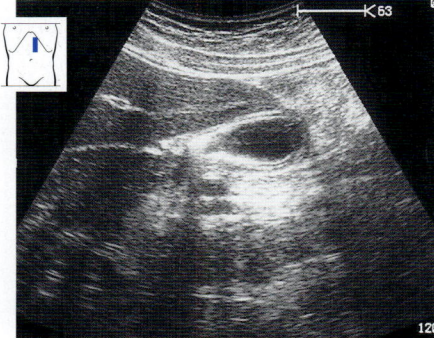

Magenantrum: Überlagerung durch Luft im Magen und Duodenum.

Nach Trinken von 400 ml Wasser: gute Darstellung des Magens.

Der Schallkopf wurde etwas nach rechts versetzt. Beachten Sie die Schichten der Magenwand.

Allgemeine Morphologie: Gas

➤ **Lernziel:** Gas im Ultraschall erkennen und zuordnen lernen

Darstellung von Gas gehört regelmäßig zur Oberbauchsonographie. Fast immer handelt es sich um Gas im Gastrointestinaltrakt. Vergegenwärtigen Sie sich, wo Sie Gas erwarten können und suchen Sie dann diese Region gezielt auf.

Setzen Sie den Schallkopf über dem Magen auf und identifizieren Sie den Magen anhand der Gasfüllung.

Setzen Sie den Schallkopf über dem Dünndarm auf.

Setzen Sie den Schallkopf über dem Querkolon auf.

➤ **Gas im Gastrointestinaltrakt:**
  ➤ **Magen/Duodenum**
  ➤ **Dünndarm**
  ➤ **Dickdarm: Kolon/Rektum**

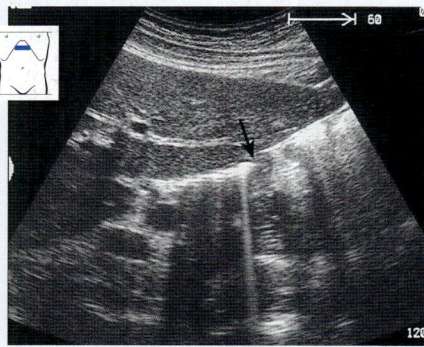 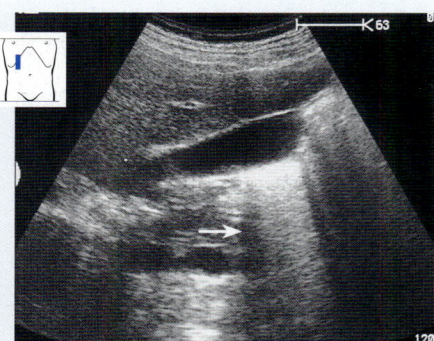 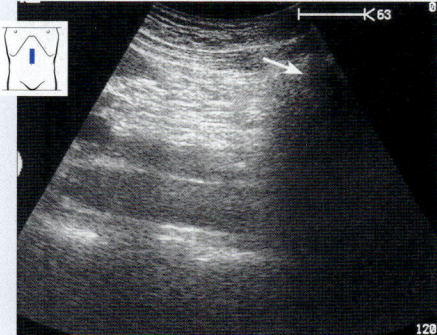

Gasgefüllter Magen (Pfeil).

Gasgefüllter Dünndarm (Pfeil).

Gasgefülltes Querkolon (Pfeil).

Allgemeine Morphologie: Gas

➤ **Lernziel:** gasbedingte Artefakte erkennen lernen

Wiederholen Sie die Darstellung von Artefakten, die durch Luft bedingt sind. Stellen Sie die V. cava etwa in dem Bereich ein, in dem Sie das Duodenum vermuten. Kippen Sie etwas den Schallkopf hin und her.

Mit etwas Glück können Sie hier typische Widerholungsechos induzieren.

Häufiger sehen Sie allerdings das Kometenschweifartefakt.

Reproduzieren Sie das Bogenartefakt bei Anschnitt der Gallenblase.

➤ **Artefakte, die u. a. durch Luft hervor-gerufen werden:**
  ➤ **Wiederholungsecho**
  ➤ **Kometenschweifartefakt**
  ➤ **Bogenartefakt**

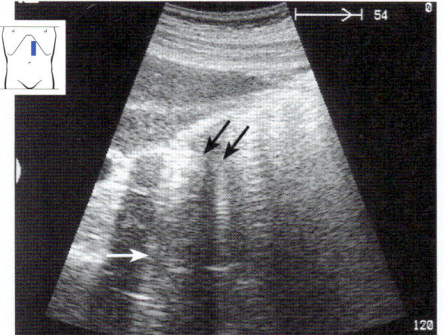 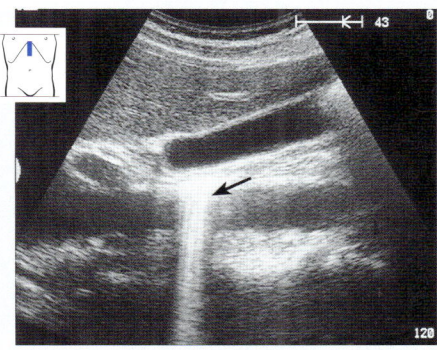 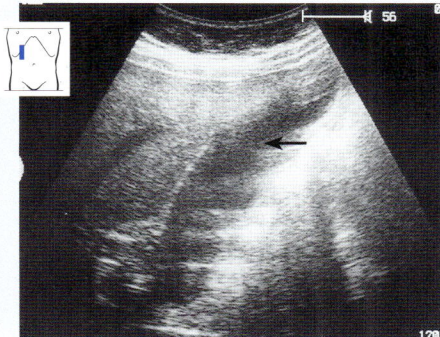

Wiederholungsechos (Pfeil), hervorgerufen durch Luft im Duodenum.

Resonanz- oder Kometenschweifartefakt (Pfeil), hervorgerufen durch Dünndarmluft hinter der Gallenblase.

Bogenartefakte (Pfeil) in der Gallenblase, hervorgerufen durch Luft im Dünndarm.

Allgemeine Morphologie: Gas

➤ **Lernziel:** Gas im Ultraschall erkennen und zuordnen lernen

Luft wird beim Ultraschall überwiegend als Störfaktor registriert, häufig kann sie als neutrales Phänomen gesehen werden. Gelegentlich dient sie als Identifizierungsmerkmal.

Setzen Sie den Schallkopf über der Aorta oder der V. cava in einem Längsschnitt auf. In der Regel ist irgendwo in der rechten Bildhälfte die Sicht durch Darmluft verlegt.

Setzen Sie den Schallkopf im Längsschnitt über der Gallenblase auf. Beachten Sie die kaudal und dorsal gelegene Dünndarmluft. Als organdiagnostisches Kriterium dient die Duodenalluft kranial des Pankreas, die u. U. hier das Duodenum überhaupt erst sicher identifizierbar macht.

➤ **Gas im Ultraschall:**
  ➤ **kann stören**
  ➤ **kann neutral sein**
  ➤ **kann als Identifizierungshilfe dienen**

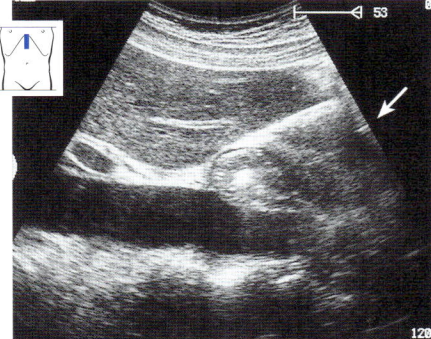 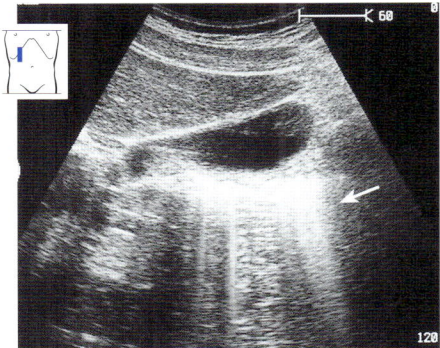 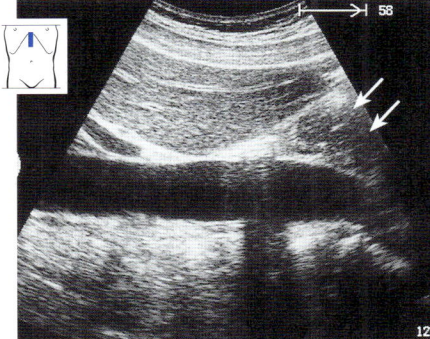

Oberbauchlängsschnitt über der Aorta: Die Sicht ist durch Darmluft verlegt (Pfeil).

Längsschnitt über der Gallenblase: typisches Bild mit Dünndarmluft und vielen Artefakten (Pfeil).

Längsschnitt über V. cava und Pankreaskopf (2 Pfeile): Anschnitt des lufthaltigen Duodenums (Pfeil), Pars horizontalis superior.

Allgemeine Morphologie: Gas

➤ **Lernziel:** Gas als Orientierungshilfe kennen lernen

Die Gasfüllung kann gut als Identifizierungsmerkmal dienen. Setzen Sie den Schallkopf über dem Magenantrum auf und versetzen sie ihn in kleinen Schritten nach rechts.

➤ Der Verlauf des Bulbus und des Duodenums kann anhand der Luftfüllung verfolgt werden.

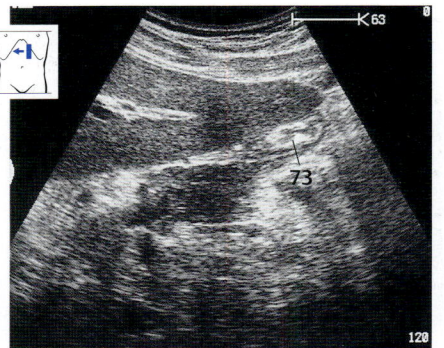 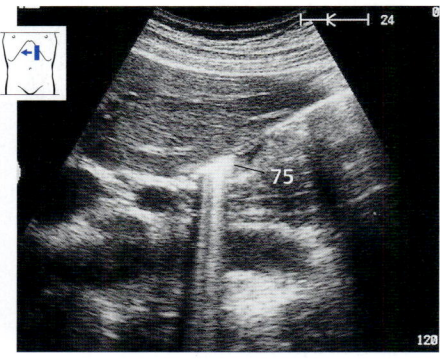 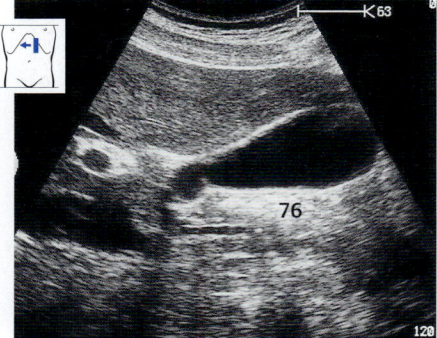

Längsschnitt am Antrum (73).

Der Schallkopf wurde nach rechts versetzt: Luft im Bulbus (75).

Der Schallkopf wurde weiter nach rechts versetzt: Luft im absteigenden Duodenum (76).

Allgemeine Morphologie: Gas

➤ **Lernziel:** Gas als Phänomen pathologischer Prozesse kennen lernen

Gas wird auch bei pathologischen Prozessen gesehen. Es wird identifiziert als heller Reflex mit den typischen Artefakten.

➤ Gas als Phänomen pathologischer Prozesse:
➤ Aerobilie
➤ Divertikulitis
➤ Perforation
➤ Infektionen mit Gasbildnern
➤ Leberabszess
➤ Cholangitis
➤ Pankreasabszess

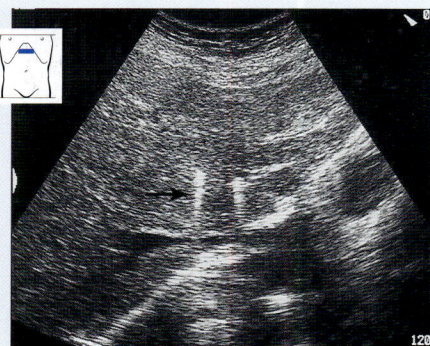 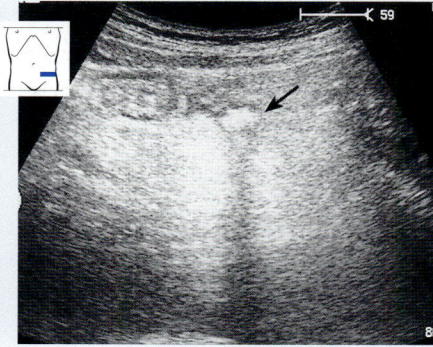 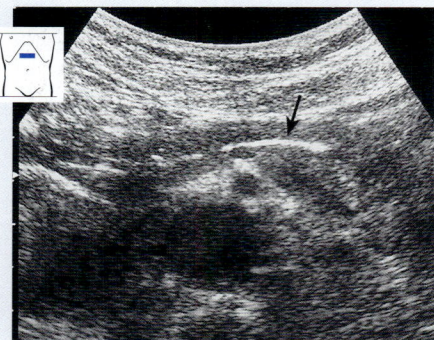

Aerobilie (Pfeil): helle, mobile Reflexe in der Leber bei Z. n. Papillotomie.

Divertikulitis Gas (Pfeil) in Divertikellumen.

Pankreasgang (Pfeil): Luftfüllung nach ERCP.

Allgemeine Morphologie: feste Strukturen

➤ **Lernziel:** Morphologische Charakteristika fester Strukturen kennen lernen

Parenchymatöse Organe als feste Strukturen im Ultraschall wurden hinlänglich gesehen. Sie sind das wichtigste Substrat des diagnostischen Ultraschalls. Demgegenüber sind Knochen einer Ultraschalluntersuchung nicht zugänglich.

Setzen Sie den Schallkopf über der Leber auf.

Setzen Sie den Schallkopf über den Rippen auf.

Setzen Sie den Schallkopf über der Wirbelsäule auf.

Beschreiben Sie das sonographische Verhalten von Knochen gegenüber parenchymatösen Organen.

➤ **Sonographische Merkmale von Knochen:**
  - ➤ **harter Reflex**
  - ➤ **Schallschatten**
  - ➤ **Schallabsorption**

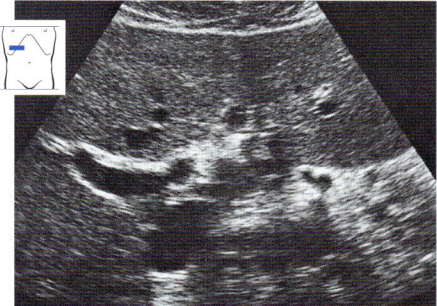

Querschnitt über der Leber. Beachten Sie die differenzierte Darstellung des Parenchyms.

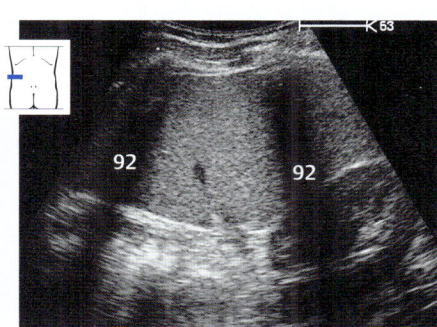

Der Schallkopf wurde über der Milz aufgesetzt. Beachten Sie die Rippen als Störfaktor (92).

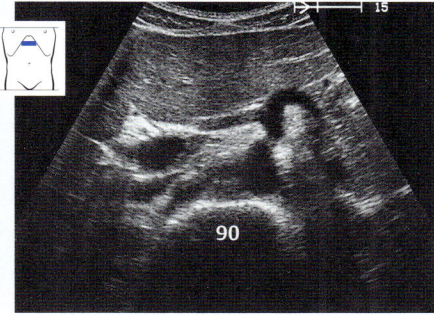

Querschnitt über der Wirbelsäule. Beachten Sie den harten Reflex und den Schallschatten (90).

Allgemeine Morphologie: feste Strukturen, Knochen

➤ **Lernziel:** Die knöchernen Strukturen im abdominellen Ultraschall kennen lernen

Vergegenwärtigen Sie sich, wo Sie bei der Oberbauchsonographie Knochen erwarten können. Suchen Sie diese Knochen auf und stellen Sie sie dar.

Setzen Sie den Schallkopf über dem Rippenbogen auf. Verfolgen Sie den Verlauf der Rippen. Nutzen Sie den Zwischenrippenraum als Schallfenster.

Setzen Sie den Schallkopf quer über der Aorta auf und verfolgen Sie, soweit darstellbar, den Verlauf der Wirbelsäule.

Schallen Sie das Becken im Bereich der Hüftknochen. Identifizieren Sie diese.

➤ **Knöcherne Strukturen im abdominellen Ultraschall:**
  - ➤ **Rippen**
  - ➤ **Wirbelsäule**
  - ➤ **Becken**

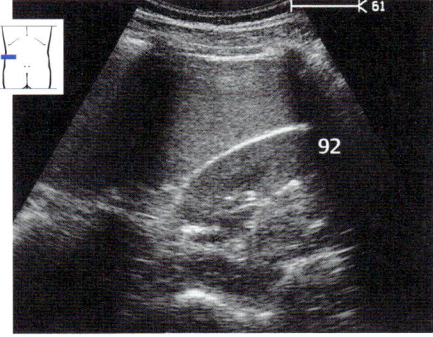

Rippen: dorsaler Schallschatten (92).

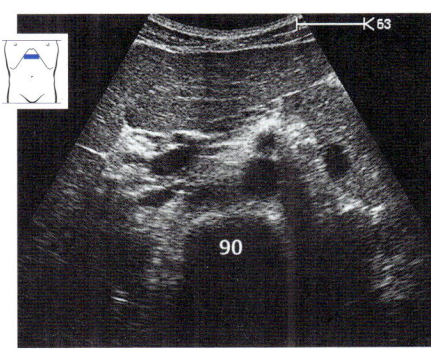

Querschnitt über der Wirbelsäule: dorsaler Schallschatten (90).

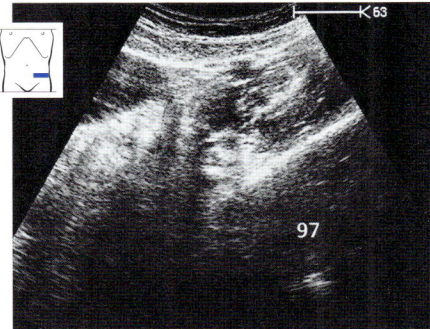

Querschnitt oberhalb der linken Leiste: Beckenknochen mit Schallschatten (97).

8. TAG

41

Allgemeine Morphologie: feste Strukturen, Kalk

➤ **Lernziel:** Kalk als Ausdruck pathologischer Phänomene im Ultraschall kennen lernen

Die größten kalkhaltigen Strukturen im Ultraschall sind die Knochen. Vergegenwärtigen Sie sich, wo sie außerdem Kalk finden können.

Wählen Sie einen älteren Probanden und fahnden Sie nach Gefäßkalk.

➤ **Kalk im Ultraschall:**
 ➤ **Knochen**
 ➤ **Gefäße**
 ➤ **Leber-/Milzverkalkungen**
 ➤ **Gallensteine**
 ➤ **Nierensteine**

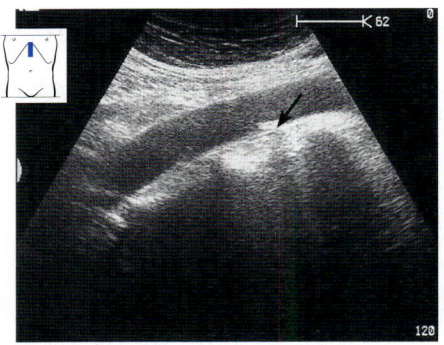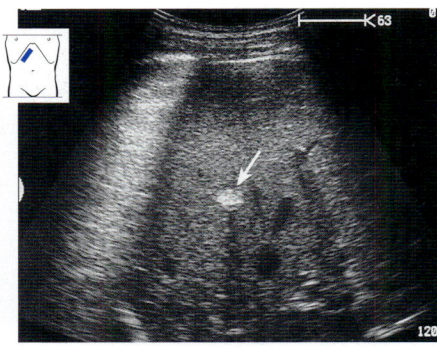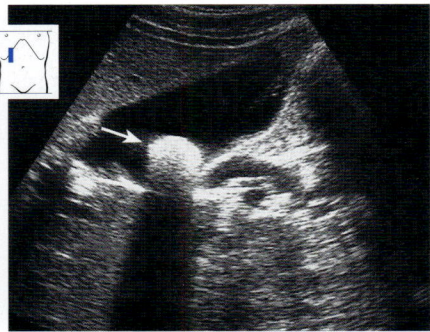

Gefäßkalk (Pfeil).

Kleine Verkalkung in der Leber (Ursache unbekannt) (Pfeil).

Gallenstein (Pfeil).

Allgemeine Morphologie: feste Strukturen, Fremdkörper

➤ **Lernziel:** Sonomorphologie von Fremdkörpern kennen lernen

Fremdkörper führen meist zu harten Reflexen. Sie werden identifiziert anhand ihrer Morphologie, ihrer Lage sowie der Anamnese. Ihre Identifizierung bereitet meistens keine Schwierigkeiten.

➤ **Fremdkörper bei der Abdomensonographie:**
 ➤ **OP-Clips**
 ➤ **Intrauterinpessar**
 ➤ **Katheter**
 ➤ **Piercing**

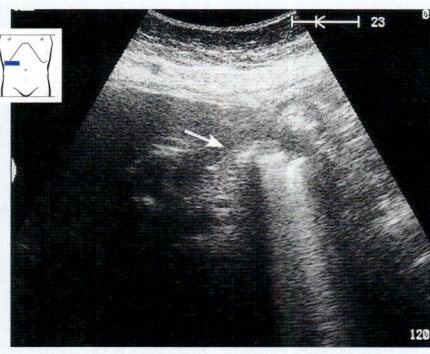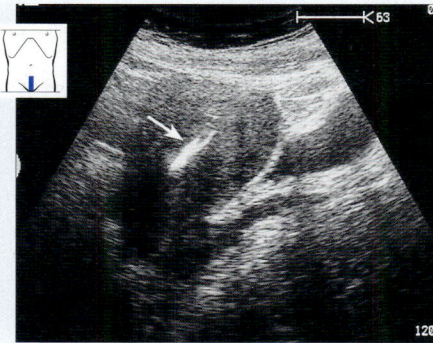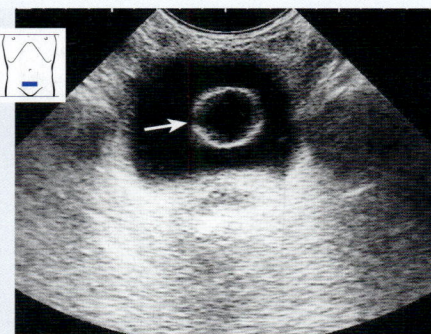

Operationsclip (Pfeil).

Intrauterinpessar (Pfeil).

Ballonkatheter (Pfeil).

Männlicher Unterbauch im Querschnitt

➤ **Lernziel:** Sonographisch die Harnblase und die Prostata in ihrer gesamten Ausdehnung darstellen

➤ Die Prostata wird bei gefüllter Harnblase untersucht.

Setzen Sie den Schallkopf quer oberhalb der Symphyse auf und identifizieren Sie die flüssigkeitsgefüllte Harnblase.

Schallen Sie nach oben, bis die Harnblase aus dem Bild verschwindet.

Mustern Sie dann die Harnblase von oben nach unten durch und identifizieren Sie die Prostata.

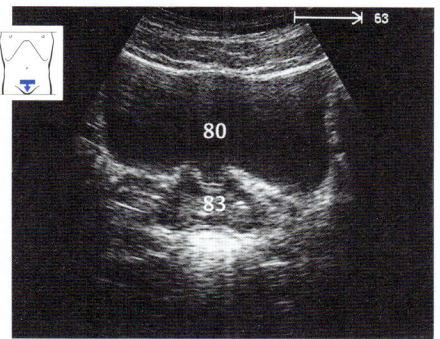

Querschnitt über der Harnblase (80) und der Prostata (83).

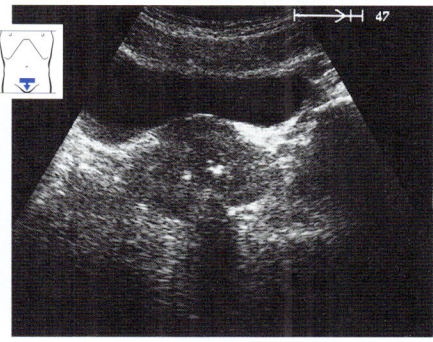

Der Schallkopf wurde nach unten versetzt.

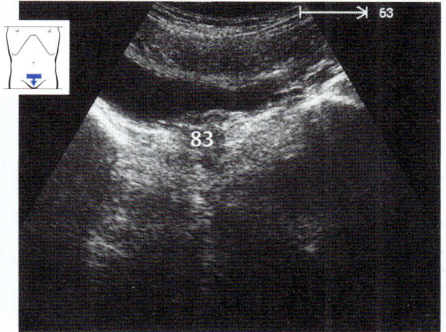

Der Schallkopf wurde noch weiter nach unten versetzt, sie erkennen noch die Prostata (83).

Männlicher Unterbauch im Längsschnitt

➤ **Lernziel:** Sonographisch die Harnblase und die Prostata in ihrer gesamten Ausdehnung darstellen

➤ Die Prostata ist im Längsschnitt zwiebelförmig.

Setzen Sie den Schallkopf oberhalb der Symphyse im Längsschnitt auf und identifizieren Sie die flüssigkeitsgefüllte Harnblase.

Versetzen Sie den Schallkopf nach links, bis die Harnblase aus dem Bild verschwindet.

Schallen Sie dann die Harnblase von links nach rechts komplett in ihrer gesamten Ausdehnung durch und identifizieren Sie die Prostata.

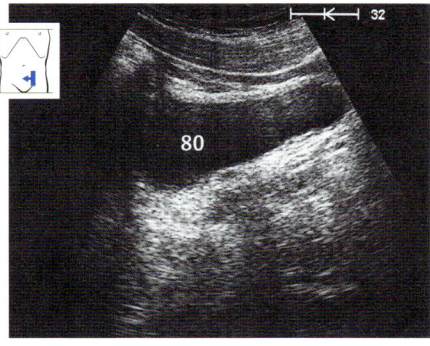

Lateraler Längsschnitt über der Harnblase (80).

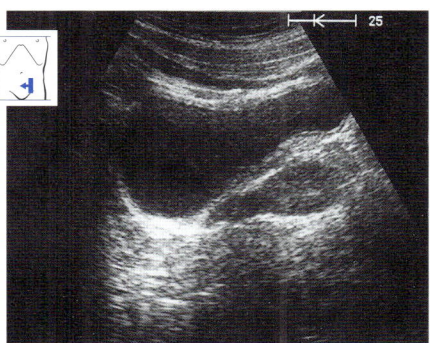

Der Schallkopf wurde etwas zur Mitte versetzt.

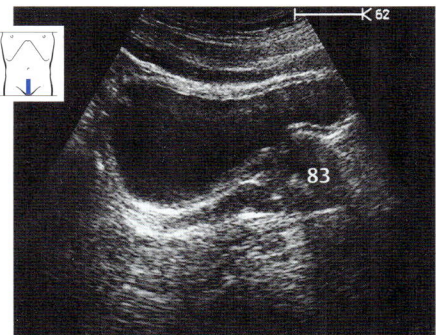

Längsschnitt über der Prostata (83).

Weiblicher Unterbauch im Querschnitt

➤ **Lernziel:** Sonographisch Harnblase und Uterus in ihrer gesamten Ausdehnung darstellen

Setzen Sie den Schallkopf quer oberhalb der Symphyse auf und identifizieren Sie die flüssigkeitsgefüllt Harnblase.

Schallen Sie nach oben, bis die Harnblase aus dem Bild verschwindet. Mustern Sie dann die Harnblase von oben nach unten durch und identifizieren Sie den Uterus.

➤ **Der Uterus wird bei flüssigkeitsgefüll-ter Harnblase untersucht.**

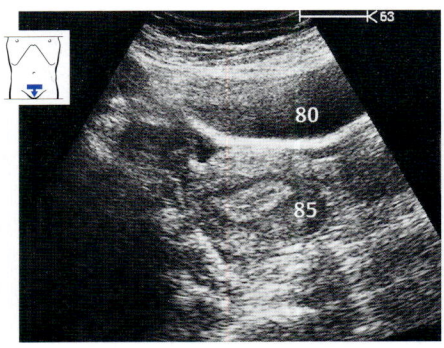 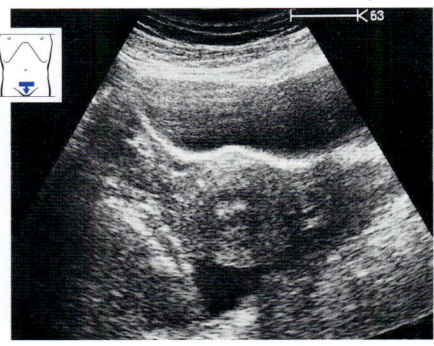 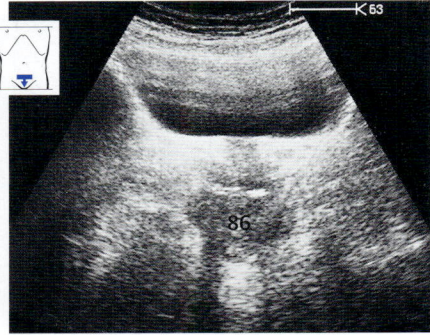

Querschnitt über Harnblase (80) und Uterus (85).

Der Schallkopf wurde etwas nach unten versetzt.

Der Schallkopf wurde noch weiter nach unten versetzt, sie erkennen den Übergang zwischen Uterus und Vagina (86).

Weiblicher Unterbauch im Längsschnitt

➤ **Lernziel:** Sonographisch die Harnblase und den Uterus in ihrer gesamten Ausdehnung durchmustern

Setzen Sie den Schallkopf oberhalb der Symphyse auf und identifizieren Sie die flüssigkeitsgefüllte Harnblase sowie den Uterus.

Versetzen Sie den Schallkopf nach links, bis die Harnblase aus dem Bild verschwindet.

Schallen Sie dann die Harnblase und den Uterus von links nach rechts komplett in ihrer gesamten Ausdehnung durch.

➤ **Bei leerer Harnblase verläuft der Uterus stark abgeknickt.**

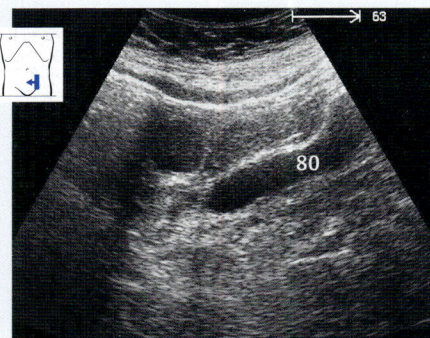 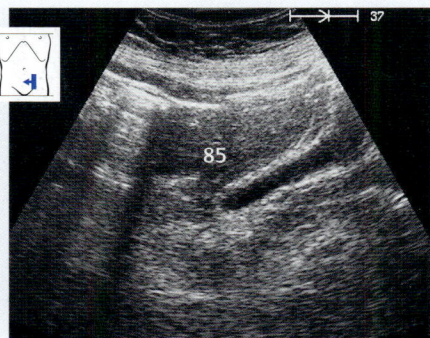 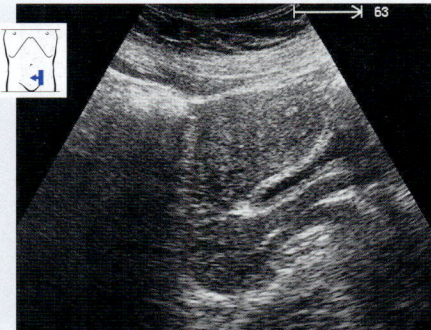

Lateraler Anschnitt über der Harnblase (80).

Der Schallkopf wurde etwas zur Mitte versetzt, sie erkennen jetzt außerdem den Uterus (85).

Mittlerer Längsschnitt über Harnblase und Uterus.

Durchführung einer kompletten Oberbauchsonographie

➤ **Lernziel:** Darstellung der bisher besprochenen Organe unter Kontrolle des zeitlichen Aufwandes

Heute sollen Sie einmal die Abdominalorgane darstellen.

Mustern Sie Aorta, V. cava, Leber, Gallenblase und Pankreas in Quer- und Längsschnitten systematisch durch. Achten Sie auf eine straffe, strukturierte Untersuchung ohne überflüssige Exkurse. Notieren Sie sich die Uhrzeit von Beginn und Ende der Untersuchung. Fassen Sie schriftlich zusammen, was Sie untersucht und gesehen haben. Vergleichen Sie das Ergebnis mit dem, was Sie hätten sehen sollen (Übungen zu Tag 3–8).

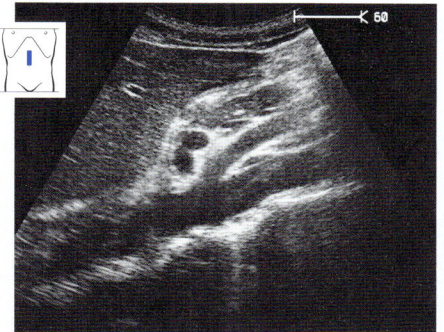

Darstellung der Aorta.

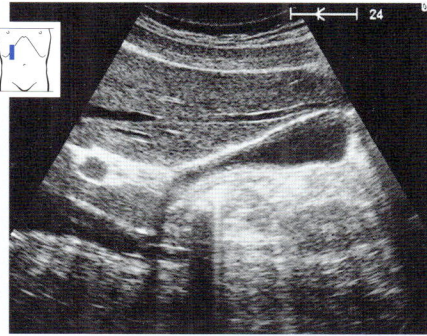

Darstellung von Leber und Gallenblase.

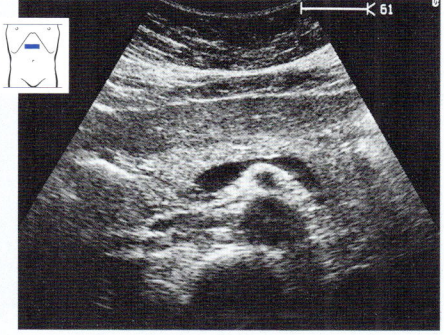

Darstellung des Pankreas.

Durchführung einer kompletten Oberbauchsonographie

➤ **Lernziel:** Darstellung der bisher besprochenen Organe unter Kontrolle des zeitlichen Aufwandes

Mustern Sie die rechte Niere, die linke Niere, Milz, Pankreasschwanz und Unterbauch in Quer- und Längsschnitten systematisch durch. Achten Sie auf eine straffe, strukturierte Untersuchung ohne Exkurse. Notieren Sie sich Beginn und Ende der Untersuchung.

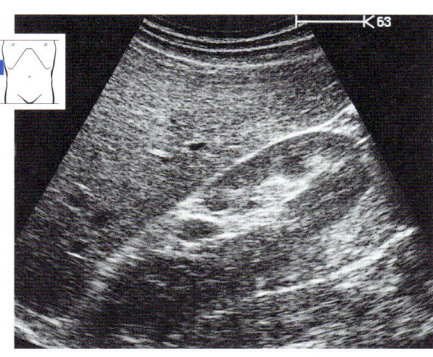

Rechte Niere.

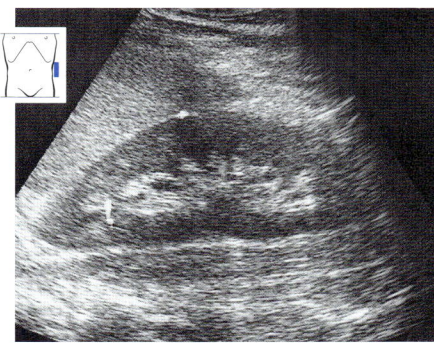

Linke Niere, Milz.

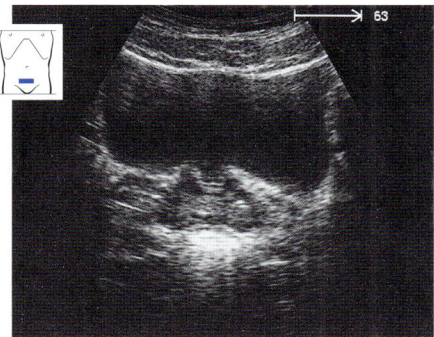

Unterbauch.

Systematische Morphologie: Lage, Form, Größe

➤ **Lernziel:** Die systematische Beschreibung sonographischer Bilder kennen lernen

Heute werden die Grundelemente der sonographischen Befundbeschreibung vorgestellt. Außerdem wird die Sonoanatomie der großen Gefäße geübt.

Der Inhalt eines sonographischen Bildes wird nach mehreren Merkmalen charakterisiert: zunächst nach Lage, Form und Größe der Organe.

Stellen Sie die Aorta im Oberbauchquerschnitt ein. Beschreiben Sie Ihre Lage.

Stellen Sie die Gallenblase im Oberbauchquerschnitt ein. Beschreiben Sie Ihre Form.

Stellen Sie die Milz im Flankenlängsschnitt ein. Benennen Sie ihre Größe.

➤ **Merkmale der sonographischen Befunderhebung (1. Teil):**
  ➤ **Lage**
  ➤ **Form**
  ➤ **Größe**

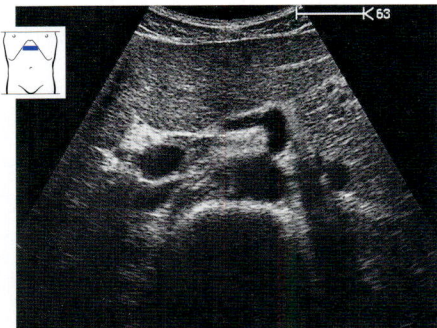

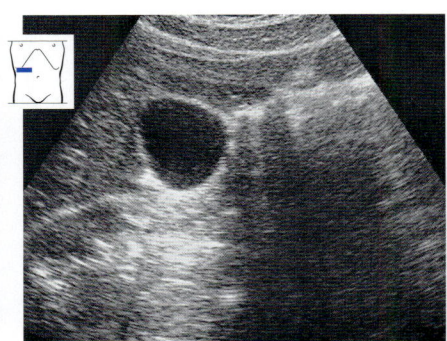

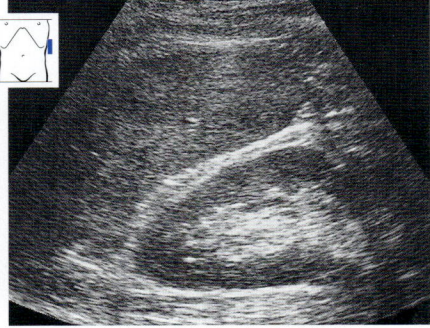

Aorta: Sie liegt schallkopffern, dorsal der Leber, ventral der Wirbelsäule, rechts im Bildschirm, links neben der V. cava.

Gallenblase: Sie ist rund, glatt berandet, gleichmäßig konturiert.

Milz: Sie ist 11 cm groß, bis zur Nierenmitte reichend, nicht vergrößert.

Systematische Morphologie: Echogenität, Aufbau, umschriebene Veränderungen

➤ **Lernziel:** Die systematische Beschreibung sonographischer Befunde kennen lernen

Die beiden weiteren Merkmale der sonographischen Befunderhebung sind Echogenität und Aufbau. Nach diesen Kriterien werden Organe beurteilt, außerdem umschriebene Veränderungen innerhalb von Organen oder Organsystemen.

Stellen Sie unterhalb des rechten Rippenbogens die Leber ein. Beschreiben Sie die Echogenität der Leber.

Stellen Sie im Flankenlängsschnitt die rechte Niere ein. Beschreiben Sie den Aufbau der Niere.

Sehen Sie sich die dritte Abbildung an. Beschreiben Sie den Befund (Pfeil).

➤ **Merkmale der sonographischen Befunderhebung (2. Teil):**
  ➤ **Echogenität**
  ➤ **Aufbau**

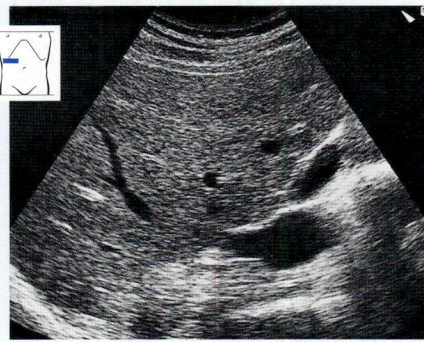

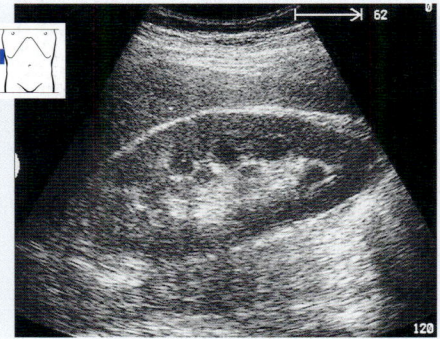

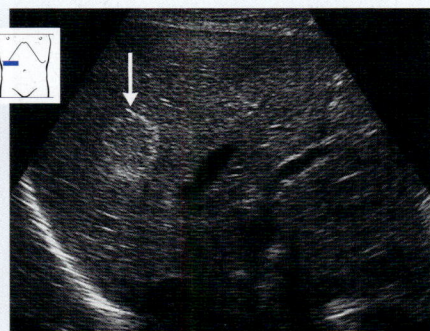

Leber: homogenes Echomuster, mäßig echogen, Echomuster wie das der Niere.

Niere: regelrechter Aufbau mit Rinde, Mark, Nierenbecken.

Umschriebene Raumforderung in der Leber (Pfeil).

Aorta und Äste der Aorta

➤ **Lernziel:** Rekapitulation der Anatomie der Aorta und ihrer Äste

Vergegenwärtigen Sie sich die Anatomie der Aorta und ihrer Äste in der konventionellen Aufsicht.

Stellen Sie sich einen Querschnitt auf Höhe des Truncus coeliacus vor sowie auf Höhe der A. mesenterica superior.

➤ **Sonographisch darstellbare Aorten-
   näste:**
   ➤ **Truncus coeliacus: A. gastrica si-
      nistra, A. hepatica, A. lienalis**
   ➤ **A. mesenterica superior**
   ➤ **Nierenarterien**
   ➤ **Iliakalarterien**

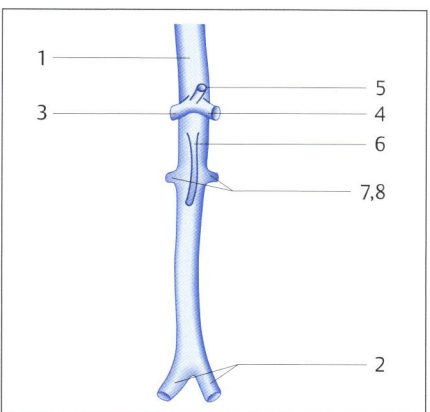

Ordnen Sie in der Zeichnung den Ziffern die entsprechenden Gefäße zu.

1	....	5	....
2	....	6	....
3	....	7	....
4	....	8	....

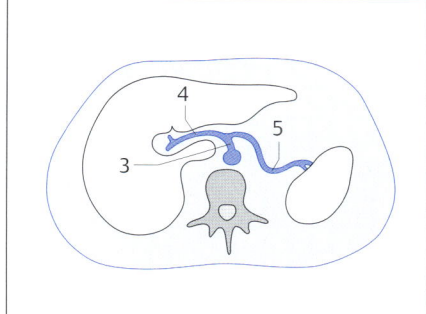

Ordnen Sie in der Zeichnung den Ziffern die entsprechenden Gefäße zu.

3 ....
4 ....
5 ....

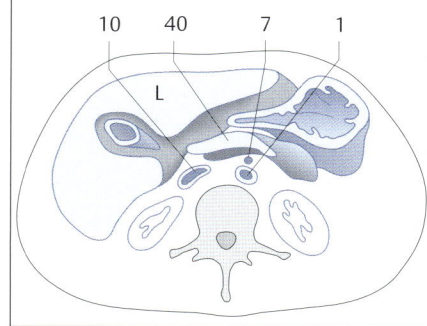

Ordnen Sie in der Zeichnung den Ziffern die entsprechenden Gefäße und Organe zu.

1	....	10	....
7	....	40	....

Aorta und Äste der Aorta

➤ **Lernziel:** Darstellung der Aorta und ihrer Äste

Setzen Sie den Schallkopf im Oberbauchquerschnitt auf. Stellen Sie einen Querschnitt durch die Aorta und die V. cava, direkt unterhalb des Zwerchfells ein.

Versetzen Sie den Schallkopf in kleinen Schritten nach unten. Identifizieren Sie den Truncus coeliacus und seine Verzweigungen.

Versetzen Sie den Schallkopf noch weiter nach unten. Identifizieren Sie die A. mesenterica superior.

➤ **Die Aortenäste sind ideale Leitstrukturen für die Oberbauchsonographie.**

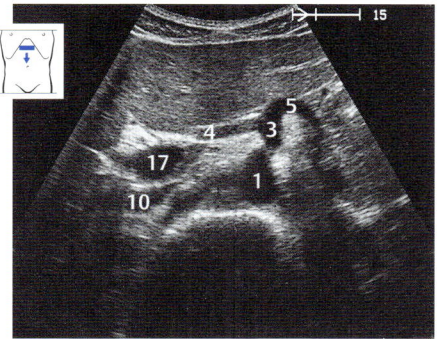

Bitte ordnen Sie in diesem Sonogramm den Ziffern die richtigen Gefäße zu.

1	....	5	....
3	....	10	....
4	....	17	....

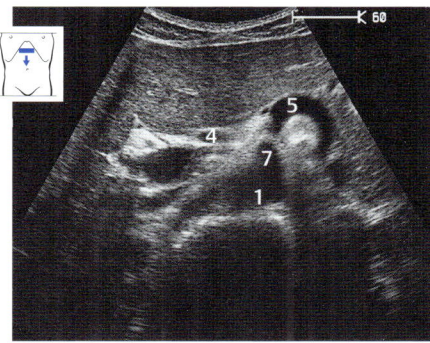

Bitte ordnen Sie in diesem Sonogramm den Ziffern die richtigen Gefäße zu.

1	....	7	....
4	....		
5	....		

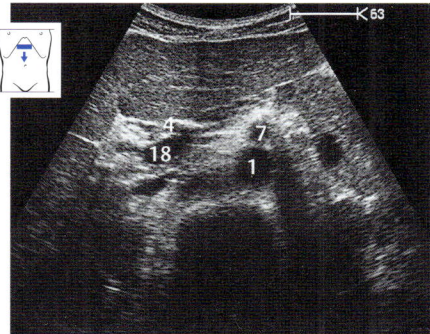

Bitte ordnen Sie in diesem Sonogramm den Ziffern die richtigen Gefäße zu.

1	....	18	....
4	....		
7	....		

Aorta und Äste der Aorta

➤ **Lernziel:** Rekapitulation der Anatomie der Aorta und ihrer Äste

➤ **Die Nierenarterien entspringen nicht exakt auf gleicher Höhe aus der Aorta.**

Werfen Sie einen Blick auf die erste Abbildung. Identifizieren Sie die Gefäße und vergegenwärtigen Sie sich deren Verlauf.

Stellen Sie sich dann den Querschnitt auf Höhe der Nierengefäße vor (zweite Abbildung). Beachten Sie die Lage der Nierenvenen und -arterien zueinander sowie zur A. mesenterica superior.

Vergegenwärtigen Sie sich dann die Anatomie der Iliakalgefäße.

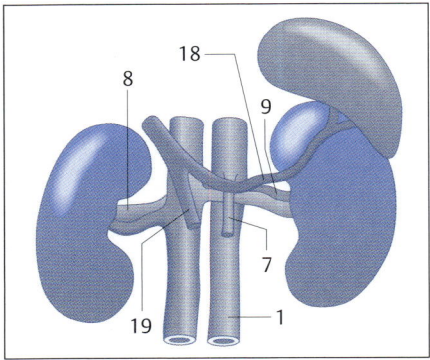

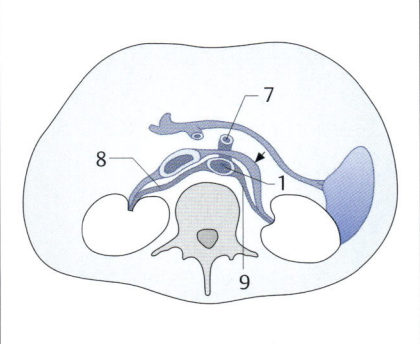

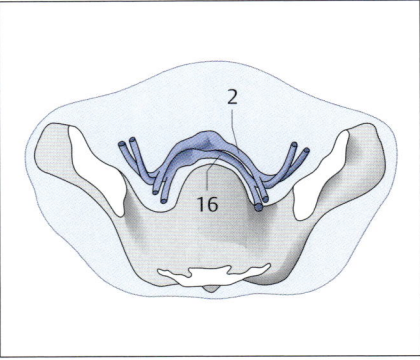

Bitte ordnen Sie den Ziffern in der Zeichnung die korrekten Gefäße zu.

1	8 ....
7	18 ....
9	19 ....

Bitte ordnen Sie den Ziffern in der Zeichnung die korrekten Gefäße zu.

1	9 ....
7	
8	

Bitte ordnen Sie den Ziffern in der Zeichnung die korrekten Gefäße zu.

2 ....
16 ....

Aorta und Äste der Aorta

➤ **Lernziel:** Darstellung der Aorta und ihrer Äste

➤ **Die Iliakalarterien liegen ventrolateral der Venen.**

Bitte setzen Sie den Schallkopf etwa auf Höhe der Nierengefäße auf. Spielen Sie mit dem Schallkopf, versetzen Sie ihn in kleinen Schritten nach oben und unten. Beachten Sie, dass Sie häufig die Abgänge der Nierenarterien nicht in einer Bildebene haben.

Versetzen Sie den Schallkopf in kleinen Schritten nach unten bis zur Bifurkation und stellen Sie den Abgang der Iliakalgefäße im Querschnitt dar.

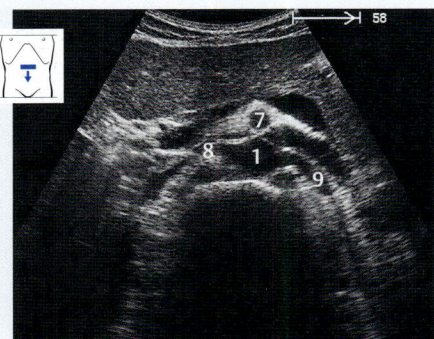

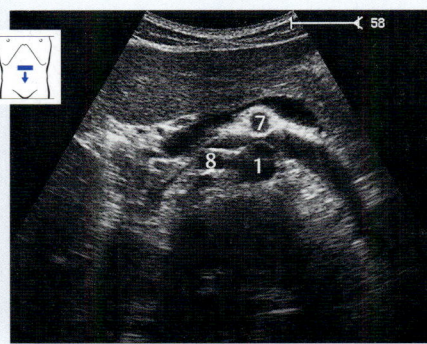

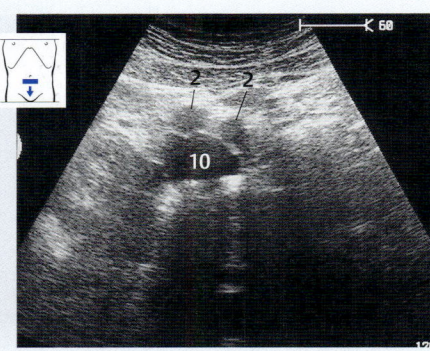

Bitte ordnen Sie in diesem Sonogramm den Ziffern die richtigen Gefäße zu.

1...	9...
7...	
8...	

Bitte ordnen Sie in diesem Sonogramm den Ziffern die richtigen Gefäße zu.

1...	
7...	
8...	

Bitte ordnen Sie in diesem Sonogramm den Ziffern die richtigen Gefäße zu.

2...
10...

V. cava und ihre Zuflüsse

➤ **Lernziel:** Rekapitulation der Anatomie der V. cava und ihrer Zuflüsse

Vergegenwärtigen Sie sich die Anatomie der V. cava und ihrer Zuflüsse in der konventionellen Ansicht.

Vergegenwärtigen Sie sich den Verlauf der Lebervenen innerhalb der Leber.

Stellen Sie sich dann den Verlauf der Lebervenen in sonographischer Sicht vor.

➤ **Sonographisch darstellbare Zuflüsse der V. cava:**
➤ **Lebervenen**
➤ **Nierenvenen**
➤ **Iliakalvenen**

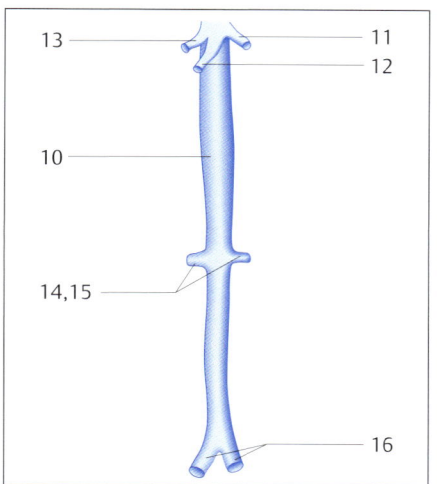

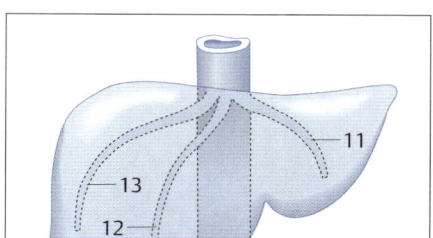

Bitte ordnen Sie den Ziffern in der Zeichnung die korrekten Gefäße zu.
10 ....   12 ....
11 ....   13 ....

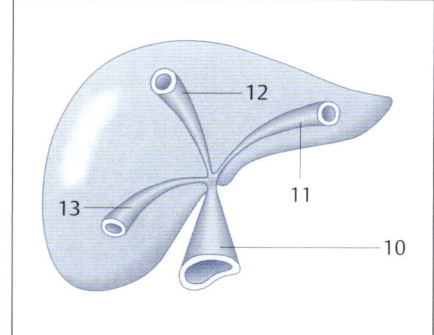

Bitte ordnen Sie den Ziffern in der Zeichnung die korrekten Gefäße zu.
10 ....   12 ....
11 ....   13 ....

Bitte ordnen Sie den Ziffern in der Zeichnung die korrekten Gefäße zu.
10 ....   14–15 ....
11–13 ....   16 ....

V. cava und ihre Zuflüsse

➤ **Lernziel:** Darstellung der V. cava und ihrer Zuflüsse

Setzen Sie den Schallkopf in einem Oberbauchquerschnitt auf und schallen Sie die V. cava an. Versuchen Sie, sie möglichst weit hoch in die Leber zu verfolgen. Identifizieren Sie die Einmündung der Lebervenen.

Versetzen Sie den Schallkopf dann in kleinen Schritten nach unten und verfolgen Sie die Lebervenen innerhalb des Leberparenchyms.

➤ **Die Lebervenen ermöglichen die Identifikation der Leberlappen.**

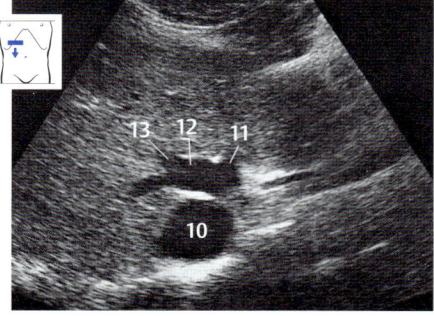

Bitte ordnen Sie in diesem Sonogramm den Ziffern die richtigen Gefäße zu.
10 ....   12 ....
11 ....   13 ....

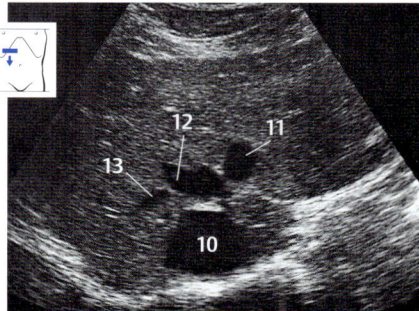

Bitte ordnen Sie in diesem Sonogramm den Ziffern die richtigen Gefäße zu.
10 ....   12 ....
11 ....   13 ....

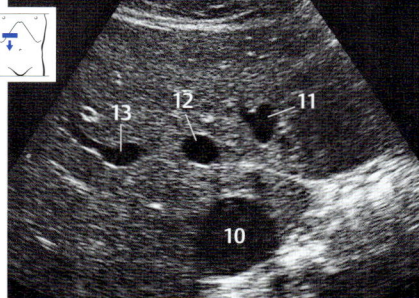

Bitte ordnen Sie in diesem Sonogramm den Ziffern die richtigen Gefäße zu.
10 ....   12 ....
11 ....   13 ....

V. cava und ihre Zuflüsse

➤ **Lernziel:** Rekapitulation der Anatomie der V. cava und ihrer Zuflüsse

Werfen Sie einen erneuten Blick auf die erste Abbildung, die Sie schon aus Übung 95 kennen.

Vergegenwärtigen Sie sich den Verlauf der Nierengefäße.

Stellen Sie sich einen Querschnitt auf Höhe der Nierenvenen vor. Beachten Sie, dass die Zuflüsse der Nierenvenen nicht immer exakt auf gleicher Höhe erfolgen.

Stellen Sie sich dann einen Querschnitt unmittelbar unterhalb des Zusammenflusses der Iliakalvenen vor.

➤ **Die Nierenvenen verlaufen ventral der Nierenarterien.**

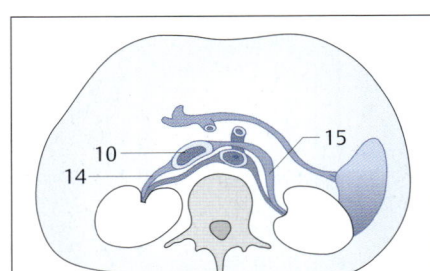

Bitte ordnen Sie den Ziffern in der Zeichnung die korrekten Gefäße zu.
10 ....
14 ....
15 ....

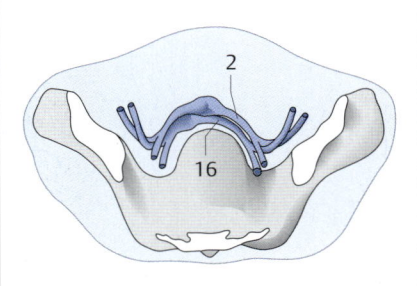

Bitte ordnen Sie den Ziffern in der Zeichnung die korrekten Gefäße zu.
2 ....
16 ....

Bitte ordnen Sie den Ziffern in der Zeichnung die korrekten Gefäße zu.
10 ....   15 ....
14 ....

V. cava und ihre Zuflüsse

➤ **Lernziel:** Darstellung der V. cava und ihrer Zuflüsse

Stellen Sie einen Querschnitt über der V. cava ein. Versetzen Sie den Schallkopf in kleinen Schritten und suchen Sie die Nierenvenen auf. Bitte beachten Sie, dass die Zuflüsse der Nierenvenen nicht immer auf gleicher Höhe erfolgen.

Spielen Sie etwas mit dem Schallkopf und machen Sie sich mit dem Verlauf der Nierengefäße vertraut.

Versetzen Sie dann den Schallkopf in kleinen Querschnitten nach unten bis zum Beginn der V. cava und stellen Sie ihre beiden Zuflüsse, die Iliakalvenen, dar.

➤ **Die linke Nierenvene wird regelhaft zwischen Aorta und A. mesenterica superior gestaut.**

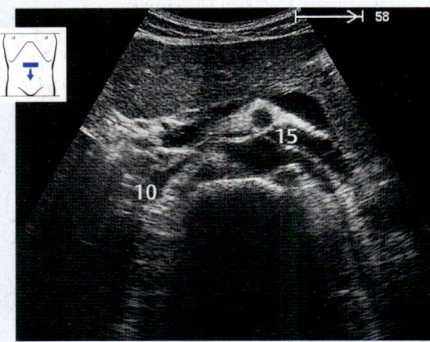

Bitte ordnen Sie in diesem Sonogramm den Ziffern die richtigen Gefäße zu.
10 ....
15 ....

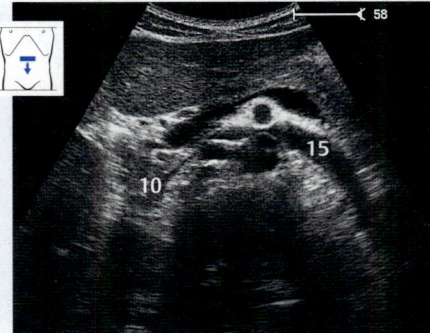

Bitte ordnen Sie in diesem Sonogramm den Ziffern die richtigen Gefäße zu.
10 ....
15 ....

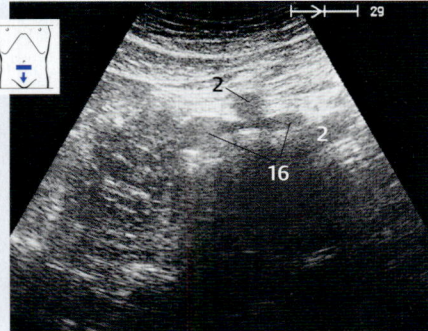

Bitte ordnen Sie in diesem Sonogramm den Ziffern die richtigen Gefäße zu.
2 ....
16 ....

Systematische Morphologie: Lage

➤ **Lernziel:** Das sonographische Merkmal der Lage systematisch kennen lernen

Heute geht es um das Merkmal Lage und die Erarbeitung der Leberanatomie.

Die Lage eines sonographischen Befundes kann nach unterschiedlichen Kriterien angegeben werden: in Bezug zu einer anatomischen Struktur, in Bezug zu den Körperebenen, in Bezug zum Schallkopf.

Setzen Sie den Schallkopf in einem Querschnitt über der Leber an den großen Gefäßen auf. Identifizieren Sie die V. cava, beschreiben Sie ihre Lage in Beziehung zur Leber, zum Körper und zum Schallkopf.

➤ Sonographisches Merkmal der Lage:
 ➤ Beziehung zu anatomischer Struktur
 ➤ Beziehung zur Körperebene
 ➤ Beziehung zum Schallkopf

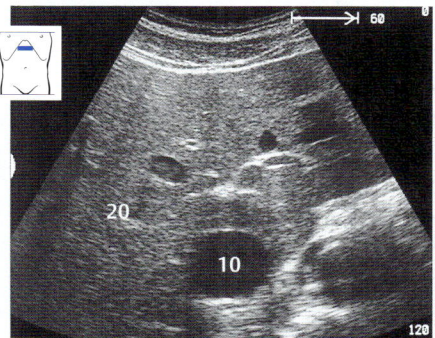 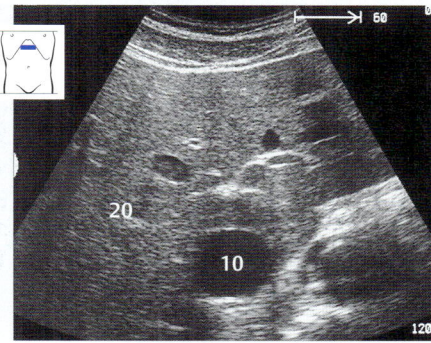 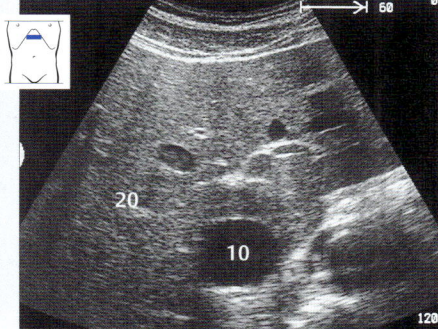

Die V. cava (10) liegt der Leber (20) unmittelbar an.

Die V. cava liegt dorsal, die Leber ventral.

Die V. cava liegt schallkopffern, die Leber liegt schallkopfnahe.

Systematische Morphologie: Lage

➤ **Lernziel:** Das sonographische Merkmal der Lage systematisch kennen lernen

Während die Zuordnung zu einer anatomischen Struktur nur die Kenntnis der Anatomie voraussetzt (Organregionen, Organe, Organteile) ist für die Zuordnung eines sonographischen Befundes zu einer Körperebene die Kenntnis der Schallkopfhaltung nötig.

Setzen Sie den Schallkopf in einem Oberbauchquerschnitt auf und in einem Flankenquerschnitt rechts und links. Beschreiben Sie die Lage der großen Gefäße in Beziehung zu den Nieren und vergegenwärtigen Sie sich die Lage im Monitorbild.

➤ Um einen sonographischen Befund einer Körperebene zuordnen zu können, ist die Kenntnis der Schallkopfhaltung erforderlich.

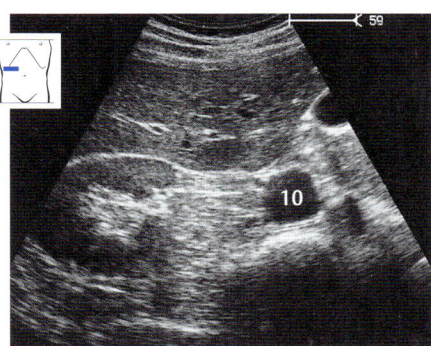 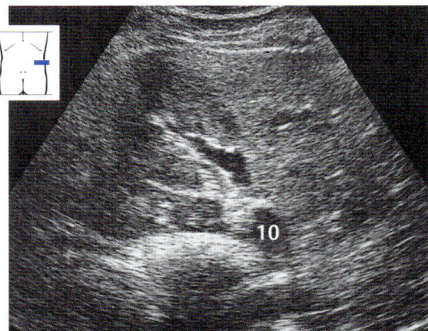 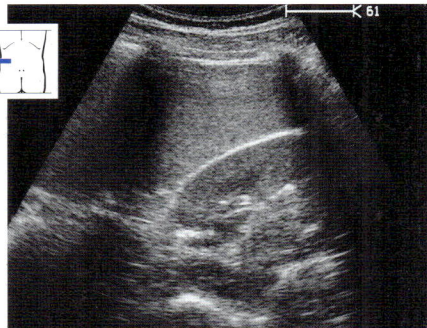

Oberbauchquerschnitt: Die V. cava (10) liegt medial der Niere. Sie liegt im Monitorbild „rechts" der Niere.

Flankenquerschnitt rechts: Die V. cava (10) liegt im Monitorbild „unter" der Niere.

Flankenquerschnitt links: Die großen Gefäße liegen im Monitorbild „links" und „unter" Niere.

Systematische Morphologie: Lage

➤ **Lernziel:** Das sonographische Merkmal der Lage systematisch kennen lernen

Die Schwierigkeit der Zuordnung zu dorsal/ventral, kranial/kaudal und medial/lateral bei unterschiedlicher Schallkopfhaltung soll an einem Beispiel demonstriert werden.

Setzen Sie den Schallkopf über der rechten Niere auf, in einem Flankenquerschnitt, einem Flankenlängsschnitt und einem Längsschnitt von ventral.

Fixieren Sie jeweils das Bild. Benennen Sie die 4 Quadranten der Niere nach den o. g. Zuordnungsmöglichkeiten.

➤ **Die Zuordnung zu dorsal/ventral, kranial/kaudal und medial/lateral ist abhängig von der Schallkopfhaltung.**

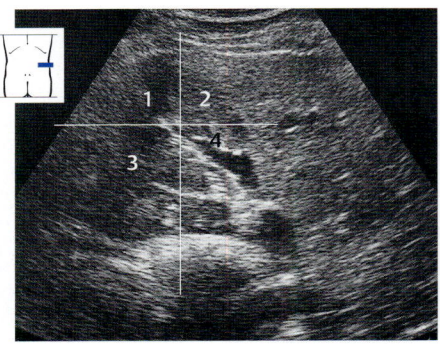
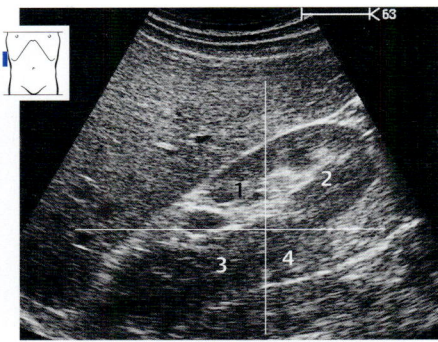
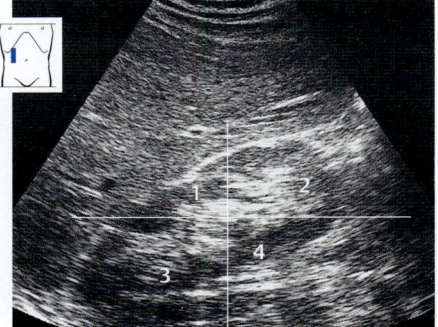

Flankenquerschnitt: 1 = dorsal–lateral, 2 = ventral–lateral, 3 = dorsal–medial, 4 = ventral–medial.

Flankenlängsschnitt: 1 = kranial–lateral, 2 = kaudal–lateral, 3 = kranial–medial, 4 = kaudal–medial.

Oberbauchlängsschnitt: 1 = kranial–ventral, 2 = kaudal–ventral, 3 = kranial–dorsal, 4 = kaudal–dorsal.

Systematische Morphologie: Lage

➤ **Lernziel:** Das sonographische Merkmal der Lage systematisch kennen lernen

Neben diesen Kriterien werden Lokalisationsangaben natürlich auch nach Merkmalen gemacht, die eine relative Beziehung zu einem Organ oder einem Organteil beschreiben: sub-, para-, intra-, infra-, retro- und andere. Der Gebrauch ergibt sich aus der Routine.

➤ **Die Lage kann auch durch die Beziehungen zu anderen anatomischen Strukturen beschrieben werden.**

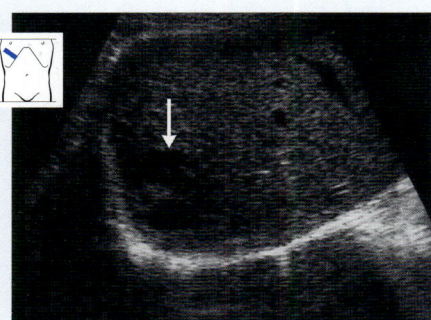
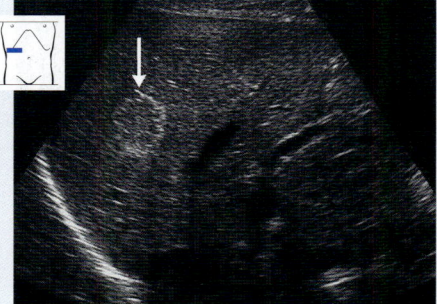
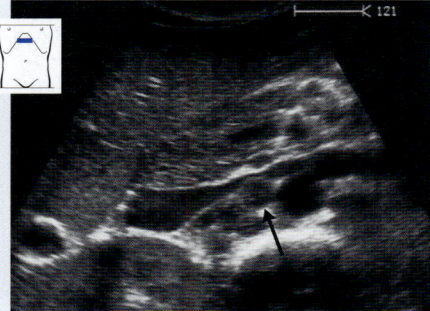

Die Metastase (Pfeil) liegt subphrenisch.

Das Hämangiom (Pfeil) liegt intrahepatisch.

Der Lymphknoten (Pfeil) liegt paraaortal.

11. TAG

Leber und Leberpforte

➤ **Lernziel:** Rekapitulation der Leberanatomie sowie der Anatomie der Leberpforte

Vergegenwärtigen Sie sich die Anatomie der Leber in der konventionellen Ansicht.

Stellen Sie sich dann einen Körperquerschnitt vor und vergegenwärtigen Sie sich die Ansicht der Leber in diesem Blickwinkel. Benennen Sie die anatomischen Strukturen.

Stellen Sie sich die Leber dann im Längsschnitt vor und benennen Sie ebenfalls die anatomischen Strukturen.

➤ Leber von vorn: rechter Leberlappen, linker Leberlappen
➤ Leber von unten: rechter und linker Leberlappen, Lobus caudatus, Lobus quadratus

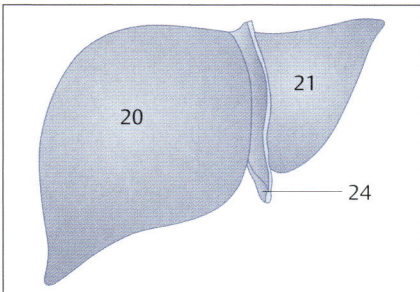

Bitte ordnen Sie den Ziffern in der Zeichnung die entsprechenden anatomischen Strukturen zu.
20 ....
21 ....
24 ....

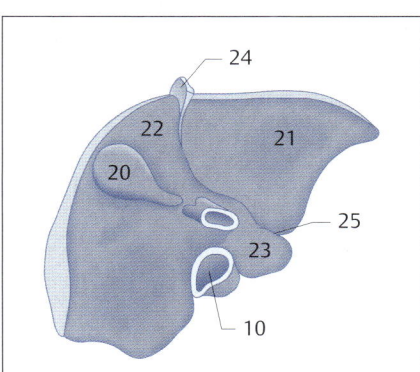

Bitte ordnen Sie den Ziffern in der Zeichnung die entsprechenden anatomischen Strukturen zu.
10 ....   23 ....
20 ....   24 ....
21 ....   25 ....
22 ....

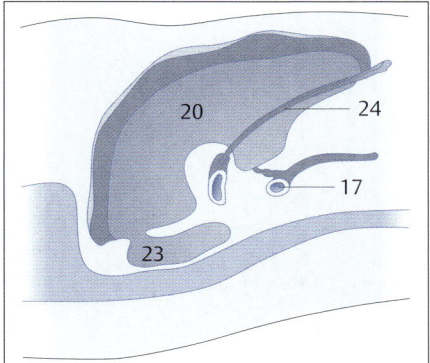

Bitte ordnen Sie den Ziffern in der Zeichnung die entsprechenden anatomischen Strukturen zu.
17 ....   24 ....
20 ....
23 ....

53

Leber und Leberpforte

➤ **Lernziel:** Die Anatomie der Leber im sonographischen Bild kennen lernen

Setzen Sie den Schallkopf im Querschnitt über der Leber auf, stellen Sie die V. cava mittig ein.

Mustern Sie dann von oben nach unten durch. Identifizieren Sie den rechten Leberlappen, den linken Leberlappen, das Lig. teres, den Lobus caudatus und den Lobus quadratus.

Setzen Sie den Schallkopf dann längs über der Leber auf, mit gleichzeitigem Anschnitt der V. cava. Bewegen Sie den Schallkopf von links nach rechts und zurück. Identifizieren Sie die 4 Leberlappen.

➤ Mit der V. cava in der Mitte können Sie im Querschnitt die 4 Leberlappen sicher erkennen.

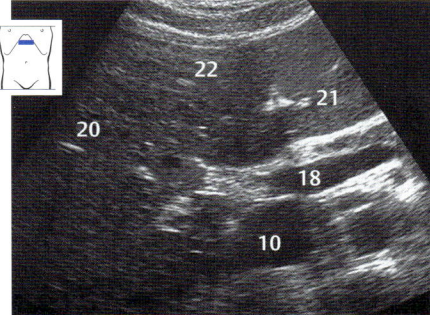

Ordnen Sie in diesem Sonogramm eines Oberbauchquerschnitts den Ziffern die entsprechenden anatomischen Strukturen zu.
10 ....   21 ....
18 ....   22 ....
20 ....

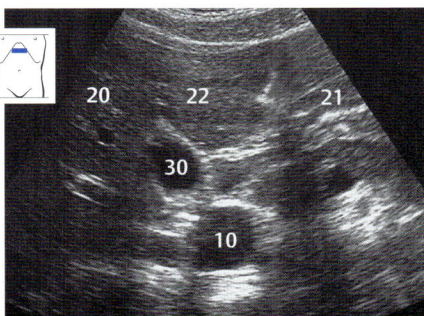

Ordnen Sie in diesem Sonogramm (der Schallkopf wurde etwas nach unten versetzt) den Ziffern die entsprechenden anatomischen Strukturen zu.
10 ....   22 ....
20 ....   30 ....
21 ....

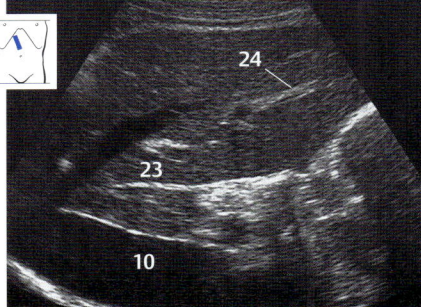

Ordnen Sie in diesem Sonogramm eines Oberbauchlängsschnitts den Ziffern die entsprechenden anatomischen Strukturen zu.
10 ....
23 ....
24 ....

Leberlappen im Querschnitt

➤ **Lernziel:** Sichere Identifizierung der Leberlappen im Querschnitt

Setzen Sie den Schallkopf im Oberbauchquerschnitt über dem linken Leberlappen auf. Identifizieren Sie das Lig. teres. Mustern Sie den linken Leberlappen von oben nach unten durch.

Setzen Sie den Schallkopf im Oberbauchquerschnitt weiter rechts auf. Mustern Sie die Leber von oben nach unten durch und identifizieren Sie das Lig. teres, den Lobus caudatus und den Lobus quadratus.

➤ Grenze rechter Leberlappen/linker Leberlappen: Lig. teres.
➤ Der Lobus caudatus liegt kranial, vor der V. cava.
➤ Der Lobus quadratus liegt kaudal, zwischen Gallenblase und Lig. teres.

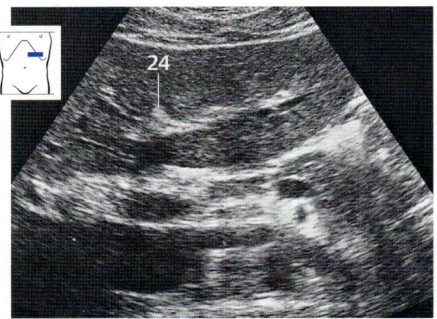 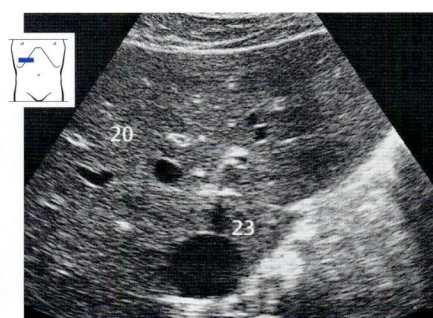 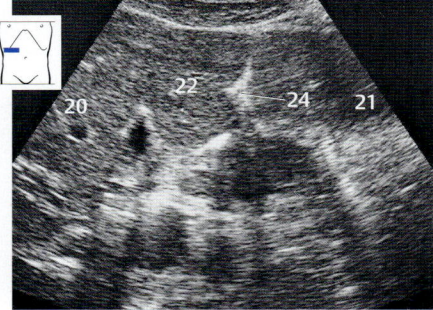

Querschnitt über dem linken Leberlappen. Beachten Sie das stark echogene Lig. teres (24) als Grenzstruktur.

Querschnitt über der Lebermitte. Beachten Sie: Sie sehen den rechten Leberlappen (20) und den Lobus caudatus (23).

Der Schallkopf wurde etwas nach unten versetzt. Sie erkennen den rechten Leberlappen (20), den Lobus quadratus (22), das Lig. teres (24) und den linken Leberlappen (21).

Leberlappen im Längsschnitt

➤ **Lernziel:** Sichere Identifizierung der Leberlappen im Längsschnitt

Setzen Sie den Schallkopf im Längsschnitt über dem linken Leberlappen auf. Versetzen Sie ihn dann von links nach rechts.

Identifizieren Sie das stark echogene Band des Lig. teres als Grenze zwischen linkem und rechtem Leberlappen.

Identifizieren Sie den bogig vorgewölbten Lobus quadratus.

Identifizieren Sie die Gallenblase als rechtsseitige Begrenzung des Lobus quadratus.

➤ Lig. teres: stark echogenes Band.
➤ Lobus quadratus: vorgewölbter Leberlappen.
➤ Grenzen des Lobus quadratus: Lig. teres, Gallenblase.

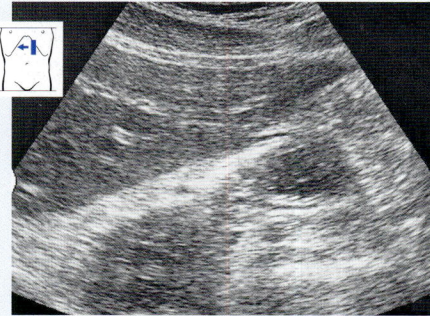 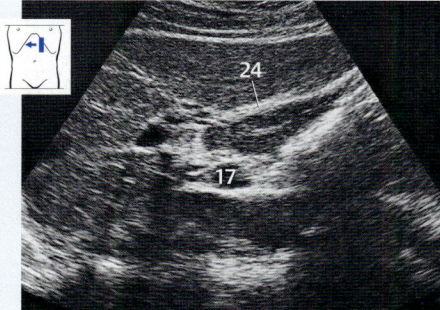 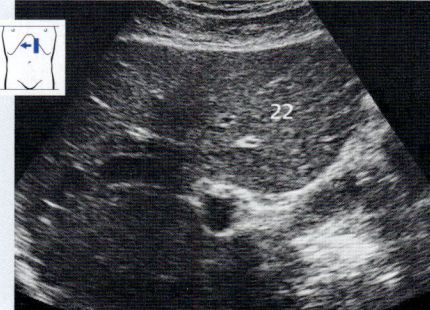

Längsschnitt über dem linken Leberlappen. Beachten Sie die dreieckige Form.

Der Schallkopf wurde etwas nach rechts versetzt. Sie erkennen das stark echogene Lig. teres (24), das vom linken Pfortaderhauptast (17) zum Leberunter- und Vorderrand zieht.

Der Schallkopf wurde noch weiter nach rechts versetzt, sie erkennen gut die Vorwölbung des Lobus quadratus (22).

Leber und Leberpforte

➤ **Lernziel:** Rekapitulation der Anatomie der Leberpforte

Vergegenwärtigen Sie sich die Anatomie der Leberpforte und ihrer Gefäße in der konventionellen Ansicht.

Stellen Sie sich einen Körperquerschnitt vor und eine Ansicht der Leberpforte von unten. Nennen Sie die anatomischen Strukturen.

Stellen Sie sich dann einen Längsschnitt im Bereich der Leberpforte vor und benennen Sie ebenfalls die anatomischen Strukturen.

➤ **Gefäße der Leberpforte:**
  ➤ **V. portae**
  ➤ **A. hepatica**
  ➤ **Gallengang**

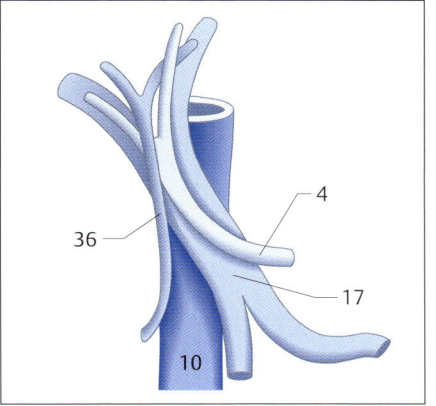

Bitte ordnen Sie den Ziffern in der Zeichnung die entsprechenden anatomischen Strukturen zu.
  4 ....   36 ....
  10 ....
  17 ....

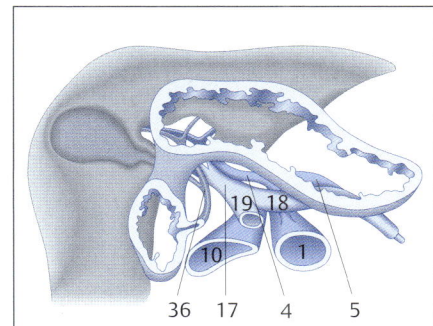

Bitte ordnen Sie den Ziffern in der Zeichnung die entsprechenden anatomischen Strukturen zu.
  1 ....   17 ....
  4 ....   18 ....
  5 ....   19 ....
  10 ....   36 ....

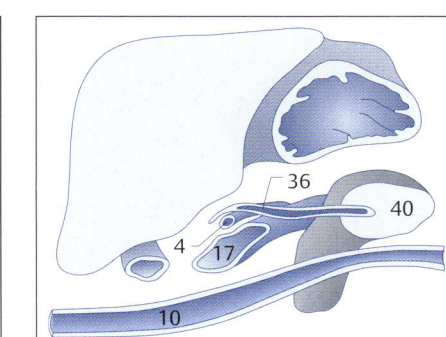

Bitte ordnen Sie den Ziffern in der Zeichnung die entsprechenden anatomischen Strukturen zu.
  4 ....   36 ....
  10 ....   40 ....
  17 ....

Leber und Leberpforte

➤ **Lernziel:** Die Anatomie der Leberpforte im Sonogramm kennen lernen

Setzen Sie den Schallkopf im Querschnitt unterhalb des rechten Rippenbogens auf. Identifizieren Sie die V. cava und die unmittelbar über ihr liegende V. portae.

Mustern Sie den Bereich der Leberpforte langsam von oben nach unten durch. Identifizieren Sie die Pfortader und ihre Verzweigung. Verfolgen Sie die A. hepatica bis zum Truncus coeliacus. Versuchen Sie, den Gallengang zu identifizieren.

➤ **Leitstruktur der Pfortadergefäße: V. portae**
➤ **Kleine Gefäße: A. hepatica, Gallengang**

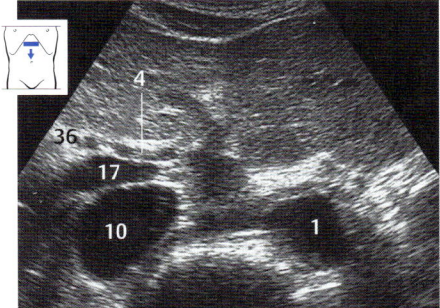

Bitte ordnen Sie den Ziffern im Sonogramm die entsprechenden anatomischen Strukturen zu.
  1 ....   17 ....
  4 ....   36 ....
  10 ....

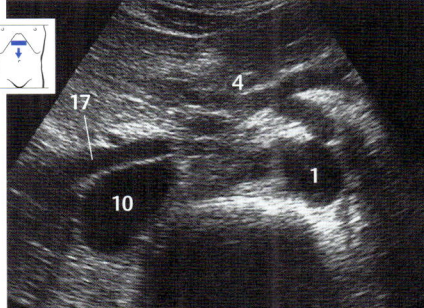

Bitte ordnen Sie den Ziffern in der Zeichnung die entsprechenden anatomischen Strukturen zu.
  1 ....   17 ....
  4 ....
  10 ....

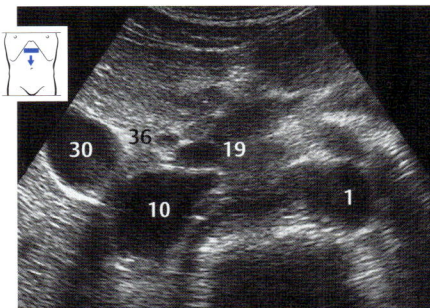

Bitte ordnen Sie den Ziffern in der Zeichnung die entsprechenden anatomischen Strukturen zu.
  1 ....   30 ....
  10 ....   36 ....
  19 ....

Leberpforte, A. hepatica

➤ **Lernziel:** Sichere Darstellung der A. hepatica in der Leberpforte

Die Differenzierung der A. hepatica ist nicht ganz einfach. Stellen Sie die Pfortader in einem Längsanschnitt dar. Sie werden sehen, dass der Schallkopf jetzt etwa in einem 45°-Winkel am Rippenbogen angesetzt ist.

Drehen Sie den Schallkopf entgegen dem Uhrzeigersinn in Richtung eines Oberbauchquerschnittes. Identifizieren Sie die A. hepatica etwas kranial der V. portae. Verfolgen Sie die A. hepatica bis zum Truncus coeliacus.

➤ **Pfortader: schräger Verlauf.**
➤ **A. hepatica: schräger bis waagerechter Verlauf.**

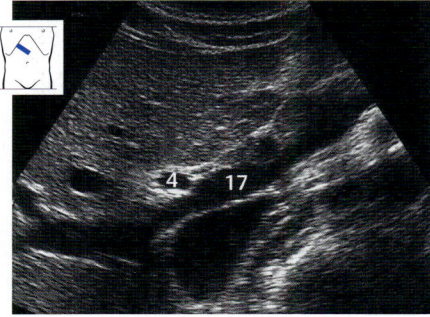

Längsschnitt über der V. portae (17), erkennbar der Anschnitt der A. hepatica (4).

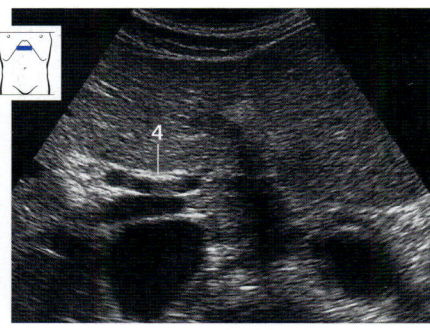

Drehung des Schallkopfes entgegen dem Uhrzeigersinn zu einem Oberbauchquerschnitt. Die A. hepatica (4) ist jetzt längs angeschnitten.

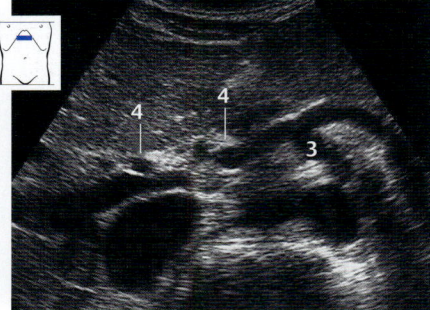

Der Schallkopf wurde noch weitergedreht. Erkennbar der Übergang der A. hepatica in den Truncus coeliacus (3).

Leberpforte, Gallengang

➤ **Lernziel:** Sichere Darstellung des Gallengangs in der Leberpforte

Der Gallengang verläuft ein kleines Stück parallel mit der Pfortader, zieht dann aber senkrecht nach unten.

Setzen Sie den Schallkopf wie in der vorigen Übung längs über der V. portae auf. Drehen Sie ihn dann zu einem Längsschnitt.

Identifizieren Sie den Gallengang, der parallel und etwas lateral vor der V. cava liegt.

➤ **Pfortader: schräger Verlauf.**
➤ **Gallengang: schräger bis senkrechter Verlauf**

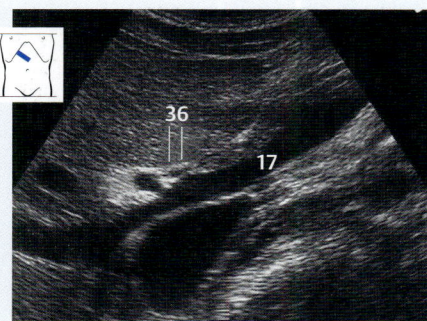

Längsanschnitt der V. portae (17), zart erkennbar der Gallengang (36).

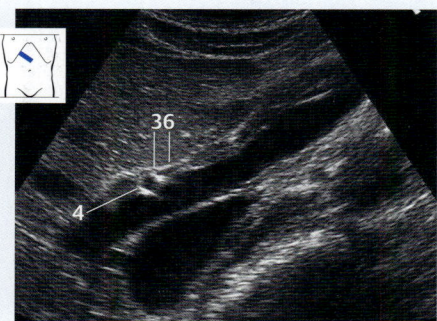

Der Schallkopf wurde minimal im Uhrzeigersinn gedreht. Anschnitt des DHC (36), außerdem – quer angeschnitten – die A. hepatica (4).

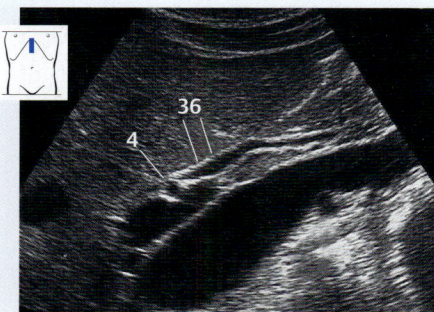

Der Schallkopf wurde zu einem Längsschnitt gedreht, Sie erkennen jetzt gut den längs angeschnittenen DHC (36). Zwischen DHC und Pfortader liegt die A. hepatica (4).

Systematische Morphologie: Form

➤ **Lernziel:** Das sonographische Beurteilungskriterium der Form kennen lernen

Die zweidimensionale Abbildung eines sonographischen Schnittes ist in idealer Weise einer Formbeurteilung zugänglich. Geübt werden sollten das Erkennen der normalen Form, das Fahnden nach Formabweichungen und die Beobachtung und Beschreibung umschriebener pathologischer Strukturen.

Stellen Sie den Unterrand des linken Leberlappens im Längsschnitt ein.

Vergleichen Sie den Anschnitt mit dem einer zirrhotischen Leber.

Stellen Sie das Lig. teres im Querschnitt ein und beschreiben Sie es.

➤ **Form:**
➤ **normale Form eines Organs**
➤ **Formabweichung eines Organs**
➤ **Verformbarkeit eines Organs**
➤ **Form umschriebener Veränderungen**

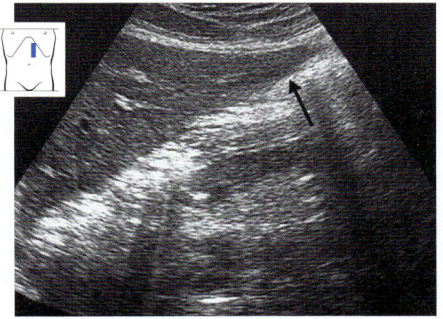
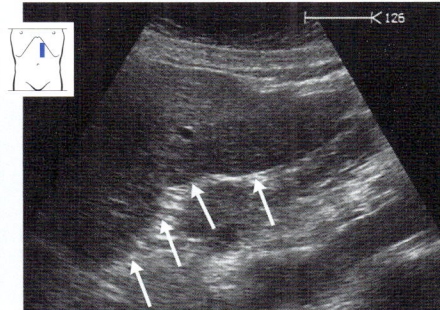
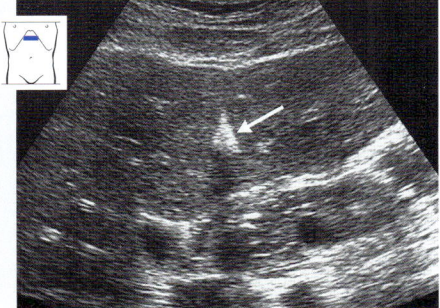

Leber, normale Form des Leberunterrandes: glatt, gerade, spitzwinklig (Pfeil).

Leber, Formabweichung: höckerig, uneben, Winkel vergröbert, Rand abgestumpft (Pfeile), Leberzirrhose.

Leber, umschriebene Veränderung: Lig. teres (Pfeil).

Systematische Morphologie: Form

➤ **Lernziel:** Das sonographische Kriterium der Abgrenzung einer Struktur kennen lernen

Bei der Beurteilung der Form eines Organs oder einer umschriebenen Veränderung sollte immer auch die Begrenzung zur Umgebung beurteilt werden.

Stellen Sie die Gallenblase im Längsschnitt ein. Vergegenwärtigen Sie sich die Abgrenzung zur Leber.

Vergleichen Sie die scharfe Grenze der gesunden Gallenblase mit der unscharfen oder verwaschenen bei Cholezystitis.

➤ **Abgrenzung:**
➤ **scharf**
➤ **unscharf**
➤ **verwaschen**

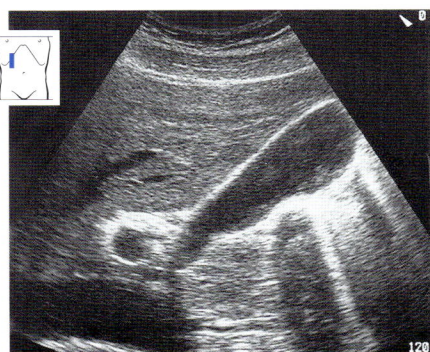
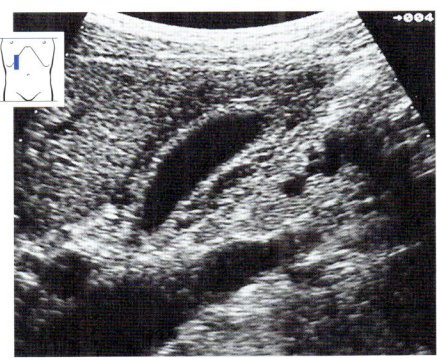
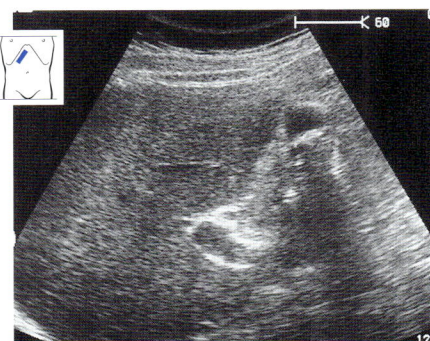

Gallenblase: scharf und glatt zur Leber hin abgegrenzt.

Gallenblase: Grenze zur Leber unscharf: Cholezystitis.

Gallenblase: Grenze zur Umgebung kaum korrekt anzugeben, verwaschen: chronische Cholezystitis, Stein, Sludge.

Systematische Morphologie: Form

➤ **Lernziel:** Das sonographische Kriterium der Form kennen lernen

Bei der Beurteilung und Beschreibung von Formen wird man sich in der Regel an geometrische Grundformen halten.

Stellen Sie die Gallenblase in einem Oberbauchquerschnitt ein.

Stellen Sie die rechte Niere in einem Flankenlängsschnitt ein.

Stellen Sie das Lig. teres in einem Oberbauchquerschnitt ein.

Beschreiben Sie jeweils die Form, Kontur und Abgrenzung von der Umgebung.

➤ **Sonographisches Kriterium Form:**
  ➤ **Form**
  ➤ **Kontur**
  ➤ **Abgrenzung**

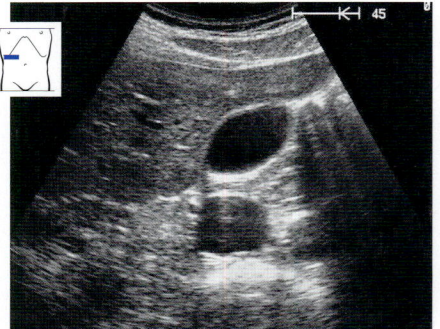 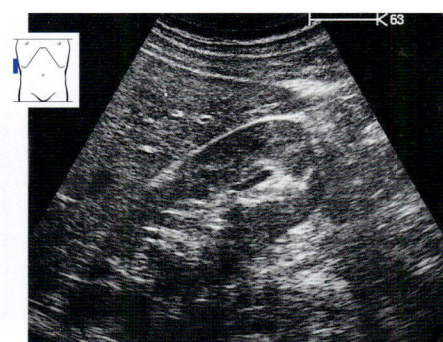 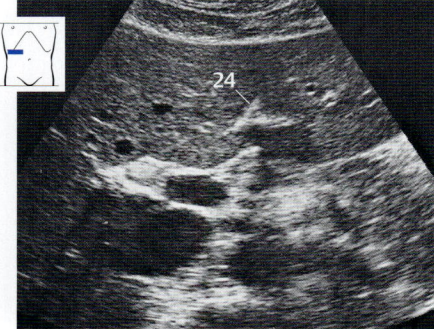

Gallenblase: runder Anschnitt, glatter Rand, scharfe Abgrenzung zur Leber, unscharfe Abgrenzung zum Darm.

Niere: ovaläre Form, glatte Kontur mit kleiner Einziehung, scharf zum perirenalen Fett abgegrenzt.

Lig. teres (24): dreieckige Form, scharfe Abgrenzung vom Leberparenchym.

Systematische Morphologie: Form

➤ **Lernziel:** Nomenklatur der Formbeschreibung

Stellen Sie in einem Oberbauchquerschnitt die ventral der V. cava gelegene Aufzweigung der Pfortader in den rechten und linken Hauptast ein. Beobachten Sie die kräftigen Wandreflexe. Beschreiben Sie die Form dieses Anschnittes.

Stellen Sie in einem hohen Oberbauchquerschnitt die V. cava unmittelbar an der Einmündung der Lebervenen ein. Beschreiben Sie die Form des Anschnittes dieser Gefäße.

Stellen Sie das Lig. teres in einem Querschnitt ein. Beschreiben Sie Form und Abgrenzung dieses Ligaments.

➤ **Formbeschreibung:**
  ➤ **regelmäßig/unregelmäßig**
  ➤ **eckig/rund**
  ➤ **scharf begrenzt/unscharf begrenzt**

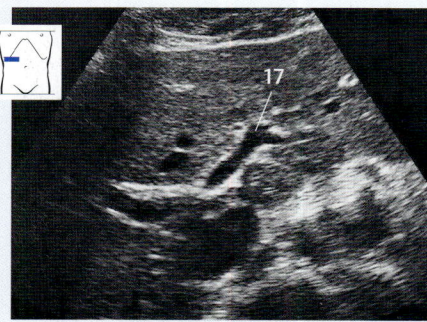 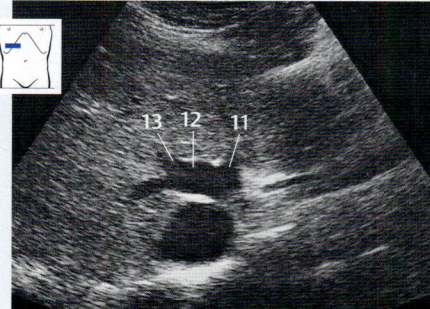 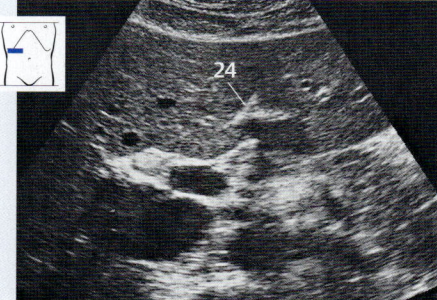

Pfortaderaufteilung in rechten und linken Hauptast (17): unregelmäßig, bizarr, scharf begrenzt.

Normale Einmündung der Lebervenen im Querschnitt (13, 12, 11): polyzyklisch, scharf begrenzt.

Lig. teres im Querschnitt (24): dreieckige Form, scharf begrenzt.

Gallenblase

➤ **Lernziel:** Rekapitulation der Gallenblasenanatomie

Vergegenwärtigen Sie sich die Anatomie der Gallenblasenregion in der konventionellen Ansicht.

Stellen Sie sich dann einen Körperquerschnitt vor und die Ansicht der Gallenblasenregion von unten. Benennen Sie die anatomischen Strukturen.

Stellen Sie sich dann die Gallenblasenregion in einem Längsschnitt vor und benennen Sie ebenfalls die anatomischen Strukturen.

➤ **Der Gallenblasenhals liegt dem rechten Pfortaderhauptast kaudal an.**

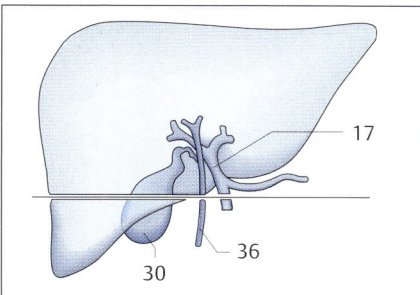 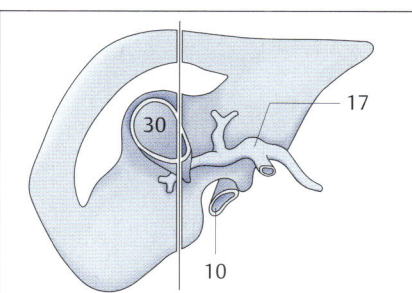 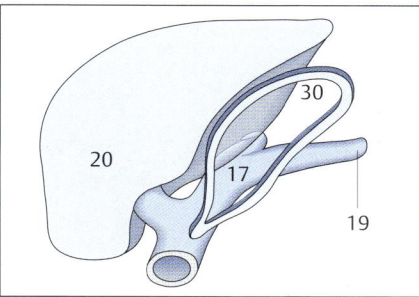

Bitte ordnen Sie den Ziffern in der Zeichnung die entsprechenden anatomischen Strukturen zu.
17 …
30 …
36 …

Bitte ordnen Sie den Ziffern in der Zeichnung die entsprechenden anatomischen Strukturen zu.
10 …
17 …
30 …

Bitte ordnen Sie den Ziffern in der Zeichnung die entsprechenden anatomischen Strukturen zu.
17 … 30 …
19 …
20 …

Gallenblase

➤ **Lernziel:** Die Anatomie der Gallenblase im Sonogramm kennen lernen

Setzen Sie den Schallkopf im Querschnitt am rechten Rippenbogen auf. Schallen Sie zur Gallenblasenregion hoch und identifizieren Sie den rundlichen Anschnitt der Gallenblase.

Mustern Sie die Region mehrfach von oben nach unten durch. Identifizieren Sie die Pfortader, den Lobus quadratus und die Gallenblase.

Drehen Sie dann den Schallkopf über der Gallenblase zu einem Längsschnitt ein und identifizieren Sie die Pfortader, die Gallenblase und den Lobus quadratus.

➤ **Im Querschnitt hat die Gallenblase einen rundlichen Anschnitt**
➤ **Im Längsschnitt ist sie tropfen- oder, in prall gefülltem Zustand, birnenförmig.**

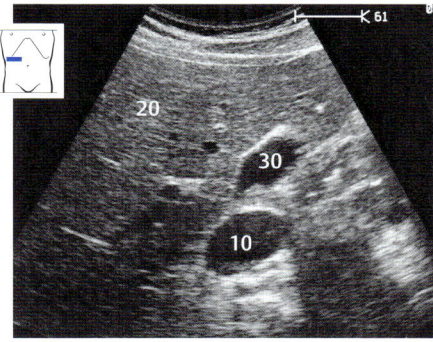 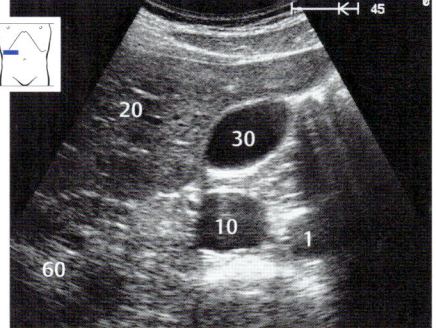 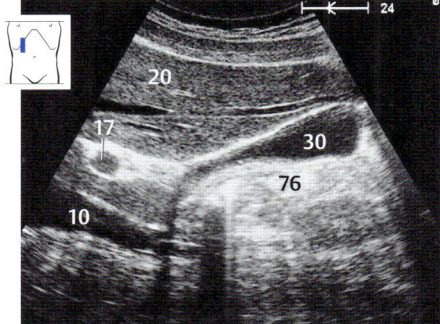

Bitte ordnen Sie den Ziffern im Sonogramm die entsprechenden anatomischen Strukturen zu.
10 …
20 …
30 …

Bitte ordnen Sie den Ziffern im Sonogramm die entsprechenden anatomischen Strukturen zu.
1 … 30 …
10 … 60 …
20 …

Bitte ordnen Sie den Ziffern im Sonogramm die entsprechenden anatomischen Strukturen zu.
10 … 30 …
17 … 76 …
20 …

Gallenblase

➤ **Lernziel:** Darstellung der Gallenblase im subkostalen Schrägschnitt

➤ **Subkostaler Querschnitt: häufigster Zugangsweg zur Gallenblase.**

In der täglichen Routine lässt sich die Gallenblase am einfachsten über subkostale Quer- oder Schrägschnitte aufsuchen.

Setzen Sie den Schallkopf schräg im Oberbauch parallel zum Rippenbogen auf. Schallen Sie Richtung Gallenblase hoch. Identifizieren Sie unterhalb der Leber den rundlichen Anschnitt der Gallenblase und mustern Sie die Gallenblase in parallelen Schritten mehrfach von oben nach unten durch.

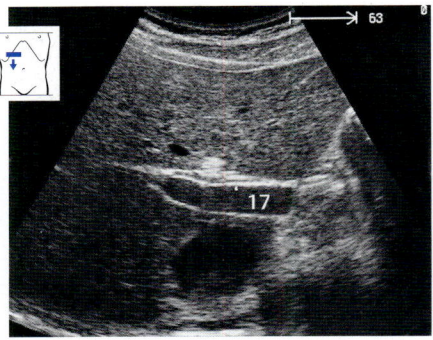

Subkostaler Querschnitt mit hohem Anschnitt des rechten Pfortaderhauptastes (17).

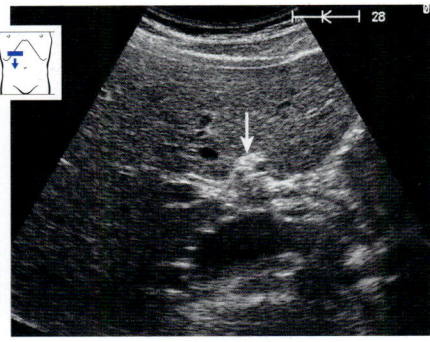

Der Schallkopf wurde etwas nach unten versetzt: Sie sehen das Gallenblasenbett (Pfeil).

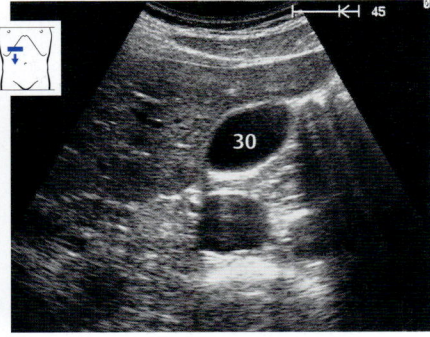

Der Schallkopf wurde noch weiter nach unten versetzt: gut erkennbar die Gallenblase (30).

Gallenblase

➤ **Lernziel:** Darstellung der Gallenblase über interkostale Flankenschnitte

➤ **Interkostaler Flankenschnitt: guter Zugang zur Gallenblase bei Luftüberlagerung.**

Die Gallenblase lässt sich meistens auch gut von lateral anschallen. Dieser Zugangsweg ist besonders bei Luftüberlagerung von ventral gut anzuwenden.

Setzen Sie den Schallkopf in einem hohen Flankenschnitt rechts an und suchen Sie ein Schallfenster zwischen den Rippen. Schallen Sie zunächst nach dorsal und stellen Sie durch die Leber die Niere dar. Kippen Sie dann die Schnittebene etwas nach ventral. Beobachten Sie, wie die Niere aus dem Blickfeld verschwindet und ventral die Gallenblase auftaucht.

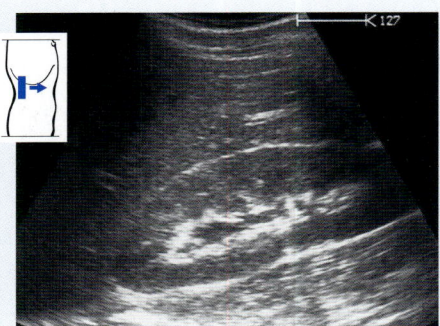

Interkostaler Flankenschnitt, dorsaler Anschnitt: Leber und Niere.

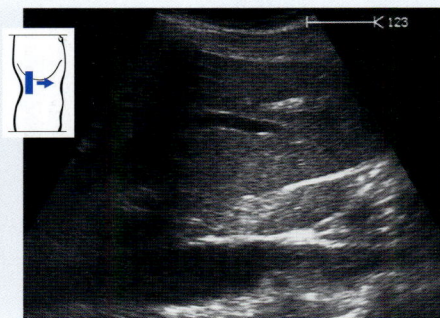

Der Schallkopf wurde etwas nach ventral gekippt: gut erkennbar Leber und V. cava.

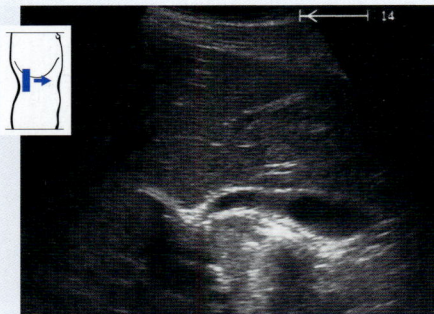

Die Schnittebene wurde noch weiter nach ventral gekippt: jetzt ist die Gallenblase gut erkennbar.

Systematische Morphologie: Größe

➤ **Lernziel:** Das sonographische Merkmal der Größe systematisch kennen lernen

Heute geht es um den Begriff Größe und im zweiten Teil um die Erarbeitung der Sonographie des Pankreas.

Die Größe normaler und pathologischer Strukturen kann vermessen, abgeschätzt und verglichen werden. In der Routine wird das Abschätzen der gesehenen Strukturen unter Beobachtung der Eindringtiefe im Vordergrund stehen, kombiniert mit dem Vergleichen mit benachbarten Strukturen. Im Zweifel sollte gemessen werden, bei pathologischen Befunden immer. Stellen Sie die Niere, die Gallenblase und die Aorta ein. Messen, schätzen und vergleichen Sie die Organe.

➤ **Größenbestimmung:**
  ➤ **Vermessen**
  ➤ **Abschätzen**
  ➤ **Vergleichen**

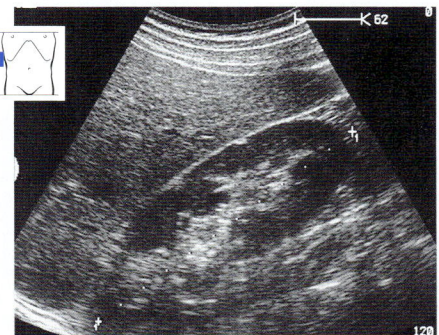 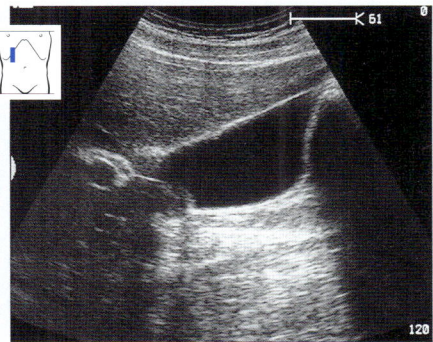 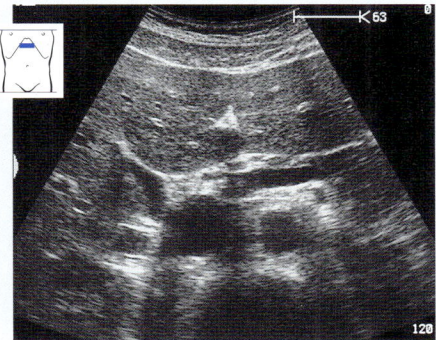

Normale Niere: Vermessung des kraniokaudalen Durchmessers in Zentimetern.

Gallenblase: Abschätzung der Gallenblasengröße: größer als normal.

Aorta: Vergleich des Aortendurchmessers mit dem der V. cava.

Systematische Morphologie: Größe

➤ **Lernziel:** Das sonographische Merkmal der Größe systematisch kennen lernen

Das Ausmessen kann in ein, zwei oder drei Dimensionen erfolgen. Die Notwendigkeit, eine, zwei oder drei Dimensionen zu messen, ergibt sich aus der Form der gemessenen Struktur und dem Zweck der Messung.

Messen Sie die Gallenblasenwand, die Aorta und die Prostata in ein, zwei und drei Dimensionen.

➤ **Vermessen in:**
  ➤ **einer Dimension:** z. B. Zyste, Gallenblasenwand
  ➤ **zwei Dimensionen:** z. B. Milz, Niere, Aorta
  ➤ **drei Dimensionen:** z. B. Prostata, Blasenvolumen

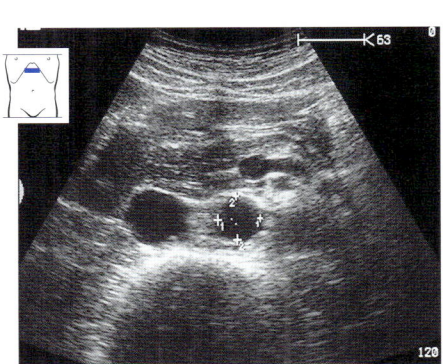 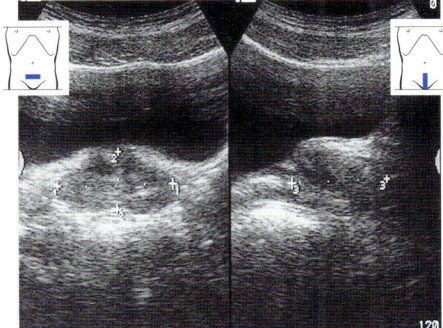

Gallenblasenwand: Messung in einer Dimension.

Aorta: Messung in zwei Dimensionen.

Prostata: Messung in drei Dimensionen.

Systematische Morphologie: Größe

➤ **Lernziel:** Das sonographische Beurteilungskriterium der Größe systematisch kennen lernen

In der täglichen Routine spielen Schätzen und Vergleichen eine größere Rolle als Messen. Man sollte sich jedoch immer der Eindringtiefe bewusst sein, da sonst natürlich grobe Fehleinschätzungen auftreten können.

Stellen Sie die Leber in einem Flankenlängsschnitt über dem rechten Leberlappen ein, vergleichen Sie den Anschnitt mit dem einer großen Fettleber und dem einer verkleinerten zirrhotischen Leber.

➤ **Beim Schätzen und Vergleichen muss man stets die Eindringtiefe berücksichtigen.**

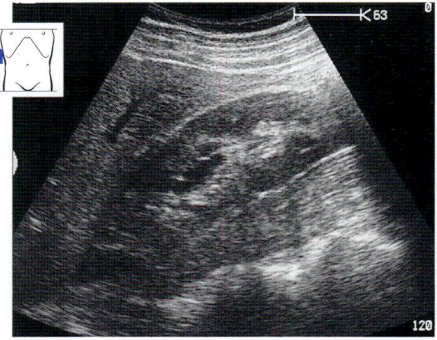 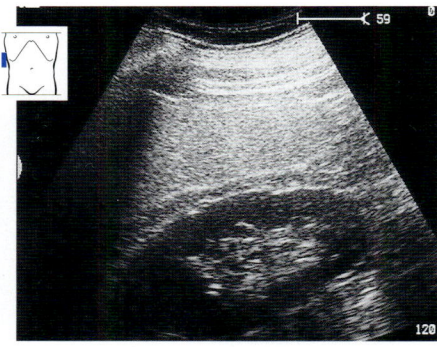 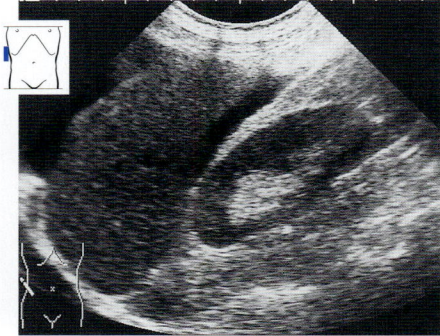

Normaler rechter Leberlappen im Längsschnitt.

Großer rechter Leberlappen bei Fettleber.

Kleiner rechter Leberlappen bei Leberzirrhose.

Systematische Morphologie: Größe

➤ **Lernziel:** Das sonographische Merkmal der Größe systematisch kennen lernen

Vergleichen findet in der sonographischen Routine meistens unbewusst statt.

Stellen Sie im Flankenlängsschnitt rechts und links die Leber bzw. die Milz zusammen mit der Niere ein. Vergegenwärtigen Sie sich, wie weit Milz und Leber die Niere lateral überragen.

➤ **Das Ausmaß des Überragens der Nieren gibt einen orientierenden Anhalt über eine mögliche Vergrößerung von Leber oder Milz.**

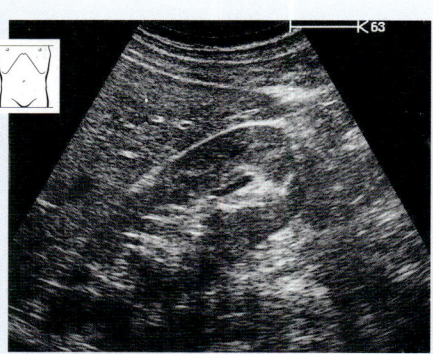 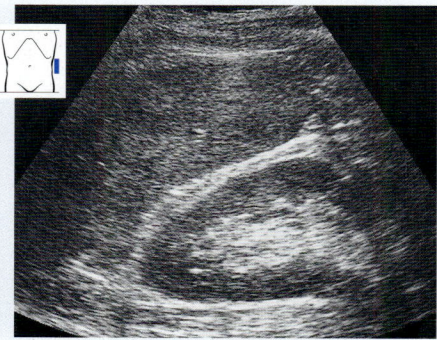 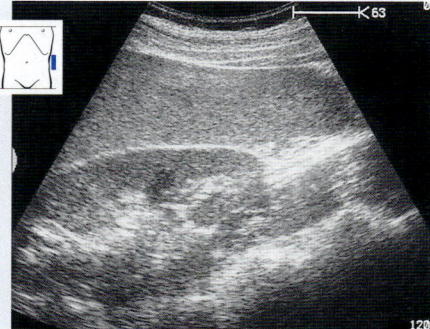

Flankenlängsschnitt rechts: Der laterale Leberrand überragt die rechte Niere.

Flankenlängsschnitt links: Der laterale Milzrand überragt gerade den oberen Nierenpol.

Flankenlängsschnitt links: Splenomegalie, die Milz überragt die gesamte Niere.

Pankreas

➤ **Lernziel:** Rekapitulation der Pankreasanatomie

Vergegenwärtigen Sie sich die Anatomie der Pankreasregion in der konventionellen Ansicht.

Stellen Sie sich dann einen Körperquerschnitt vor und die Ansicht der Pankreasregion von unten. Benennen Sie die anatomischen Strukturen.

Stellen Sie sich dann die Pankreasregion in einem Längsschnitt vor und benennen Sie ebenfalls die anatomischen Strukturen.

➤ **Nachbarorgane des Pankreas:**
  ➤ **Leber**
  ➤ **Duodenum**
  ➤ **Magen**
  ➤ **linke Niere**
  ➤ **Milz**

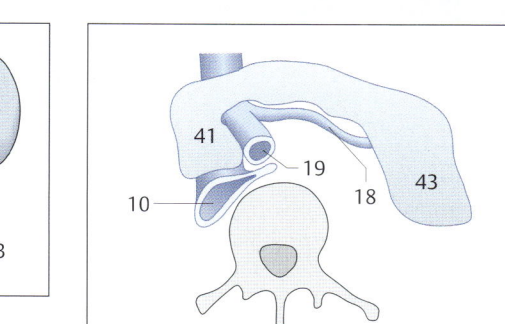

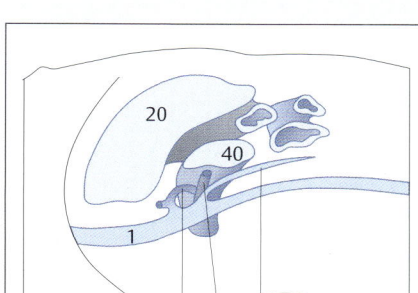

Bitte ordnen Sie den Ziffern in der Zeichnung die entsprechenden anatomischen Strukturen zu.

20	....	61	....
41–43	....	70	....
50	....	76	....

Bitte ordnen Sie den Ziffern in der Zeichnung die entsprechenden anatomischen Strukturen zu.

10	....	41	....
18	....	43	....
19	....		

Bitte ordnen Sie den Ziffern in der Zeichnung die entsprechenden anatomischen Strukturen zu.

1	....	18	....
5	....	20	....
7	....	40	....

13. TAG

63

Pankreas

➤ **Lernziel:** Die Anatomie des Pankreas im Sonogramm kennen lernen

Setzen Sie den Schallkopf mittig im Oberbauchquerschnitt auf und stellen Sie das Pankreas mit seiner Leitstruktur, der V. lienalis ein.

Kippen Sie den Schallkopf etwas nach oben und identifizieren Sie den Pankreasschwanz.

Drehen Sie den Schallkopf zu einem Längsschnitt über der Aorta. Identifizieren Sie das Pankreas und seine Leitstrukturen.

➤ **Die V. lienalis ist die Leitstruktur zum Aufsuchen des Pankreas.**

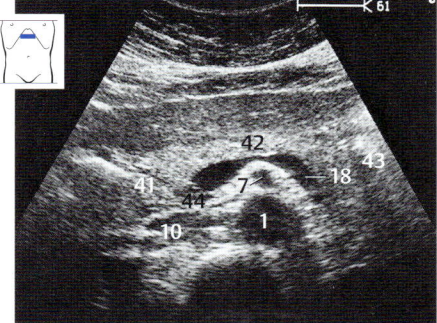

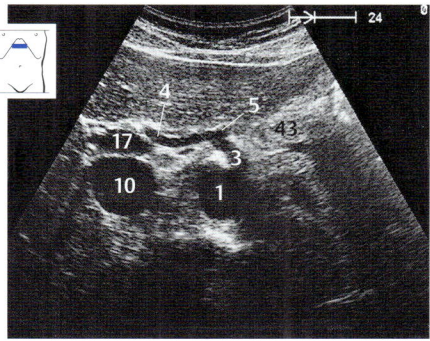

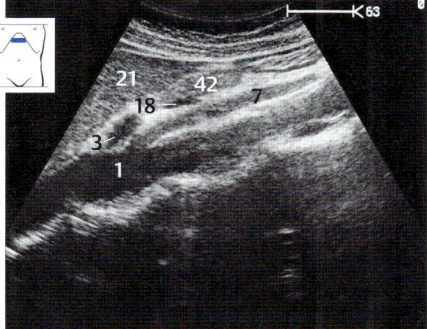

Bitte ordnen Sie den Ziffern im Sonogramm die entsprechenden anatomischen Strukturen zu.

1	....	18	....
7	....	41–43	....
10	....	44	....

Bitte ordnen Sie den Ziffern im Sonogramm die entsprechenden anatomischen Strukturen zu.

1	....	10	....
3	....	17	....
4	....	43	....
5	....		

Bitte ordnen Sie den Ziffern im Sonogramm die entsprechenden anatomischen Strukturen zu.

1	....	18	....
3	....	21	....
7	....	42	....

Pankreas

➤ **Lernziel:** Darstellung des Pankreas in Querschnitten

Wegen der Länge des Pankreas muss das quere Durchmustern in mehreren Schritten erfolgen. Setzen Sie den Schallkopf im Querschnitt über dem Schwanz auf, danach über dem Korpus und dem Kopf. Mustern Sie jeden der 3 Abschnitte von kranial nach kaudal durch.

➤ **Durchmustern des Pankreas im Querschnitt in 3 Schritten:**
  ➤ Schwanz
  ➤ Korpus
  ➤ Kopf

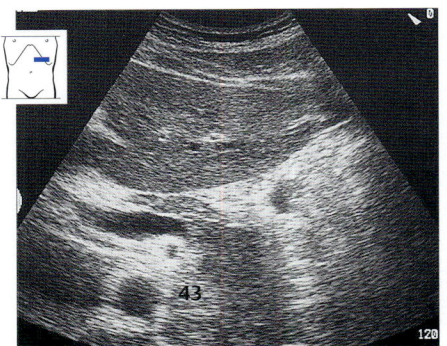 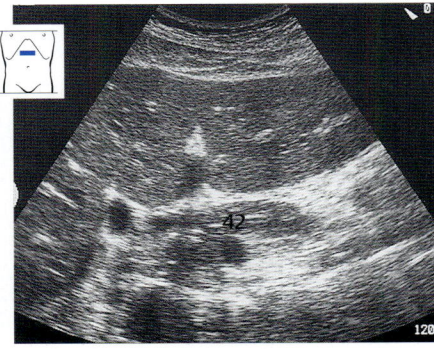 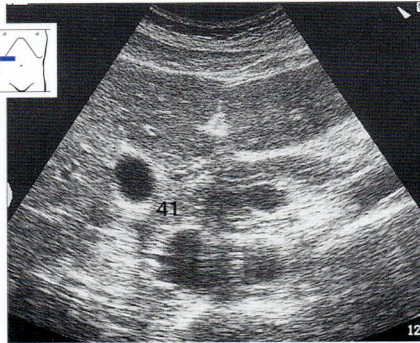

Querschnitt über dem Pankreasschwanz (43).

Querschnitt über dem Pankreaskorpus (42).

Querschnitt über dem Pankreaskopf (41).

Pankreas

➤ **Lernziel:** Darstellung des Pankreas in Längsschnitten

Setzen Sie den Schallkopf im Längsschnitt über der Aorta auf und identifizieren Sie das Pankreas.

Versetzen Sie den Schallkopf in kleinen Schritten nach links und identifizieren Sie den Pankreasschwanz.

Mustern Sie dann von links nach rechts das gesamte Pankreas bis zum Kopf durch. Wiederholen Sie dieses Durchmustern in Längsschnitten mehrfach.

➤ **Identifizierung des Pankreas im Längsschnitt: Leitstruktur Aorta**

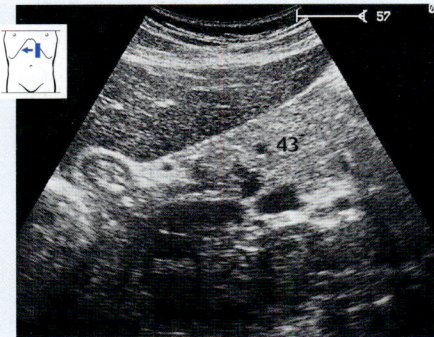 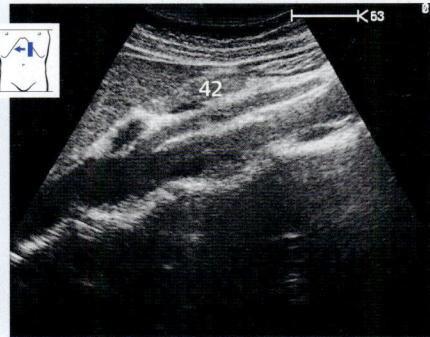 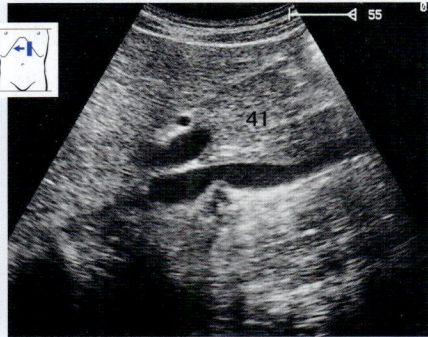

Längsschnitt über dem Pankreasschwanz (43).

Längsschnitt über dem Pankreaskorpus (42).

Längsschnitt über dem Pankreaskopf (41).

Systematische Morphologie: Echogenität

➤ **Lernziel:** Das sonographische Merkmal der Echogenität kennen lernen

Heute wird der Begriff der Echogenität vertieft, im zweiten Teil wird die Milzanatomie erarbeitet.

Der Begriff der Echogenität beschreibt relative Abstufungen des Reflexionsgrades. Die beiden Extreme der Echogenität sind Echofreiheit (Flüssigkeit) und Totalreflexion (Luft).

Setzen Sie den Schallkopf über der Harnblase auf. Vergegenwärtigen Sie sich den Befund der Echofreiheit.

Setzen Sie den Schallkopf über dem Darm auf. Vergegenwärtigen Sie sich den Befund der Totalreflexion an lufthaltigen Darmschlingen.

Setzen Sie den Schallkopf über der Leber auf. Vergegenwärtigen Sie sich den Begriff der Echogenität, der unterschiedliche Grade der Reflexion beinhaltet.

➤ Echogenität:
  ➤ Echofreiheit
  ➤ Totalreflexion
  ➤ relative Echodichte
  ➤ Absorption

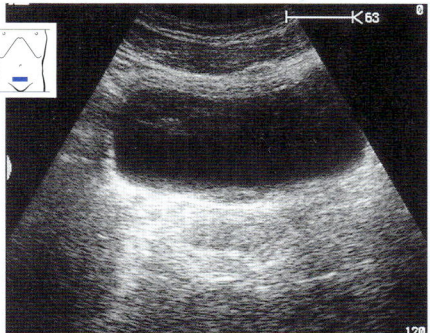

Harnblase: Echofreiheit der flüssigkeitsgefüllten Harnblase.

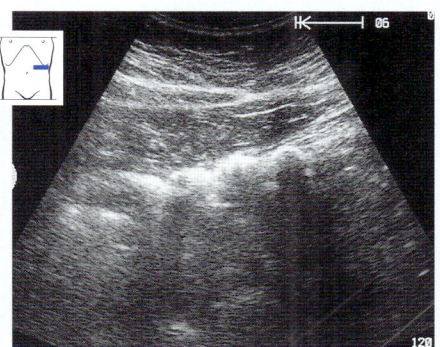

Darmgas: Totalreflexion des Schalls.

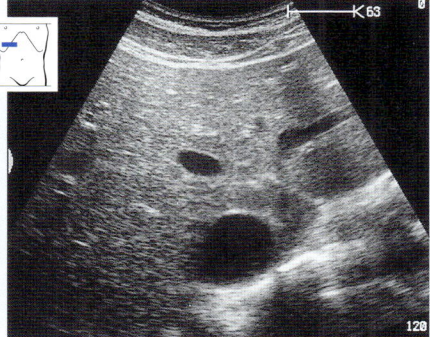

Leber: mittelstark echogenes Gewebes mit unterschiedlich starken echogenen Bereichen.

Systematische Morphologie: Echogenität

➤ **Lernziel:** Das sonographische Merkmal der Echogenität kennen lernen

Bei der Beurteilung der Echogenität sollte immer das Ausmaß der Leistung und der Verstärkung berücksichtigt werden. Eine zu geringe Verstärkung (oder eine zu geringe Leistung) kann eine geringe Echogenität vortäuschen, eine zu starke Verstärkung (oder Leistung) eine hohe Echogenität.

Setzen Sie den Schallkopf über der Leber auf. Verändern Sie bei gleicher Leistung die Empfangsverstärkung und beobachten Sie die Effekte.

➤ Echogenität: cave:
  ➤ abhängig von Leistung
  ➤ abhängig von Verstärkung

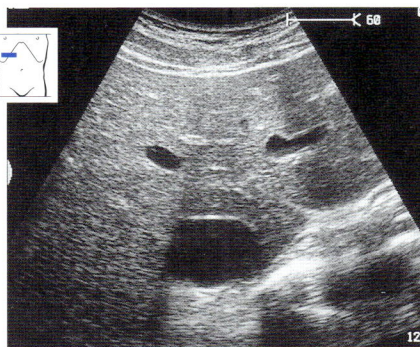

Leber: gute Einstellung der Empfangsverstärkung.

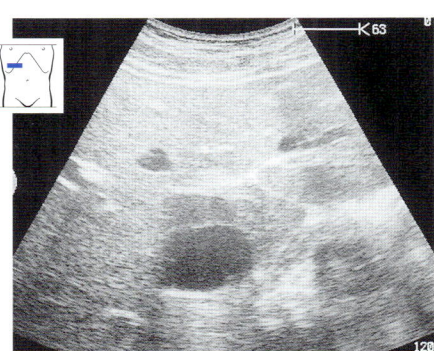

Leber: Die Empfangsverstärkung wurde erhöht. Das Gewebe erscheint stark echogen.

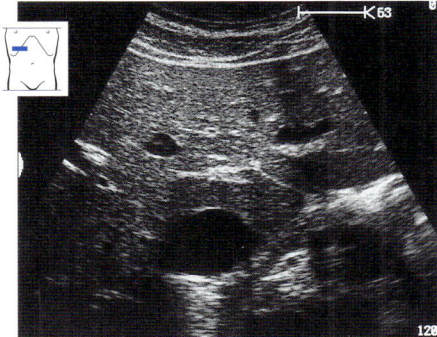

Leber: Die Empfangsverstärkung wurde reduziert. Das Gewebe erscheint schwächer echogen.

Systematische Morphologie: Echogenität

➤ **Lernziel:** Das sonographische Merkmal der Echogenität kennen lernen

Die Beurteilung der Echogenität eines Gewebes beruht auf Vergleichen. Der Vergleich kann erfolgen mit einem anderen Organ im selben Individuum, mit dem gleichen Organ in anderen Individuen und bei umschriebenen Veränderungen mit der Umgebung.

Setzen Sie den Schallkopf über der Leber und der rechten Niere auf. Vergleichen Sie die Echogenität beider.

Setzen Sie den Schallkopf über dem Pankreas auf. Erinnern Sie sich an die Echogenität des Pankreas anderer Individuen. Denken Sie an alte Menschen und Adipöse.

Setzen Sie den Schallkopf im Querschnitt über der Leber auf. Identifizieren Sie das Lig. teres. Vergleichen Sie dessen Echogenität mit dem der Leber.

➤ Vergleichen der Echogenität:
  ➤ mit anderen Organen im selben Individuum
  ➤ mit demselben Organ bei einem anderen Individuum
  ➤ mit der Umgebung

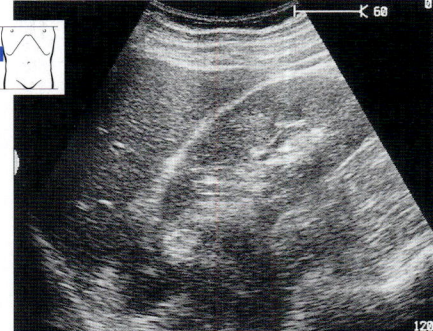 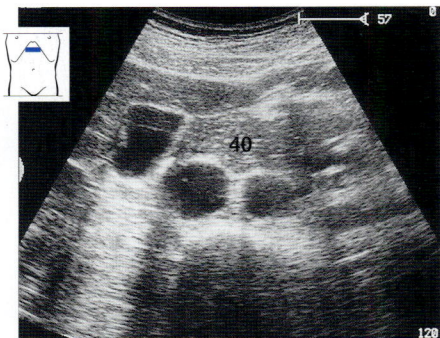 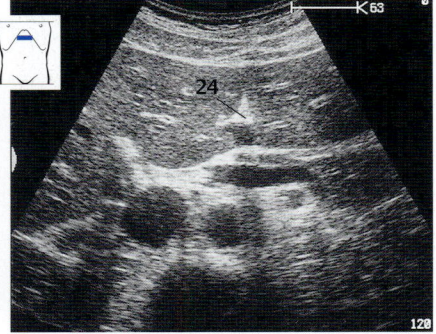

Leber und rechte Niere: fast gleiche Echogenität des Leber- und des Nierenparenchyms.

Pankreas (40): mittelstark echogenes Pankreas.

Lig. teres (24) im Querschnitt: deutlich stärker echogen als die Umgebung.

Systematische Morphologie: Echogenität

➤ **Lernziel:** Das sonographische Merkmal der Echogenität kennen lernen

Der Vergleich zweier Gewebe innerhalb eines Individuums spielt besonders bei der Beurteilung der Fettleber eine Rolle, aber auch bei der Pankreaslipomatose.

Ein weiteres Beispiel ist die echoreiche Verdickung der Gallenblasenwand bei chronischer Cholezystitis.

➤ Vergleich der Echogenität zweier Gewebe im selben Individuum:
  ➤ Verfettungen
  ➤ chronische Entzündungen

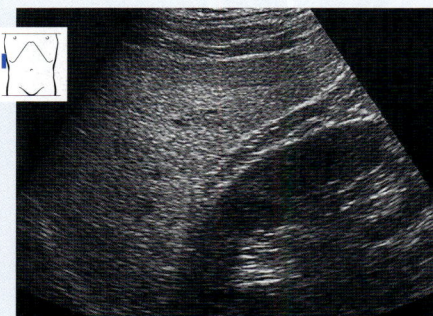 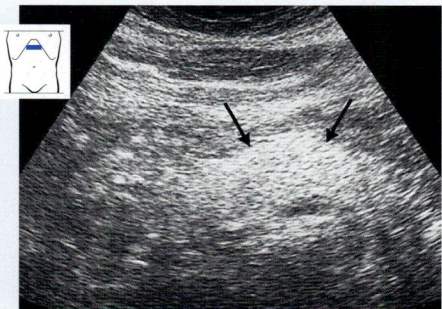 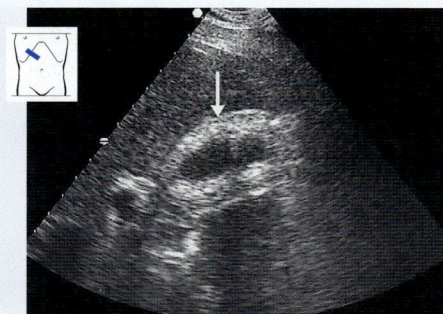

Fettleber: deutlich erhöhte Echogenität der Leber gegenüber dem Nierenparenchym.

Pankreaslipomatose (Pfeile): deutlich erhöhte Echogenität des Pankreas gegenüber der Leber.

Cholezystitis: Verbreiterung der Gallenblasenwand (Pfeil) und relativ starke Echogenität gegenüber dem Lebergewebe.

Systematische Morphologie: Echogenität

➤ **Lernziel:** Das sonographische Merkmal der Echogenität kennen lernen

Während der Sonographie vergleicht man in der Regel das Maß der Echogenität eines Organs mit der Echogenität in anderen Probanden. Im Regelfall ist natürlich meistens ein gemischtes Vorgehen der Fall, also Vergleich mit der Umgebung und der erwarteten normalen Echogenität eines Organs.

Stellen Sie das Pankreas in einem Oberbauchquerschnitt ein und vergleichen Sie seine Echogenität mit derjenigen in der zweiten und dritten Abbildung.

➤ Vergleich der Echogenität eines Organs mit dem selben Organ bei anderen Individuen:
  ➤ Alter beachten
  ➤ Ernährungszustand beachten

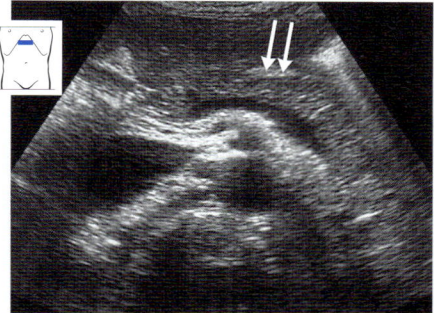

Pankreas (Pfeile): normale, mäßige Echogenität.

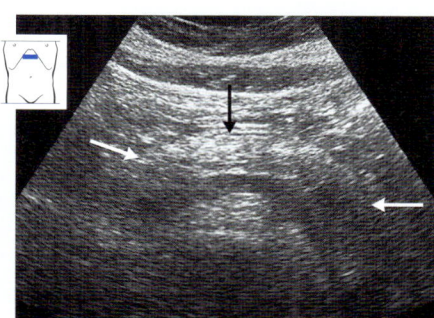

Pankreas eines älteren Menschen (Pfeile): relativ stark echogen.

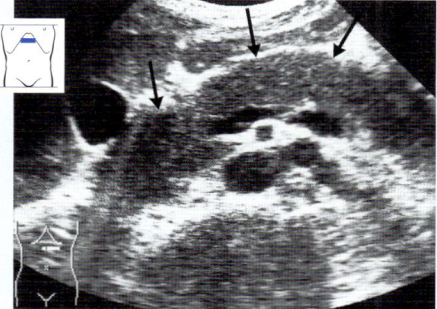

Akute Pankreatitis (Pfeile): relativ echoarmes Gewebe.

Systematische Morphologie: Echogenität

➤ **Lernziel:** Das sonographische Merkmal der Echogenität kennen lernen

Umschriebene Veränderungen innerhalb eines Gewebes werden auch mit der unmittelbaren Nachbarschaft verglichen. Bei den Befunden kann es sich um normale Strukturen handeln oder um pathologische wie Zysten, Metastasen u. a.

Stellen Sie die rechte Niere im Flankenlängsschnitt ein. Vergleichen Sie die Echogenität der Pyramiden mit derjenigen des Parenchyms.

Stellen Sie den Unterrand der Leber im Oberbauchquerschnitt ein und identifizieren Sie das Lig. teres. Vergleichen Sie dessen Echogenität mit der der Umgebung.

Stellen Sie die linke Niere im Flankenlängsschnitt ein. Identifizieren Sie den Milzbuckel. Vergleichen Sie seine Echogenität mit der der übrigen Niere.

➤ Vergleich der Echogenität mit der der Umgebung:
  ➤ umschriebene anatomische Strukturen
  ➤ umschriebene pathologische Veränderungen

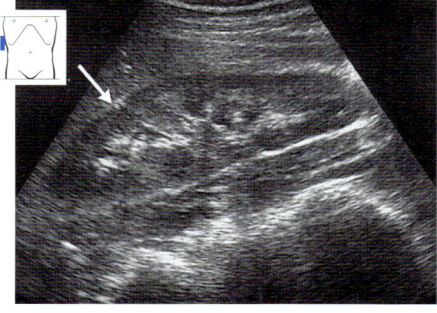

Normale Niere: Beachten Sie die schwache Echogenität der Pyramiden (Pfeil) gegenüber der Umgebung.

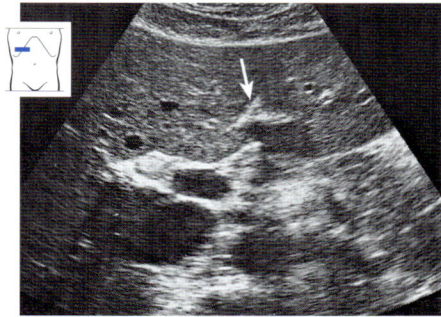

Leber und Lig. teres im Oberbauchquerschnitt: Vergleichen Sie die Echogenität des Lig. teres (Pfeil) mit der der Umgebung.

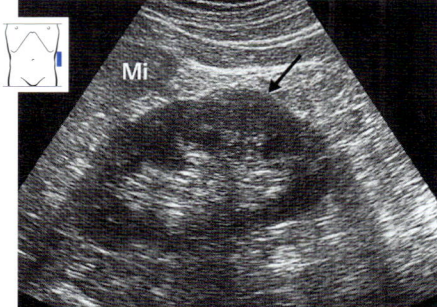

Normale Niere links, Milzbuckel: Beachten Sie die Echogleichheit der Vorwölbung (Pfeil) mit der Umgebung.

Milz

➤ **Lernziel:** Rekapitulation der Milzanatomie

Vergegenwärtigen Sie sich die Anatomie der Milz in der konventionellen Ansicht.

Stellen Sie sich dann einen Körperquerschnitt vor und die Ansicht der Milzregion von unten. Benennen Sie die anatomischen Strukturen.

Stellen Sie sich dann die Milzregion in einem Längsschnitt vor und benennen Sie ebenfalls die anatomischen Strukturen.

➤ **Nachbarorgane der Milz:**
  ➤ Magen
  ➤ Kolon
  ➤ linke Niere
  ➤ Zwerchfell

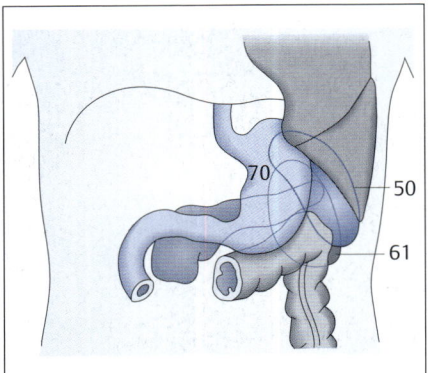

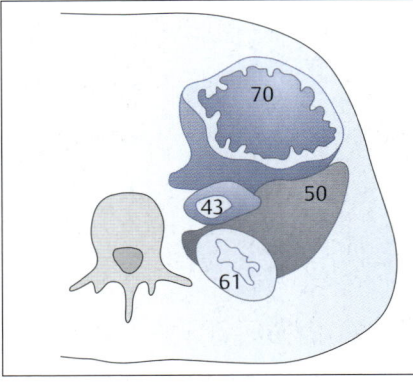

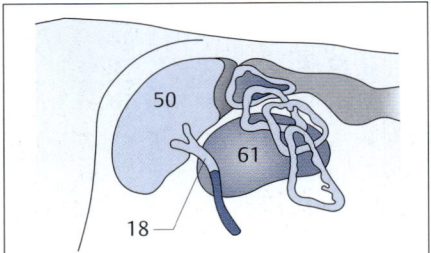

Bitte ordnen Sie den Ziffern in der Zeichnung die entsprechenden anatomischen Strukturen zu.
18 ....
50 ....
61 ....

Bitte ordnen Sie den Ziffern in der Zeichnung die entsprechenden anatomischen Strukturen zu.
50 ....
61 ....
70 ....

Bitte ordnen Sie den Ziffern in der Zeichnung die entsprechenden anatomischen Strukturen zu.
43 ....   70 ....
50 ....
61 ....

Milz

➤ **Lernziel:** Die Anatomie der Milz im Sonogramm kennen lernen

Setzen Sie den Schallkopf im Flankenquerschnitt links auf und identifizieren Sie die Milz und ihre Nachbarschaftsstrukturen.

Drehen Sie dann den Schallkopf zu einem Längsschnitt.

➤ **Identifizierung der Milz im Flanken-quer- und Flankenlängsschnitt**

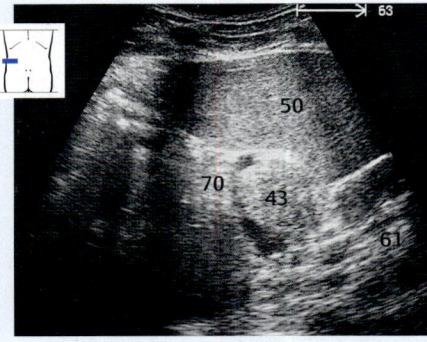

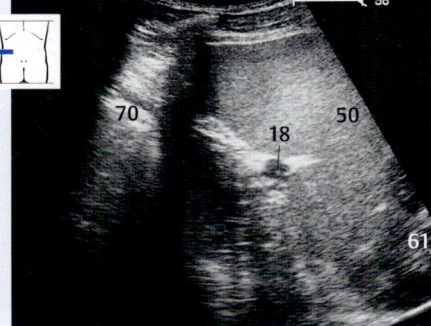

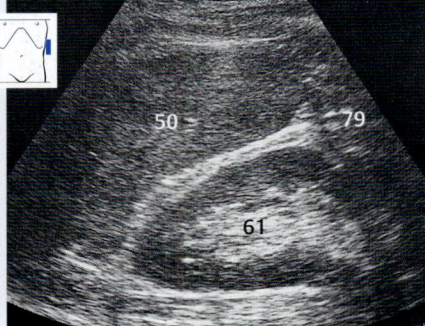

Flankenquerschnitt. Bitte ordnen Sie den Ziffern im Sonogramm die entsprechenden anatomischen Strukturen zu.
43 ....   61 ....
50 ....   70 ....

Anschnitt etwas weiter kaudal. Bitte ordnen Sie den Ziffern im Sonogramm die entsprechenden anatomischen Strukturen zu.
18 ....   61 ....
50 ....   70 ....

Flankenlängsschnitt. Bitte ordnen Sie den Ziffern im Sonogramm die entsprechenden anatomischen Strukturen zu.
50 ....
61 ....
79 ....

Milz

➤ **Lernziel:** Darstellung der Milz im Flankenquerschnitt

Setzen Sie den Schallkopf im Flankenquerschnitt auf und identifizieren Sie Milz und Niere.

Schallen Sie dann in kleinen Schritten nach oben, bis die Milz aus dem Bild verschwindet. Mustern Sie dann in kleinen Schritten die gesamte Milz in Querschnitten durch. Wiederholen Sie diesen Vorgang mehrfach.

➤ **Bei der Darstellung der Milz im Flankenquerschnitt ist meist auch der Pankreasschwanz erkennbar.**

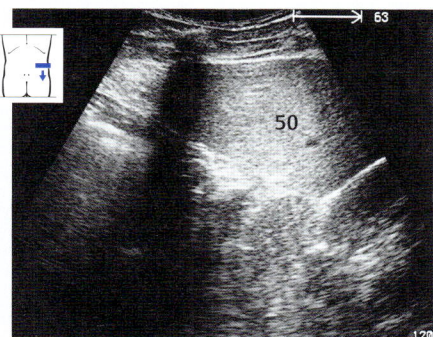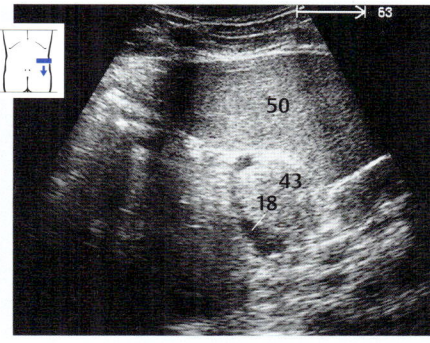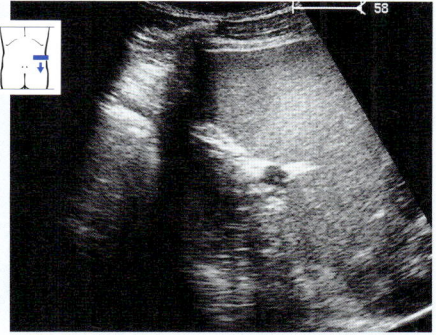

Flankenquerschnitt: hoher Anschnitt der Milz (50).

Der Schallkopf wurde etwas nach unten versetzt. V. lienalis (18) und der Pankreasschwanz (43) sind gut erkennbar.

Der Schallkopf wurde noch weiter nach unten versetzt.

Milz

➤ **Lernziel:** Darstellung der Milz in Flankenlängsschnitten

Setzen Sie den Schallkopf in einem Flankenlängsschnitt über der Milz auf. Identifizieren Sie sie sicher.

Mustern Sie sie nach dorsal durch, bis sie aus dem Blick verschwindet. Versetzen Sie dann in kleinen Schritten die Schnittebene nach ventral und mustern Sie die Milz komplett durch. Wiederholen Sie dieses Durchmustern mehrfach.

➤ **Milz im Flankenlängsschnitt: Im Milzhilus sind die Mizgefäße gut erkennbar.**

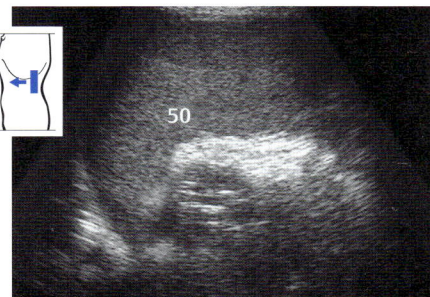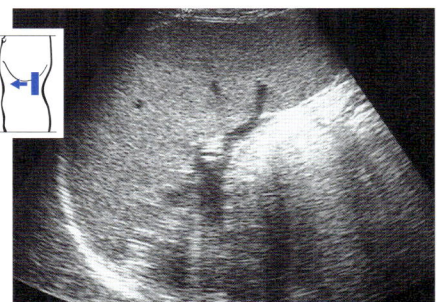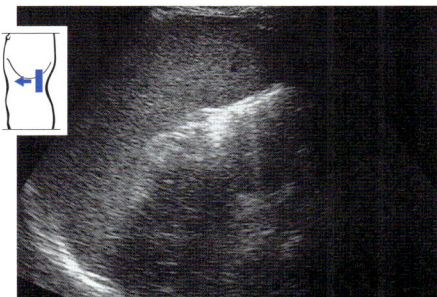

Flankenlängsschnitt: Darstellung eines dorsalen Milzanschnittes (50).

Der Schallkopf wurde etwas nach ventral gekippt.

Der Schallkopf wurde noch weiter nach ventral gekippt.

Systematische Morphologie: Aufbau

➤ **Lernziel:** Das sonographische Merkmal des Organaufbaus kennen lernen

Organe und Organteilstrukturen haben einen anatomischen Aufbau, der das charakteristische sonographische Bild dieses Organs bedingt. Die Kenntnis dieses Aufbaus und die Übung, größere Organeinheiten als Ganzes zu erfassen, sind die Grundlage für das Erkennen pathologischer Abweichungen.

Setzen Sie den Schallkopf über der rechten Niere auf und fixieren Sie das Bild.

Vergleichen Sie den Aufbau der gesamten Niere mit der zweiten und der dritten Abbildung.

➤ **Das charakteristische sonographische Bild eines Organs ist durch seinen anatomischen Aufbau bedingt.**

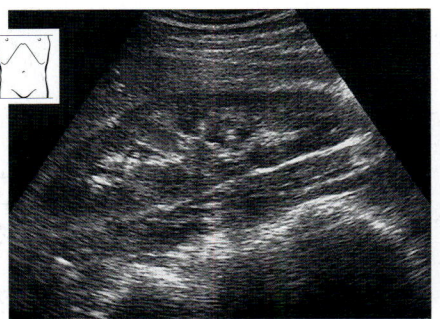 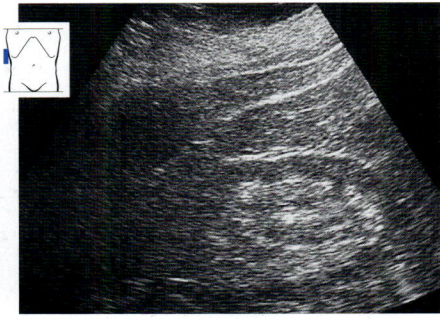 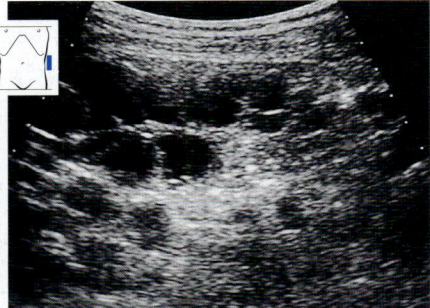

Gesunde Niere.

Chronische Pyelonephritis: Beachten Sie das Fehlen des gewohnten Aufbaus von Rinde, Mark und Pyelon.

Zystennieren: völlige Zerstörung des normalen Organaufbaus.

Systematische Morphologie: Aufbau

➤ **Lernziel:** Das sonographische Merkmal des Aufbaus kennen lernen

Auch weniger augenfällige Störungen des Organaufbaus können relevante Hinweise auf pathologische Prozesse geben.

Stellen Sie einen Oberbauchquerschnitt der Leber mit der Mündung der Lebervenen ein. Vergleichen Sie das Bild mit der zweiten und der dritten Abbildung.

➤ **Störungen des Organaufbaus: Hinweise auf pathologische Prozesse.**

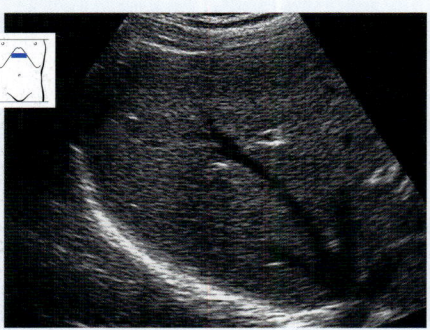 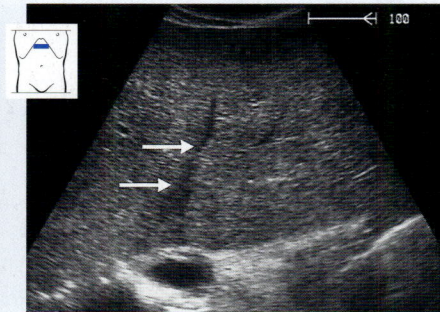 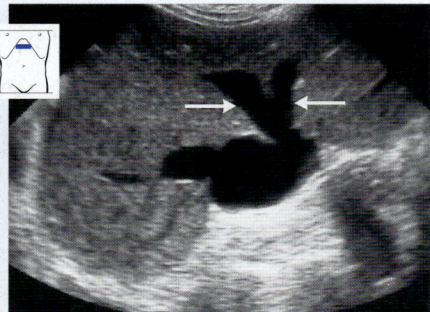

Normale Leberveneneinmündung.

Leberzirrhose: schmale, verzogene Lebervenen (Pfeile).

Stauungsleber: plumpe, gestaute Lebervenen (Pfeile).

Rechte Niere

➤ **Lernziel:** Rekapitulation der Anatomie der rechten Niere

Vergegenwärtigen Sie sich die Anatomie der rechten Niere in der konventionellen Ansicht.

Stellen Sie sich dann einen Körperquerschnitt vor und die Ansicht dieser Region von unten. Bedenken Sie die Besonderheit des Flankenquerschnittes.

Stellen Sie sich dann diese Region in einem Längsschnitt vor und benennen Sie ebenfalls die anatomischen Strukturen.

➤ **Nachbarorgane der rechten Niere:**
➤ Leber
➤ Kolon
➤ Duodenum

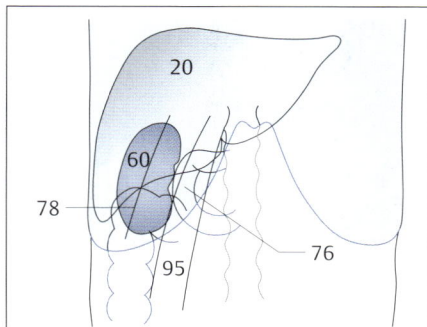

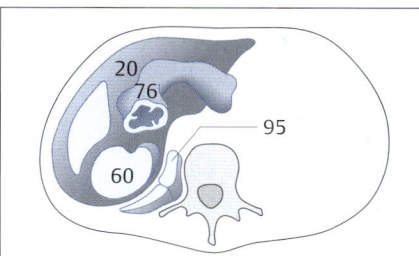

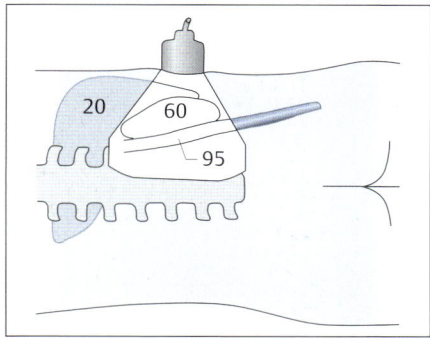

Bitte ordnen Sie den Ziffern in der Zeichnung die entsprechenden anatomischen Strukturen zu.

20 ………   78 ………
60 ………   95 ………
76 ………

Bitte ordnen Sie den Ziffern in der Zeichnung die entsprechenden anatomischen Strukturen zu.

20 ………   95 ………
76 ………
60 ………

Bitte ordnen Sie den Ziffern in der Zeichnung die entsprechenden anatomischen Strukturen zu.

20 ………
60 ………
95 ………

Rechte Niere

➤ **Lernziel:** Die Anatomie der rechten Niere im Sonogramm kennen lernen

Setzen Sie den Schallkopf in einem rechtsseitigen Oberbauchquerschnitt auf und versuchen Sie, die rechte Niere von ventral einzustellen.

Setzen Sie dann den Schallkopf in einem Flankenquerschnitt rechtsseitig auf und stellen Sie ein gutes Bild der Niere ein.

Drehen Sie dann den Schallkopf über der rechten Niere zu einem Längsschnitt und fixieren Sie das Bild. Benennen Sie jeweils die erkennbaren Organstrukturen.

➤ **Rechte Niere: Flankenquer- und Flankenlängsschnitt**

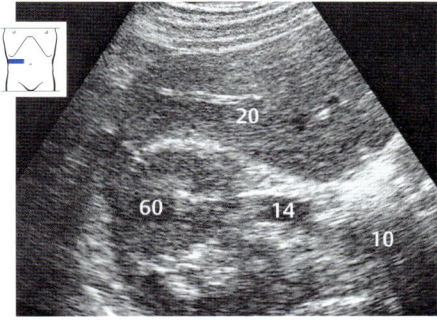

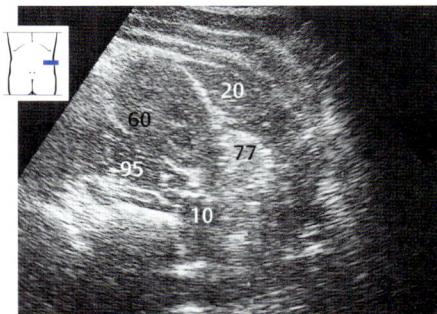

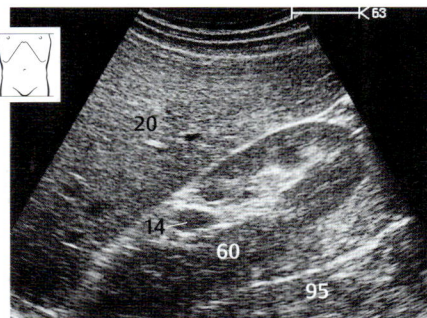

Bitte ordnen Sie den Ziffern im Sonogramm die entsprechenden anatomischen Strukturen zu.

10 ………   60 ………
14 ………
20 ………

Bitte ordnen Sie den Ziffern im Sonogramm die entsprechenden anatomischen Strukturen zu.

10 ………   77 ………
20 ………   95 ………
60 ………

Bitte ordnen Sie den Ziffern im Sonogramm die entsprechenden anatomischen Strukturen zu.

14 ………   95 ………
20 ………
60 ………

Rechte Niere

➤ **Lernziel:** Darstellung der rechten Niere und ihrer Region im Flankenlängs-schnitt

Setzen Sie den Schallkopf in einem Flankenlängsschnitt rechtsseitig auf und schallen Sie nach dorsal.

Führen Sie dann die Schnittebene in kleinen Schritten nach ventral und mustern Sie die ge-samte Niere durch. Wiederholen Sie dieses Durchmustern mehrfach. Versetzen Sie den Schallkopf dabei auch etwas nach oben und unten um die gesamte Niere komplett zu erfas-sen.

➤ **Niere im Flankenlängsschnitt: oberen und unteren Pol getrennt untersu-chen.**

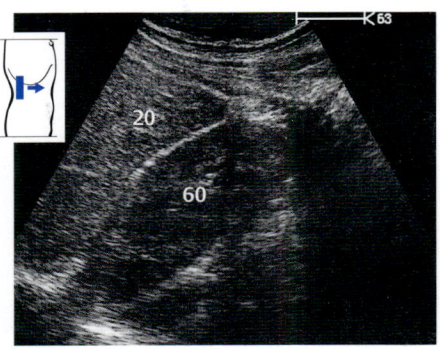
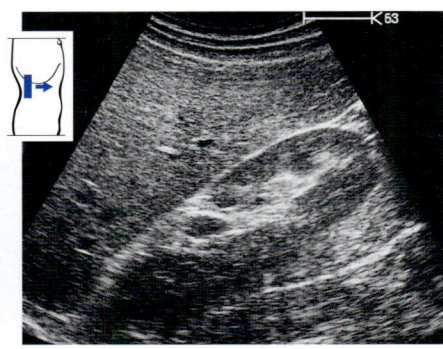
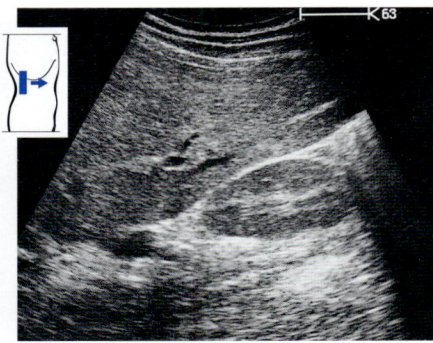

Flankenlängsschnitt, relativ weit dorsal gelegener Schnitt durch Niere (60) und Leber (20).

Der Schallkopf wurde etwas nach ventral gekippt. Niere und Leber sind gut erkennbar.

Der Schallkopf wurde noch weiter nach ventral gekippt.

Rechte Niere

➤ **Lernziel:** Darstellung der rechten Niere im Flankenquerschnitt

Setzen Sie den Schallkopf im rechtsseitigen Flankenquerschnitt auf und stellen Sie die Niere ein. Mustern Sie bis zum oberen Pol durch.

Mustern Sie dann die Niere mehrfach von oben nach unten durch. Achten Sie auf eine kom-plette Darstellung der Niere.

➤ **Darstellung der Niere: immer im Längs- und Querschnitt.**

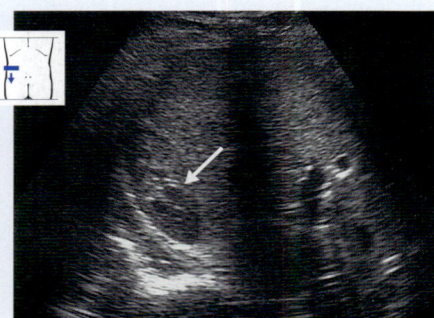
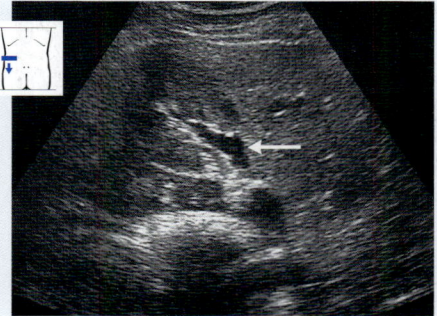
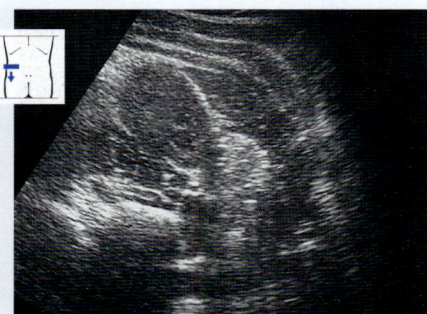

Flankenquerschnitt über der rechten Niere: kranial gelegener Anschnitt, Anschnitt des oberen Nierenpols (Pfeil).

Der Schallkopf wurde etwas nach unten versetzt, Höhe des Nierenhilus (Pfeil).

Der Schallkopf wurde noch weiter nach unten versetzt. der untere Pol ist angeschnitten.

Linke Niere

➤ **Lernziel:** Rekapitulation der Anatomie der linken Niere

Vergegenwärtigen Sie sich die Anatomie der linken Niere in der konventionellen Ansicht.

Stellen Sie sich dann einen Körperquerschnitt vor und die Ansicht dieser Region von unten.

Stellen Sie sich dann einen Längsschnitt in diesem Bereich vor. Beachten Sie die Besonderheiten des Flankenschnittes. Benennen Sie die anatomischen Strukturen.

➤ **Nachbarorgane der linken Niere:**
  ➤ **Magen**
  ➤ **Milz**
  ➤ **Kolon**
  ➤ **Pankreas**

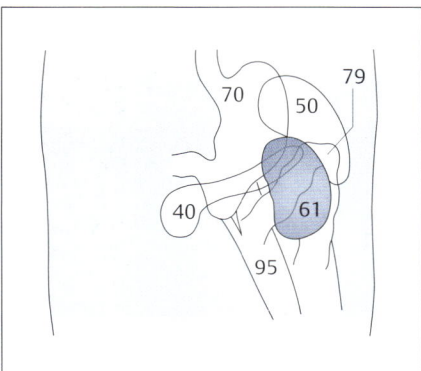

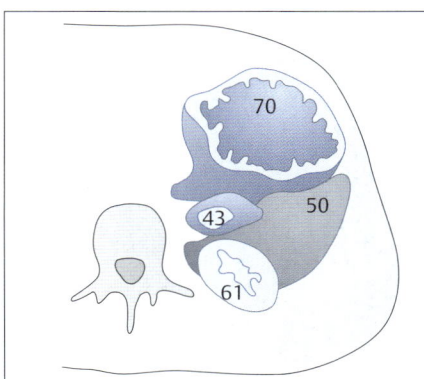

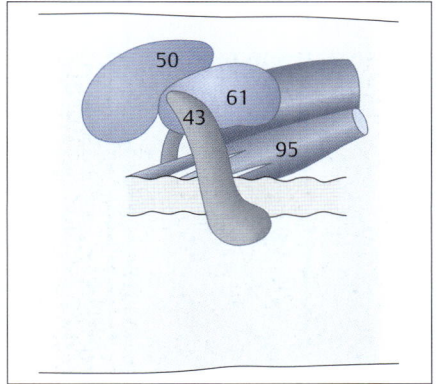

Bitte ordnen Sie den Ziffern in der Zeichnung die entsprechenden anatomischen Strukturen zu.

40	70 ....
50	79 ....
61	95 ....

Bitte ordnen Sie den Ziffern in der Zeichnung die entsprechenden anatomischen Strukturen zu.

43	70 ....
50	
61	

Bitte ordnen Sie den Ziffern in der Zeichnung die entsprechenden anatomischen Strukturen zu.

43	95 ....
50	
61	

Linke Niere

➤ **Lernziel:** Die Anatomie der linken Niere im Sonogramm kennen lernen

Die linke Niere lässt sich von ventral wesentlich schlechter anschallen als die rechte Niere, häufig gelingt die Darstellung nicht. Versuchen Sie trotzdem, die linke Niere auch in einem linksseitigen Oberbauchquerschnitt einzustellen.

Setzen Sie dann den Schallkopf in einem Flankenquerschnitt auf.

Stellen Sie dann die Niere in einem Flankenlängsschnitt ein.

Benennen Sie die erkennbaren Strukturen.

➤ **Die linke Niere lässt sich von ventral meistens nicht gut darstellen.**

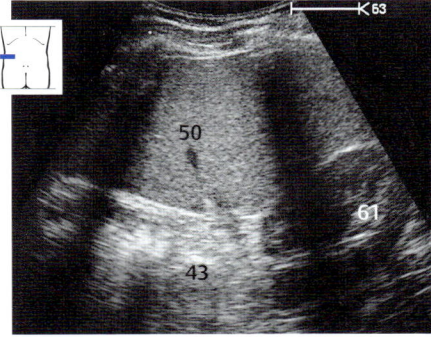

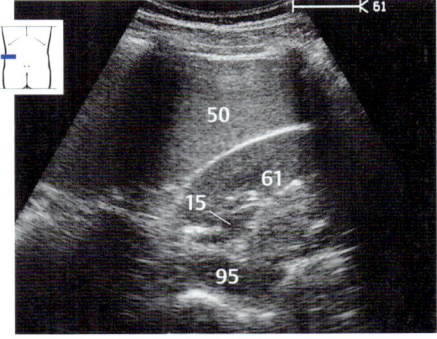

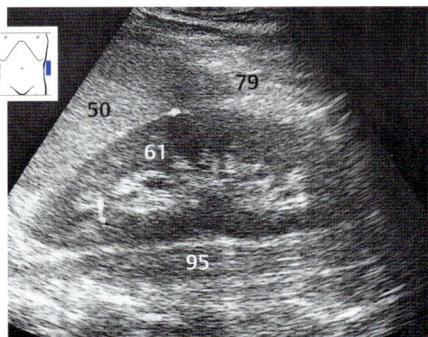

Bitte ordnen Sie den Ziffern im Sonogramm die entsprechenden anatomischen Strukturen zu.

43	
50	
61	

Bitte ordnen Sie den Ziffern im Sonogramm die entsprechenden anatomischen Strukturen zu.

15	95 ....
50	
61	

Bitte ordnen Sie den Ziffern im Sonogramm die entsprechenden anatomischen Strukturen zu.

50	95 ....
61	
79	

Linke Niere

➤ **Lernziel:** Darstellen der linken Niere im Flankenlängsschnitt

Setzen Sie den Schallkopf links im Flankenlängsschnitt auf, schallen Sie relativ weit dorsal.

Kippen Sie den Schallkopf dann langsam nach ventral und mustern Sie die gesamte Niere komplett durch. Wiederholen Sie dieses Durchmustern mehrfach auf verschiedenen Höhen. Stellen Sie sicher, dass oberer und unterer Nierenpol komplett eingesehen werden.

➤ Nierenflankenlängsschnitt: oberen und unteren Pol getrennt untersuchen.

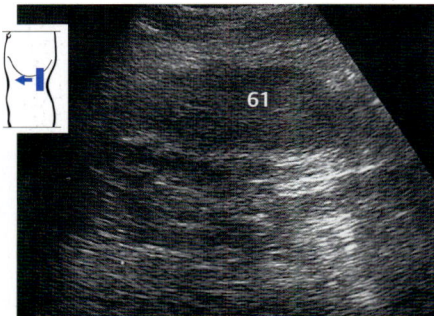 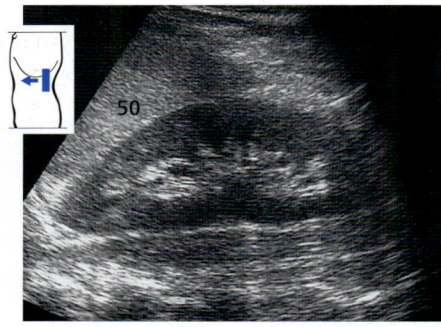 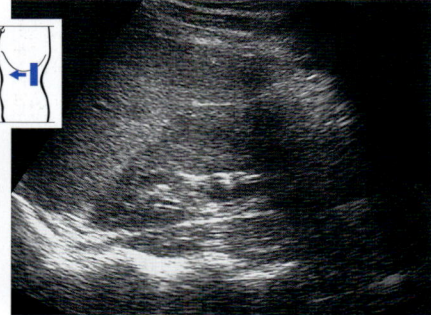

Flankenlängsschnitt über der linken Niere (61): dorsal gelegener Anschnitt.

Der Schallkopf wurde etwas nach ventral gekippt, gut erkennbar die linke Niere und die Milz (50).

Der Schallkopf wurde noch weiter nach ventral gekippt.

Linke Niere

➤ **Lernziel:** Darstellung der linken Niere im Flankenquerschnitt

Setzen Sie den Schallkopf im Querschnitt über der linken Niere auf. Kippen Sie ihn nach kranial bis zum oberen Nierenpol. Mustern Sie dann mehrfach von oben nach unten die Niere durch. Achten Sie auf eine komplette Darstellung der linken Niere.

➤ Darstellung der Nieren: immer in Längs- und Querschnitten.

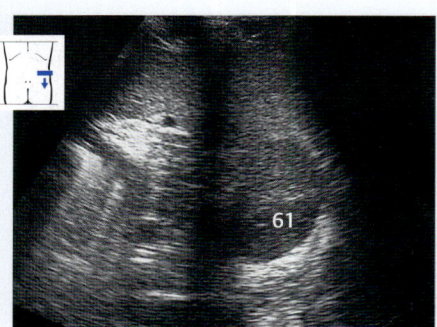 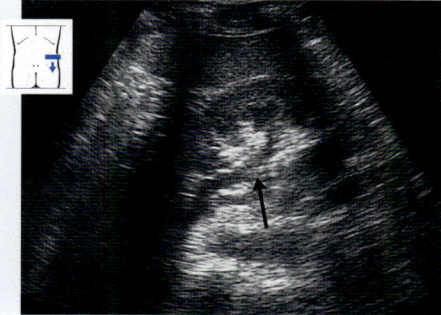 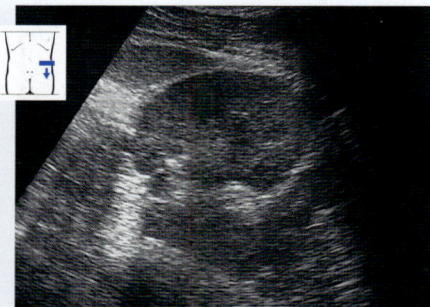

Flankenquerschnitt über der linken Niere (61): hoher Anschnitt.

Der Schallkopf wurde etwas nach unten versetzt. Die Schnittebene liegt in Höhe des Nierenhilus (Pfeil).

Der Schallkopf wurde noch weiter nach unten versetzt, der untere Nierenpol ist angeschnitten.

15. TAG

Systematische Morphologie: umschriebene Veränderungen

➤ **Lernziel:** Die systematische Charakterisierung umschriebener Veränderungen kennen lernen

Heute geht es noch einmal abschließend um systematische Morphologie, im zweiten Teil dann um die Unterbauchanatomie.

Zur Wiederholung: Die Charakterisierung eines sonographischen Befundes berücksichtigt Form, Größe, Echogenität sowie den inneren Aufbau einer Struktur.

Häufig präsentieren sich pathologische Befunde als umschriebene Veränderungen. Diese wiederum können die Form einer organischen Struktur betreffen, die Echogenität und den inneren Aufbau.

➤ **Merkmale pathologischer Veränderungen:**
  ➤ Form
  ➤ Größe
  ➤ Echogenität
  ➤ Aufbau
  ➤ umschriebene Veränderung

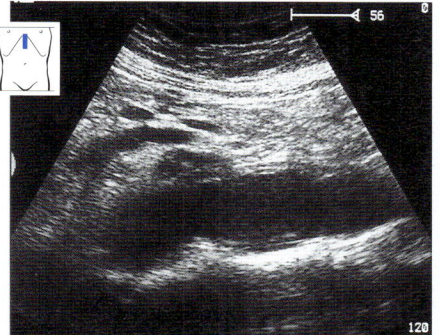 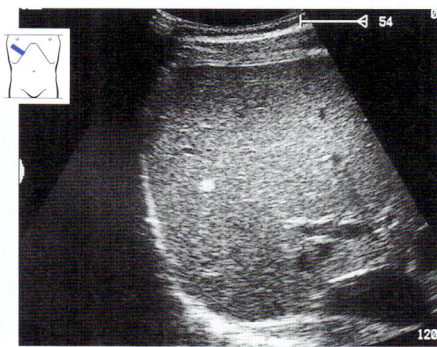 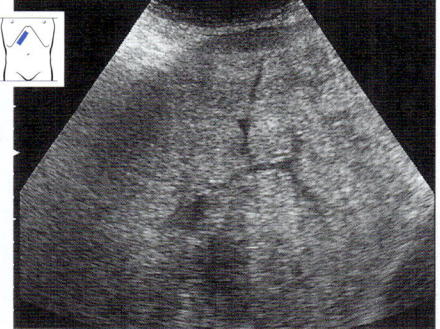

Umschriebene Veränderung, Formauffälligkeit: Aortenaneurysma.

Umschriebene Veränderung, unterschiedliche Echogenität: Leberhämangiom.

Umschriebene Veränderung, Störung des Organaufbaus: komplette Metastasierung der Leber.

Systematische Morphologie: umschriebene Veränderungen

➤ **Lernziel:** Die systematische Charakterisierung umschriebener Veränderungen kennen lernen

Die sonographische Charakterisierung umschriebener Veränderungen muss Lage, Form, Größe und Echogenität sowie den inneren Aufbau dieser Veränderungen beschreiben, außerdem muss die Wirkung auf die Umgebung berücksichtigt werden.

Sehen Sie sich die unten stehenden Sonogramme im Hinblick auf diese Merkmale an.

➤ **Charakterisierung umschriebener Veränderungen:**
  ➤ Lage
  ➤ Form
  ➤ Größe
  ➤ Echogenität
  ➤ Aufbau
  ➤ Wirkung auf die Umgebung

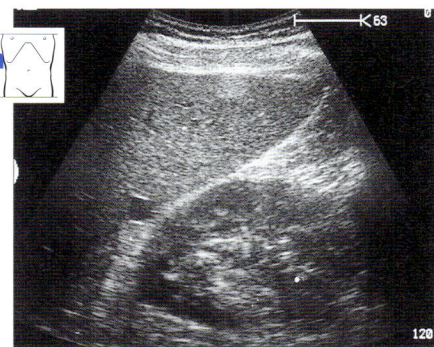 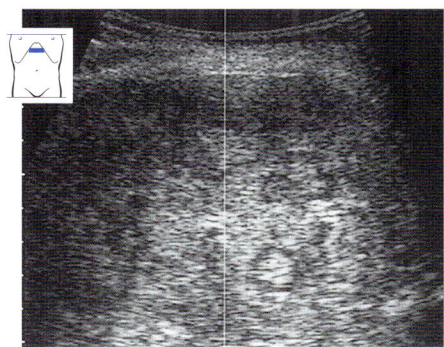 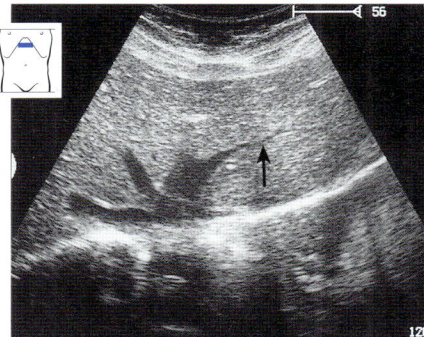

Leberzyste. Lage: rechter Leberlappen, Form: rund, Größe: 10 mm.

Lebermetastase. Echogenität: echoarm, Aufbau: zentral echogen, echoarmer Ring.

Hämangiom. Wirkung auf die Umgebung: Verlagerung der Lebervenen (Pfeil).

Männliche Unterbauchorgane

➤ **Lernziel:** Rekapitulation der Anatomie der männlichen Unterbauchorgane

Vergegenwärtigen Sie sich die Anatomie der männlichen Unterbauchorgane in der konventionellen Ansicht.

Stellen Sie sich einen Querschnitt auf Höhe der Prostata vor.

Stellen Sie sich dann einen Längsschnitt auf Höhe der Prostata vor.

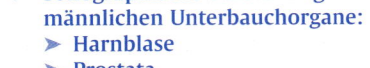

➤ **Sonographische Darstellung der männlichen Unterbauchorgane:**
  ➤ **Harnblase**
  ➤ **Prostata**
  ➤ **Samenblase**

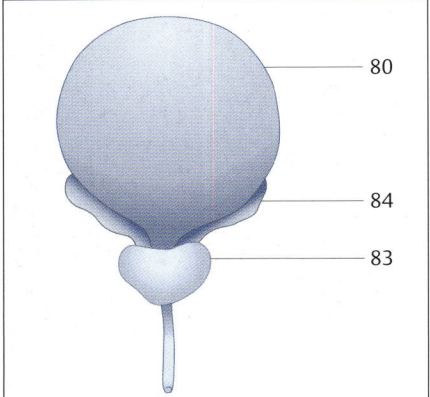

Bitte ordnen Sie den Ziffern in der Zeichnung die entsprechenden anatomischen Strukturen zu.
80 ....
83 ....
84 ....

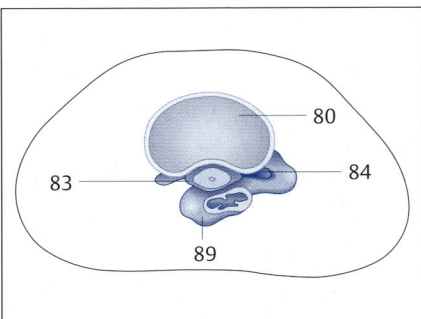

Bitte ordnen Sie den Ziffern in der Zeichnung die entsprechenden anatomischen Strukturen zu.
80 ....   89 ....
83 ....
84 ....

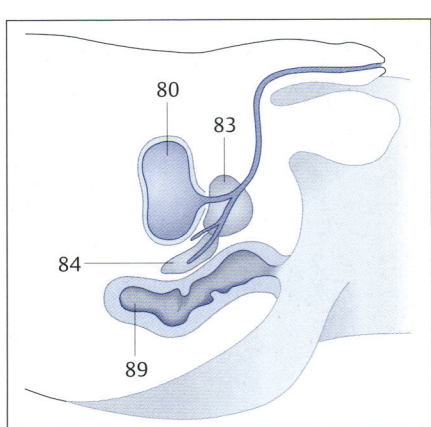

Bitte ordnen Sie den Ziffern in der Zeichnung die entsprechenden anatomischen Strukturen zu.
80 ....   89 ....
83 ....
84 ....

Männliche Unterbauchorgane

➤ **Lernziel:** Die Anatomie der männlichen Unterbauchorgane im Sonogramm kennen lernen

Setzen Sie den Schallkopf im Unterbauchquerschnitt suprapubisch auf. Identifizieren Sie die Harnblase und die Prostata.

Versetzen Sie dann den Schallkopf etwas nach oben.

Drehen Sie den Schallkopf zu einem Längsschnitt und identifizieren Sie erneut Harnblase, Prostata und Samenbläschen.

➤ **Unterbauchquerschnitt**
➤ **Unterbauchlängsschnitt**

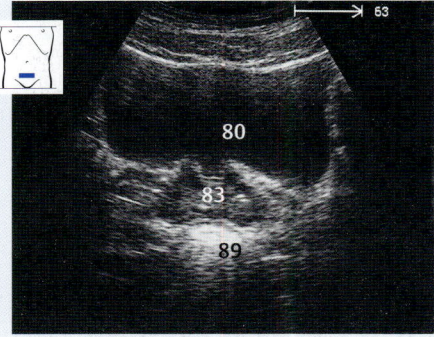

Bitte ordnen Sie den Ziffern im Sonogramm die entsprechenden anatomischen Strukturen zu.
80 ....
83 ....
89 ....

Bitte ordnen Sie den Ziffern im Sonogramm die entsprechenden anatomischen Strukturen zu.
80 ....
84 ....

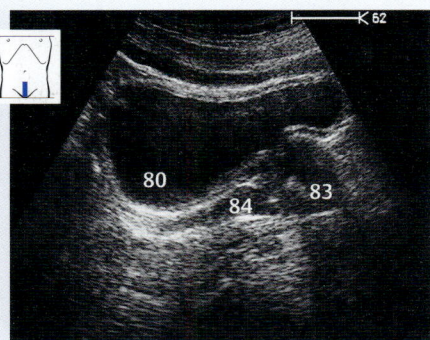

Bitte ordnen Sie den Ziffern im Sonogramm die entsprechenden anatomischen Strukturen zu.
80 ....
83 ....
84 ....

Männliche Unterbauchorgane

➤ **Lernziel:** Darstellung der männlichen Unterbauchorgane im Querschnitt

➤ **Unterbauchquerschnitt**

Setzen Sie den Schallkopf im Unterbauchquerschnitt auf, mustern Sie in kleinen Schritten die Harnblase, die Samenbläschen und die Prostata durch.

Wiederholen Sie dieses Durchmustern mehrfach. Verschaffen Sie sich einen Eindruck von der räumlichen Anordnung dieser Organe.

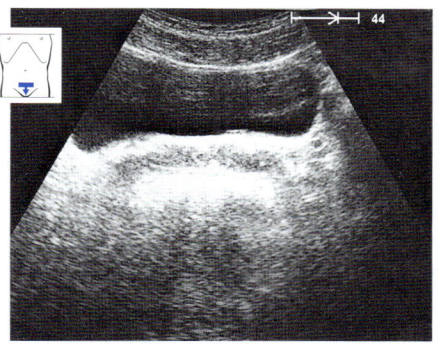 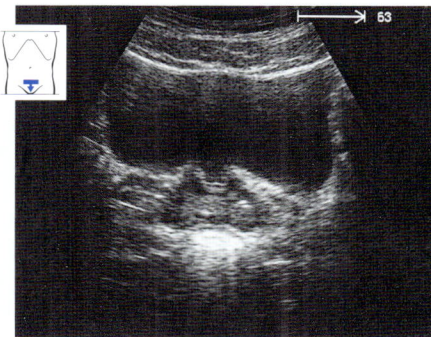 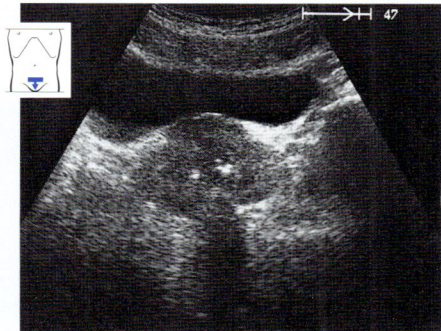

Unterbauchquerschnitt über der Harnblase: kranialer Anschnitt. Die Samenbläschen sind gut erkennbar.

Der Schallkopf wurde etwas nach unten versetzt. Sie erkennen jetzt die Prostata, die kaudal der Samenbläschen liegt.

Der Schallkopf wurde noch weiter nach unten versetzt. Querschnitt durch die Prostata.

Männliche Unterbauchorgane

➤ **Lernziel:** Darstellung der männlichen Unterbauchorgane im Längsschnitt

➤ **Unterbauchlängsschnitt**

Setzen Sie den Schallkopf im Unterbauchlängsschnitt auf. Mustern Sie in kleinen Schritten die Harnblase, die Prostata und die Samenbläschen von rechts nach links durch und wiederholen Sie das Durchmustern mehrfach.

Verschaffen Sie sich einen Eindruck von der räumlichen Anordnung dieser Organe.

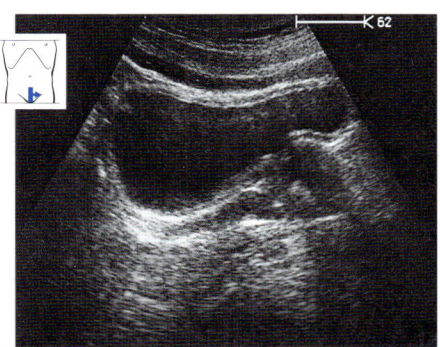 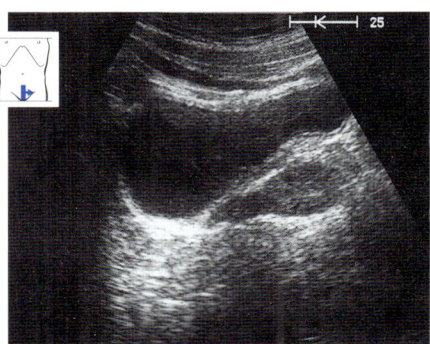 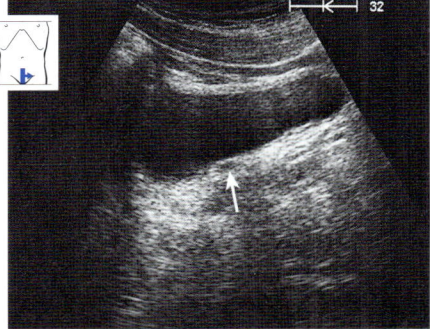

Unterbauchlängsschnitt medial: Harnblase, Prostata und Samenbläschen sind gut erkennbar.

Der Schallkopf wurde etwas nach links versetzt. Sie erkennen den Anschnitt der lateralen Prostataanteile und der linksseitigen Samenbläschen.

Der Schallkopf wurde noch weiter nach links versetzt. Der Prostataanschnitt ist etwas aus dem Bild verschwunden. Sie erkennen noch die Samenbläschen sowie die linke Uretermündung (Pfeil).

Weibliche Unterbauchorgane

➤ **Lernziel:** Rekapitulation der Anatomie der weiblichen Unterbauchorgane

Vergegenwärtigen Sie sich die Anatomie der weiblichen Unterbauchorgane in der konventionellen Ansicht.

Stellen Sie sich einen Querschnitt auf Höhe der Harnblase vor.

Stellen Sie sich dann einen Längsschnitt auf Höhe der Harnblase vor.

➤ **Sonographische Darstellung der weiblichen Unterbauchorgane:**
  ➤ **Harnblase**
  ➤ **Uterus**
  ➤ **Ovar**
  ➤ **Vagina**

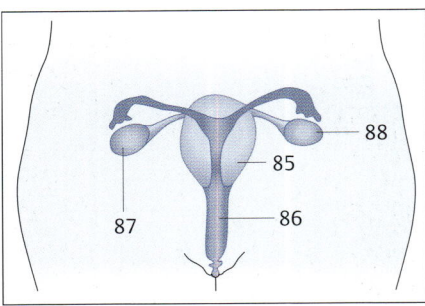

Bitte ordnen Sie den Ziffern in der Zeichnung die entsprechenden anatomischen Strukturen zu.
85 ....   88 ....
86 ....
87 ....

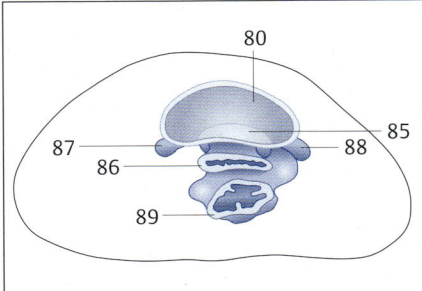

Bitte ordnen Sie den Ziffern in der Zeichnung die entsprechenden anatomischen Strukturen zu.
80 ....   87 ....
85 ....   88 ....
86 ....   89 ....

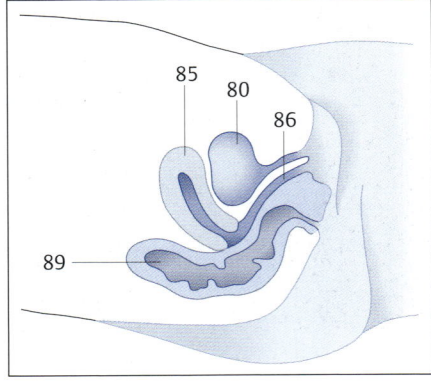

Bitte ordnen Sie den Ziffern in der Zeichnung die entsprechenden anatomischen Strukturen zu.
80 ....   89 ....
85 ....
86 ....

Weibliche Unterbauchorgane

➤ **Lernziel:** Die Anatomie der weiblichen Unterbauchorgane im Sonogramm kennen lernen

➤ **Unterbauchquerschnitt**
➤ **Unterbauchlängsschnitt**

Setzen Sie den Schallkopf im Unterbauchquerschnitt suprapubisch auf. Identifizieren Sie die Harnblase und den Uterus. Versetzen Sie den Schallkopf etwas weiter nach unten.

Drehen Sie den Schallkopf zu einem Längsschnitt und identifizieren Sie Harnblase, Uterus und Vagina.

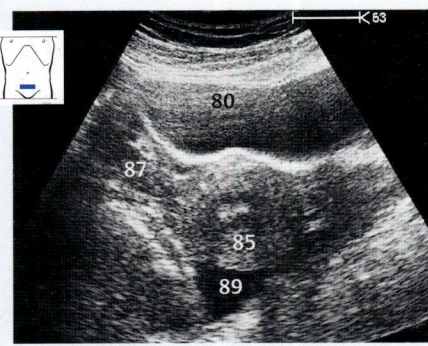

Bitte ordnen Sie den Ziffern im Sonogramm die entsprechenden anatomischen Strukturen zu.
80 ....   89 ....
85 ....
87 ....

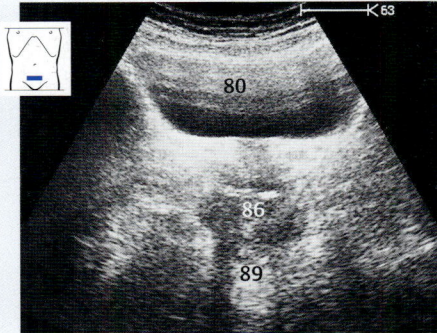

Bitte ordnen Sie den Ziffern im Sonogramm die entsprechenden anatomischen Strukturen zu.
80 ....
86 ....
89 ....

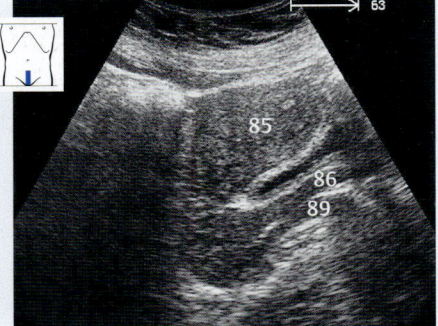

Bitte ordnen Sie den Ziffern im Sonogramm die entsprechenden anatomischen Strukturen zu.
85 ....
86 ....
89 ....

Weibliche Unterbauchorgane

➤ **Lernziel:** Darstellung der weiblichen Unterbauchorgane im Querschnitt

➤ **Unterbauchquerschnitt**

Setzen Sie den Schallkopf im Unterbauchquerschnitt auf, mustern Sie in kleinen Schritten die Harnblase, den Uterus und die Vagina durch. Wiederholen Sie das Durchmustern mehrfach.

Verschaffen Sie sich einen Eindruck von der räumlichen Anordnung dieser Organe.

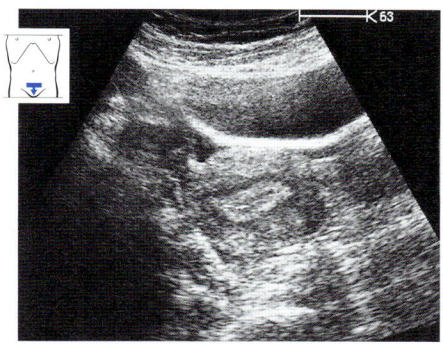
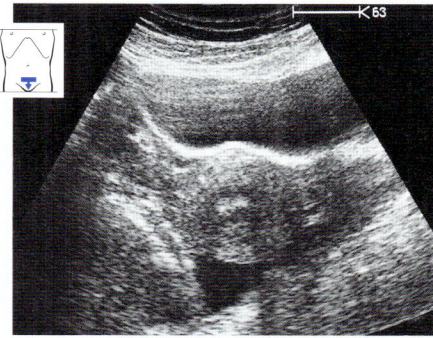
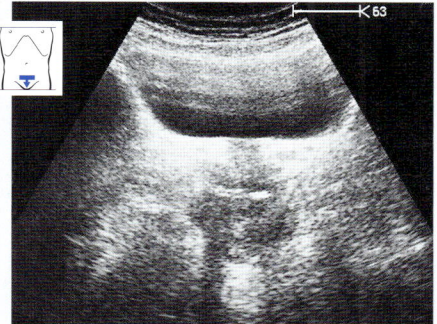

Unterbauchquerschnitt über der Harnblase: der Uterus ist gut erkennbar.

Der Schallkopf wurde etwas nach unten versetzt.

Der Schallkopf wurde noch weiter nach unten versetzt. Der Anschnitt der Vagina ist gut erkennbar.

Weibliche Unterbauchorgane

➤ **Lernziel:** Darstellung der weiblichen Unterbauchorgane im Längsschnitt

➤ **Unterbauchlängsschnitt**

Setzen Sie den Schallkopf im Unterbauchlängsschnitt auf. Mustern Sie in kleinen Schritten die Harnblase, den Uterus und die Vagina von der Mitte aus nach links durch.

Verschaffen Sie sich einen Eindruck von der räumlichen Anordnung dieser Organe.

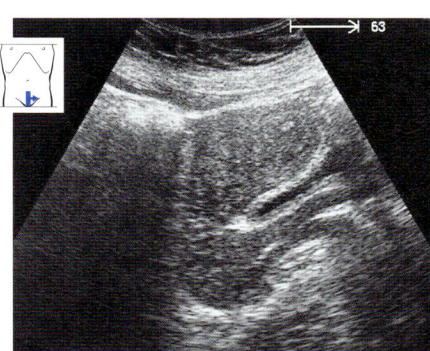
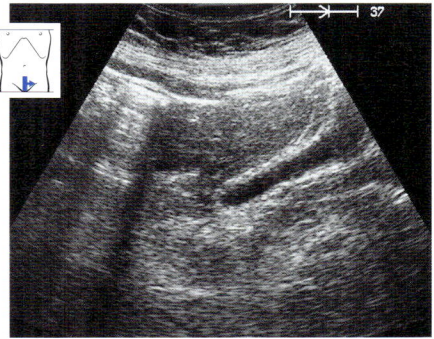
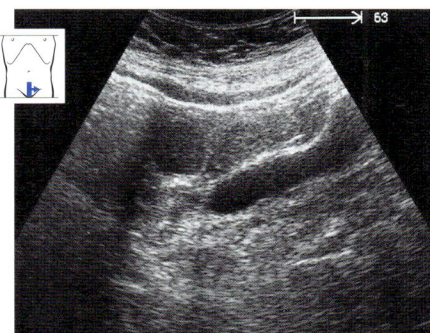

Unterbauchlängsschnitt medial: Harnblase, Uterus und Vagina sind gut erkennbar.

Der Schallkopf wurde etwas nach links versetzt. Die Impression der Harnblase durch den Uterus ist nun gut erkennbar.

Der Schallkopf wurde noch weiter nach links versetzt.

Spezielle Morphologie: Größe

➤ **Lernziel:** Die normale Größe der Aorta und der V. cava kennen lernen

Am heutigen Tag sollen Sie die wichtigsten Messgrößen der abdominellen Sonographie kennen lernen. Die präzise Ausmessung von Organgrößen hat zwar keine ganz überragende Bedeutung in der Sonographie, einige Messgrößen sollten jedoch bekannt sein. Besonders am Anfang ist es hilfreich, neben dem Abschätzen auch häufiger auszumessen, um sich auf diese Weise den Blick für Organgrößen zu schärfen.

Stellen Sie die Aorta in einem Querschnitt unterhalb des Zwerchfells und oberhalb der Bifurkation ein. Vermessen Sie sie. Vermessen Sie auch den Durchmesser der V. cava im Querschnitt.

➤ **Aorta und V. cava:**
  ➤ **Aorta subdiaphragmal: 25 mm**
  ➤ **Aorta über der Bifurkation: 20 mm**
  ➤ **V. cava: 10–20 mm**

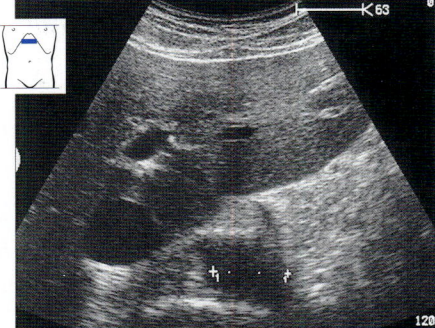
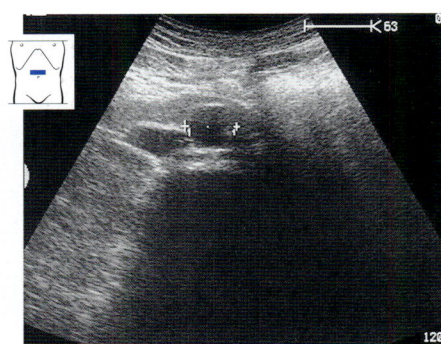
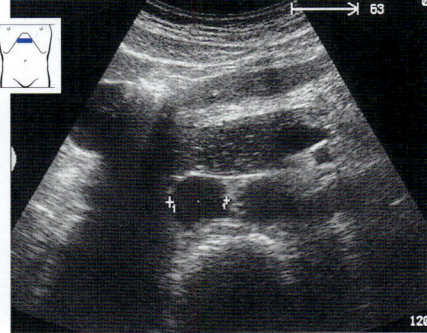

Normale Aorta, Querschnitt subdiaphragmal: Durchmesser 25 mm.

Normale Aorta, Querschnitt oberhalb der Bifurkation: Durchmesser 20 mm.

Normale V. cava, Querschnitt: Durchmesser 15 mm.

Spezielle Morphologie: Größe

➤ **Lernziel:** Größenveränderungen der Aorta und V. cava kennen lernen

Werfen Sie einen Blick auf die erste Abbildung. Die Aorta ist erweitert. Eine Erweiterung der Aorta auf 25–30 mm wird als Aortenektasie bezeichnet.

Eine Erweiterung auf über 30 mm, wie sie die zweite Abbildung zeigt, wird als Aneurysma bezeichnet.

Die häufigste Ursache einer Erweiterung der V. cava ist die Herzinsuffizienz.

➤ **Sonographische Kriterien des Aortenaneurysmas:**
  ➤ **Erweiterung > 30 mm**
  ➤ **Pulsation**
  ➤ **evtl. Aortensklerose**
  ➤ **evtl. Teilthrombosierung**

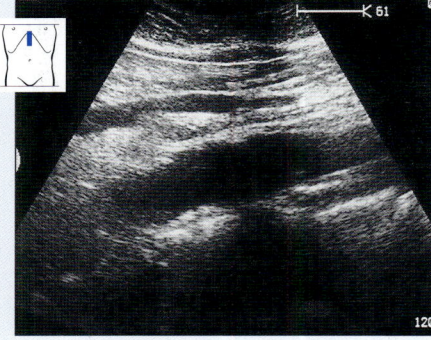
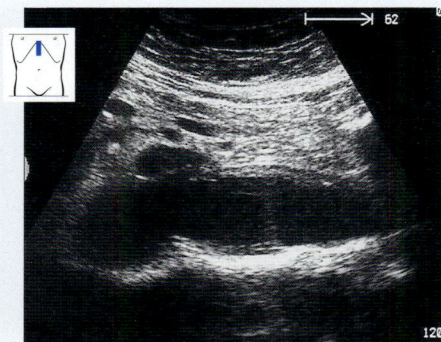
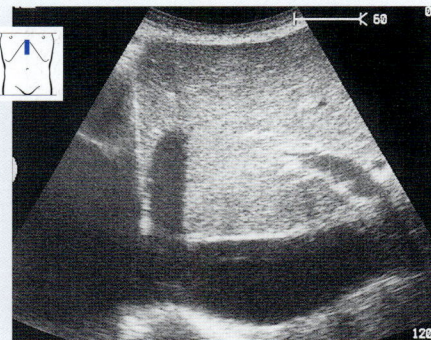

Aortenektasie: Aufweitung der Aorta auf 25–30 mm.

Aortenaneurysma: umschriebene Erweiterung der Aorta auf über 30 mm.

Herzinsuffizienz: Erweiterung der V. cava.

Spezielle Morphologie: Größe

➤ **Lernziel:** Das Ausmessen der Lebergröße kennen lernen

Die Messung der Lebergröße ist wegen der erheblichen Schwankungsbreite des Normalen nur begrenzt hilfreich. Üblicherweise wird in einem Längsschnitt über der MCL gemessen, jedoch auch über dem Epigastrium. Gemessen wird die Strecke zwischen Leberunterrand und dem höchsten Punkt der Zwerchfellkuppe. Eine auffällige Besonderheit ist der Riedel-Leberlappen, eine lange Ausziehung des rechten Leberrandes ohne Hepatomegalie.

Setzen Sie den Schallkopf im Längsschnitt über der MCL und dem Epigastrium auf und vermessen Sie die kraniokaudale Ausdehnung der Leber.

➤ Lebergröße:
   ➤ in der MCL 12–14 cm
   ➤ über dem Epigastrium: 10–12 cm

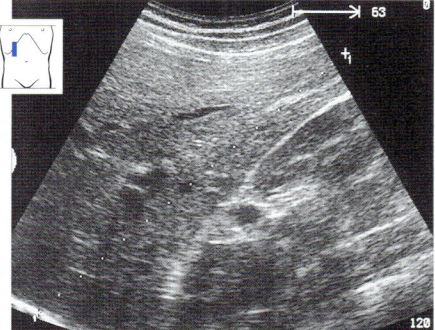

Normale Leber: Ausmessung der kraniokaudalen Ausdehnung in der MCL.

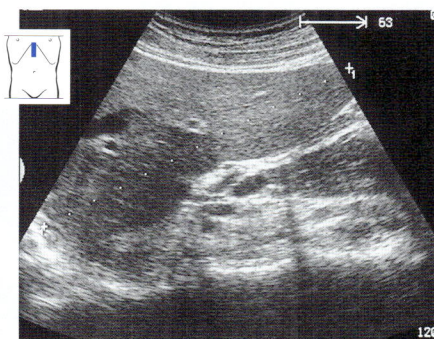

Normale Leber: Ausmessung der kraniokaudalen Ausdehnung über dem Epigastrium.

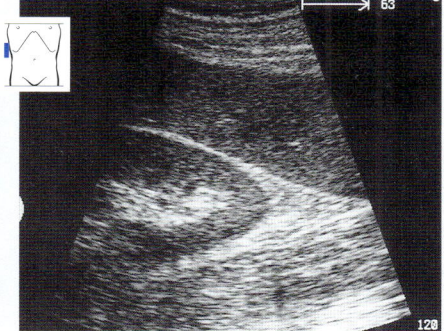

Riedel-Leberlappen: Ausziehung des rechten Leberlappens nach kaudal, Normvariante.

Spezielle Morphologie: Größe

➤ **Lernziel:** Größenveränderungen der Leber kennen lernen

Werfen Sie einen Blick auf die erste Abbildung. Die Leber ist groß und plump.

Die zweite Abbildung zeigt eine zirrhotische geschrumpfte Leber.

Die dritte Abbildung zeigt einen vergleichsweise großen Lobus caudatus. Dies ist ein häufiger Befund bei der Leberzirrhose.

➤ Leber groß:
   ➤ Fettleber
   ➤ Fibrose
   ➤ Zirrhose
   ➤ Metastasenleber
➤ Leber klein:
   ➤ Zirrhose

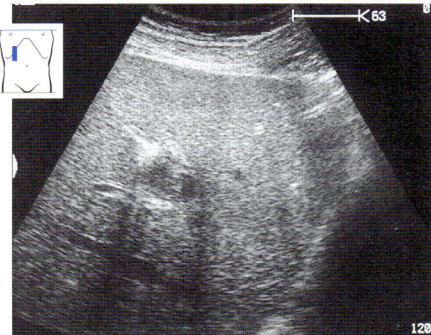

Hepatomegalie bei Fettleber.

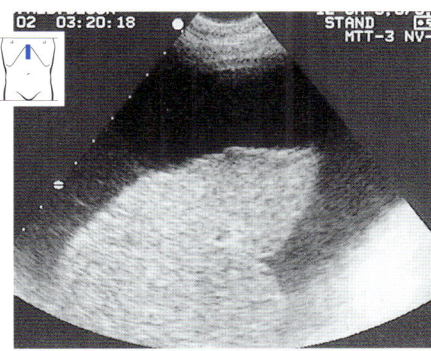

Leberzirrhose: kleine Leber, welliger Rand.

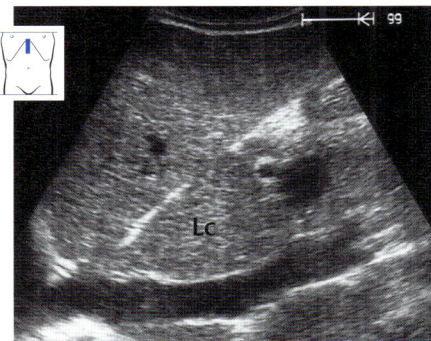

Leberzirrhose: relativ großer Lobus caudatus (Lc).

Spezielle Morphologie: Größe

➤ **Lernziel:** Die normale Größe des Ductus hepatocholedochus (DHC) kennen lernen

Die Vermessung des DHC hat eine Bedeutung bei der Beurteilung von Galleabflussstörungen. Stellen Sie den DHC in einem Längsschnitt ein. Achten Sie auf die Unterkreuzung durch die A. hepatica. Vermessen Sie den DHC etwas distal der Unterkreuzung. Bei Zustand nach Cholezystektomie ist der DHC oft etwas erweitert.

➤ **Weite des DHC:**
  ➤ distal der A. hepatica: 5–7 mm
  ➤ Z. n. Cholezystektomie: bis 10 mm

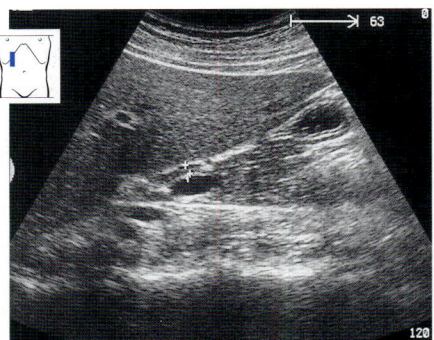
Ausmessung des DHC in einem Längsschnitt.

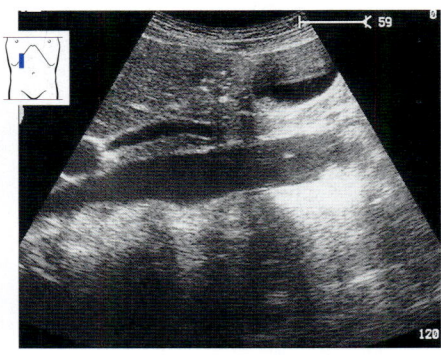
Zustand nach Cholezystektomie: kräftiger, noch normaler DHC.

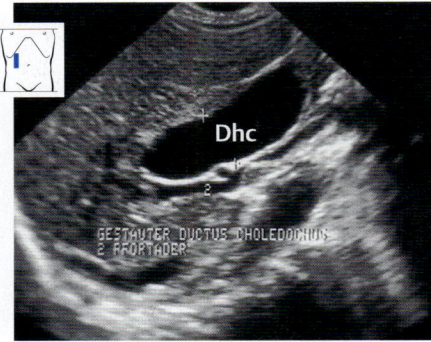
Pankreaskopfkarzinom: Obstruktion des DHC und Aufstau.

Spezielle Morphologie: Größe

➤ **Lernziel:** Die normale Größe der Gallenblase kennen lernen

Die normale Gallenblase kann sehr unterschiedlich groß sein. Wichtiger als die Ausmessung ist die Formbeurteilung.

Die Dicke der Gallenblasenwand beim nüchternen Patienten ist von Bedeutung bei der Cholezystitis. Die Dicke wird an der der Leberrückseite anliegenden Gallenblasenwand gemessen.

Setzen Sie den Schallkopf über der Längsachse der Gallenblase auf und vermessen Sie ihre Längs- und Querachse sowie die Gallenblasenwand.

Vermessen Sie die Gallenblasenwand nach einer Mahlzeit.

➤ Gallenblase: 11 × 5 cm
➤ Gallenblasenwand: bis 4 mm

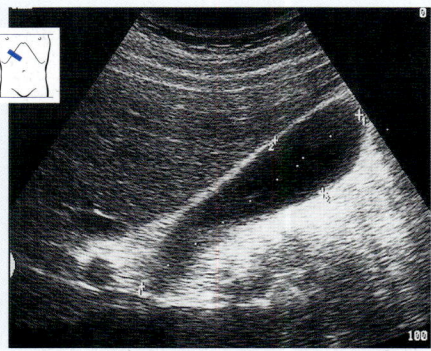
Normale Gallenblase im Schnitt über der Längsachse.

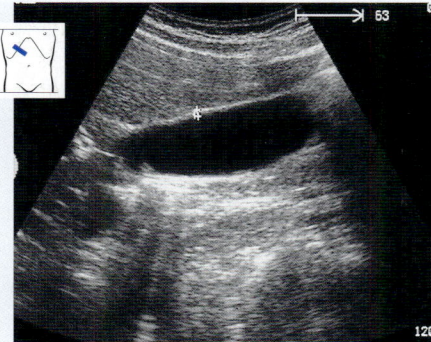
Ausmessung der Gallenblasenwand bei Nüchternheit.

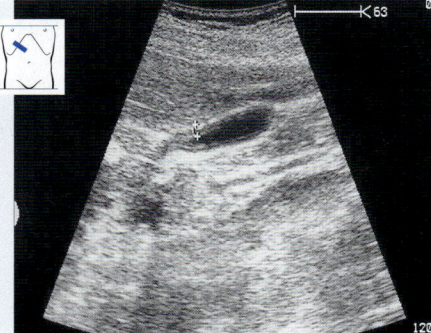
Ausmessung der Gallenblasenwand nach einer Mahlzeit.

Spezielle Morphologie: Größe

➤ **Lernziel:** Die Größenveränderungen der Gallenblase kennen lernen

Bei der Größenbeurteilung der Gallenblase sollten die Dauer der vorausgegangenen Nahrungskarenz, das Lebensalter und die Grunderkrankung berücksichtigt werden. Auch gesunde Gallenblasen können groß sein. Bei der Beurteilung sollte immer die Verformbarkeit, d. h. das Ausmaß der Prallfüllung, beachtet werden (s. Übung 176).

Häufigste Ursache einer kleinen Gallenblase ist die physiologische Entleerung. Häufigste Ursache der pathologisch kleinen Gallenblase ist die Schrumpfgallenblase auf dem Boden einer chronischen Cholezystitis.

Eine verdickte Gallenblasenwand sieht man postprandial sowie bei der Cholezystitis, bei Stauungszuständen und Hypoproteinämien.

➤ **Gallenblase groß:**
  ➤ Variante
  ➤ Fasten
  ➤ Atonie
  ➤ Alter
  ➤ Hydrops
  ➤ Empyem
➤ **Gallenblase klein:**
  ➤ postprandial
  ➤ Schrumpfgallenblase

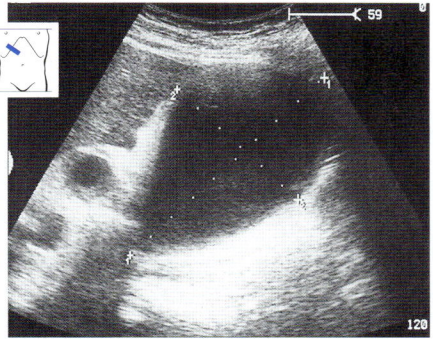

Große Gallenblase bei Abflusshindernis.

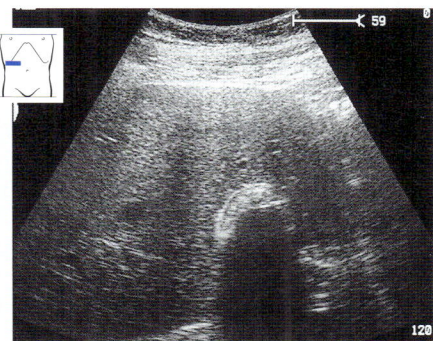

Schrumpfgallenblase bei chronischer Cholezystitis.

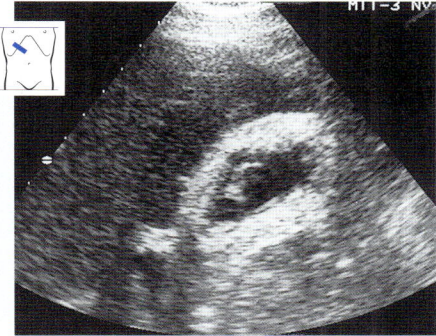

Gallenblasenwand verdickt bei chronischer Cholezystitis.

Spezielle Morphologie: Größe

➤ **Lernziel:** Die Größe des Pankreas kennen lernen

Das Pankreas wird im Oberbauchquerschnitt vermessen. Die Messstrecke sollte senkrecht auf der Organlängsachse stehen. Der Pankreaskopf kann zusätzlich im Oberbauchlängsschnitt vermessen werden. Insbesondere bei Verdacht auf eine chronische Pankreatitis sollte der Pankreasgang identifiziert und ausgemessen werden.

Setzen Sie den Schallkopf im Querschnitt über dem Pankreas auf. Vermessen Sie Kopf, Korpus und Kauda.

Stellen Sie den Pankreasgang im Oberbauchquerschnitt ein und vermessen Sie ihn.

➤ Pankreaskopf: 2–3 cm
➤ Pankreaskorpus: 1,5–2 cm
➤ Pankreaskauda: 2–3 cm
➤ Pankreasgang: < 3 mm

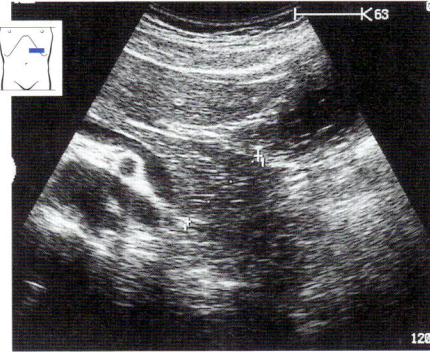

Ausmessung des Pankreasschwanzes im Oberbauchquerschnitt.

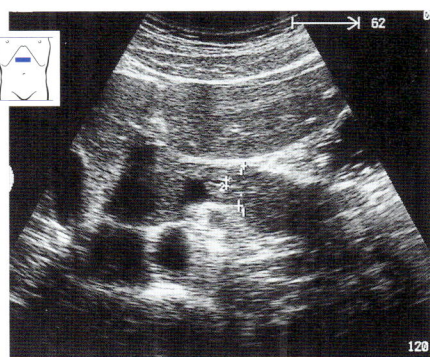

Ausmessung des Pankreaskorpus und Pankreasganges im Oberbauchquerschnitt.

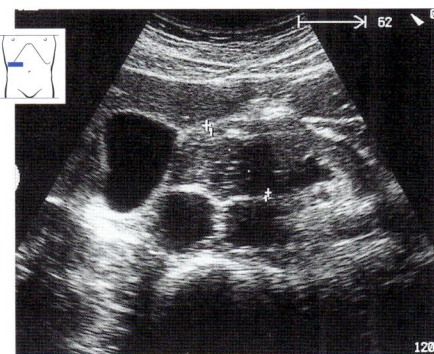

Ausmessung des Pankreaskopfes im Oberbauchquerschnitt.

Spezielle Morphologie: Größe

➤ **Lernziel:** Größenveränderungen des Pankreas kennen lernen

Form und Größe des Pankreas unterliegen einer großen Variabilität.

Bei der akuten Pankreatitis kommt es zu einer ödematösen Schwellung und echoarmen Vergrößerung.

Die chronische Pankretitis ist durch eine narbige Schrumpfung charakterisiert.

Die Erweiterung des Pankreaganges ist immer Hinweis auf einen pathologischen Prozess mit Abflussstörung.

➤ **Pankreas groß:**
  ➤ Normvariante
  ➤ akute Pankreatitis
➤ **Pankreas klein:**
  ➤ chronische Pankreatitis
➤ **Pankreasgang weit:**
  ➤ chronische Pankreatitis
  ➤ Pankreaskarzinom
  ➤ Papillenstenose
  ➤ Papillenkarzinom
  ➤ Gallengangskarzinom
  ➤ Konkremente

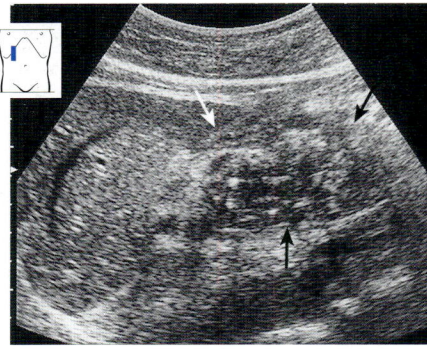

Akute Kopfpankreatitis mit ödematös geschwollenem Gewebe (Pfeile).

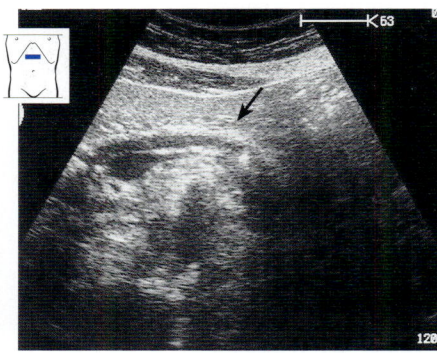

Chronische Pankreatitis (Pfeil). Ventral des erweiterten Ganges fast kein Gewebe mehr.

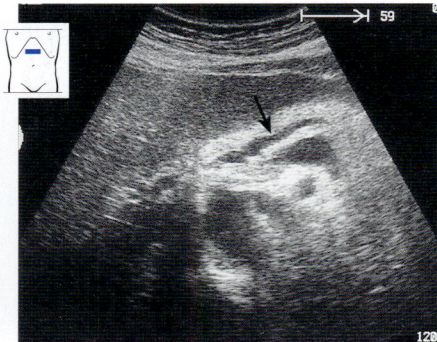

Pankreasgangerweiterung (Pfeil).

Spezielle Morphologie: Größe

➤ **Lernziel:** Die normale Milzgröße kennen lernen

Die Milz kann in 2 oder 3 Dimensionen vermessen werden.

Setzen Sie den Schallkopf in einem Flankenlängsschnitt über der Milz auf. Vermessen Sie die Länge von Pol zu Pol und vom Hilus aus die Tiefe im rechten Winkel zur Längsachse.

Stellen Sie die Milz in einem Flankenquerschnitt ein und vermessen Sie ihre Breite.

➤ **Milz im Längsschnitt: 12 × 5 cm**
➤ **Milz im Querschnitt: 7 cm**

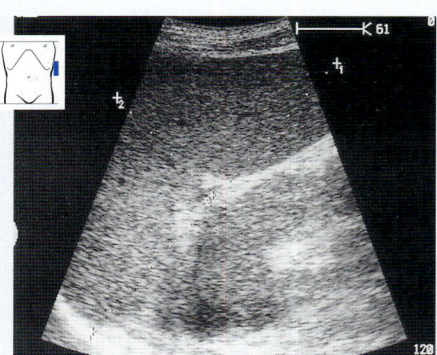

Vermessung der Milzgröße im Flankenlängsschnitt.

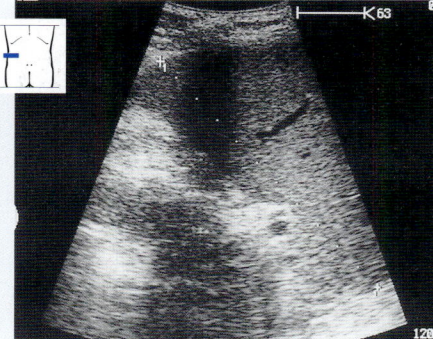

Vermessung der Milzgröße im Flankenquerschnitt.

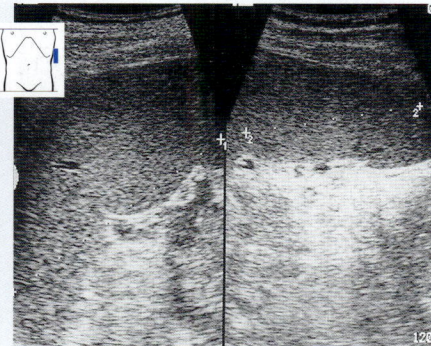

Vermessung einer deutlich vergrößerten Milz durch Versetzen des Schallkopfes.

Spezielle Morphologie: Größe

➤ **Lernziel:** Die normale Nierengröße kennen lernen

Die Nieren werden meistens nur im Flankenlängsschnitt vermessen, also in Länge und Tiefe. Im Querschnitt kann zusätzlich die Breite bestimmt werden. Daneben ist für parenchymatöse Nierenerkrankungen die Bestimmung der Parenchymbreite in Relation zur Pyelonbreite von Bedeutung.

Setzen Sie den Schallkopf in einem Flankenlängsschnitt über der rechten Niere auf. Vermessen Sie ihre Längs- und Tiefenausdehnung.

Vermessen Sie dann im Querschnitt die Breite.

Vermessen Sie im Längsschnitt die Summe von dorsalem und ventralem Parenchym und setzen Sie die Länge in Relation zur Pyelondicke.

➤ Niere im Längsschnitt: 11 × 4 cm
➤ Niere im Querschnitt: 6 cm
➤ Parenchym-Pyelon-Verhältnis (< 60 Jahre): 1,7 : 1
➤ Parenchym-Pyelon-Verhältnis (> 60 Jahre): 1,1 &divide 1

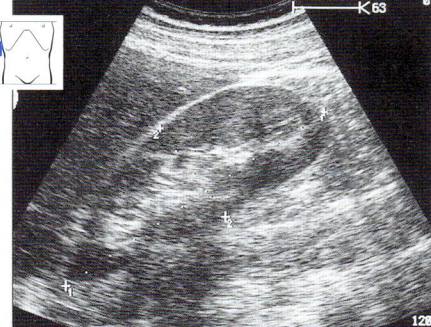 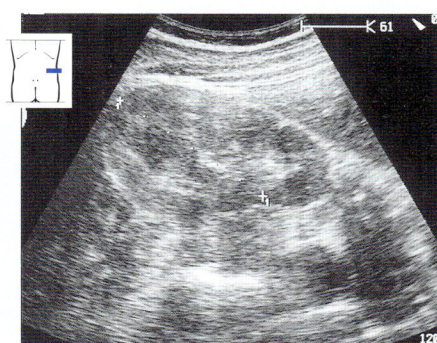 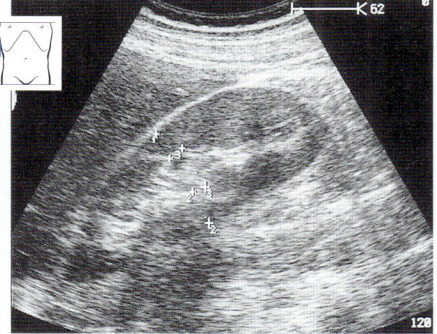

Messung der Nierenlänge und -dicke im Flankenlängsschnitt.

Messung der Nierenbreite im Flankenquerschnitt.

Messung des dorsalen und ventralen Parenchyms sowie des Pyelons.

Spezielle Morphologie: Größe

➤ **Lernziel:** Größenveränderungen der Nieren kennen lernen

Bei der Beurteilung der Nierengröße muss immer die kontralaterale Niere mit berücksichtigt werden. Es bestehen beachtliche Größendifferenzen in einem Individuum. Einzelnieren, erworben oder angeboren, sind kompensatorisch groß. Im Alter kommt es zu einer physiologischen Verkleinerung der Nieren, pathologische Verkleinerungen und Schrumpfnieren sieht man als Endstadium chronisch entzündlicher Erkrankungen. Typisch für die Altersniere ist das schmale Parenchym.

➤ Niere groß:
  ➤ Einzelniere
  ➤ Diabetes mellitus
  ➤ Amyloidose
  ➤ akute Pyelonephritis
  ➤ akute Glomerulonephritis
➤ Niere klein:
  ➤ Alter
  ➤ chronische Glomerulonephritis
  ➤ Nierenarterienstenose

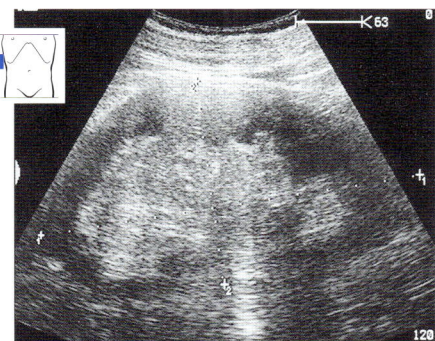 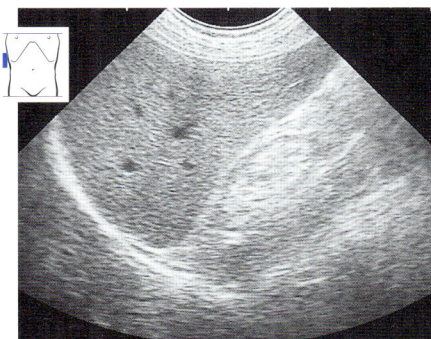 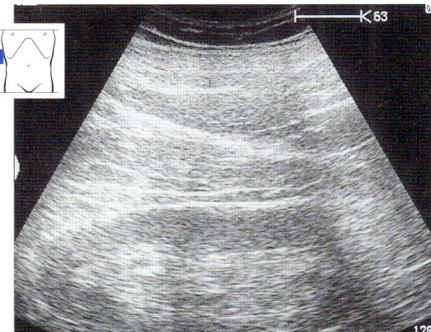

Einzelniere: bereits prima vista groß wirkende Niere.

Schrumpfniere bei chronischer Glomerulonephritis.

Altersniere: schmales Parenchym.

Spezielle Morphologie: Größe

➤ **Lernziel:** Die normale Prostatagröße kennen lernen

Die Prostata wird in 3 Dimensionen vermessen.

Setzen Sie den Schallkopf im Querschnitt suprapubisch auf und stellen Sie die Prostata in ihrer größten Ausdehnung ein. Vermessen Sie ihre Breite und Tiefe.

Drehen Sie dann den Schallkopf zu einem Längsschnitt. Vermessen Sie die kraniokaudale Längenausdehnung.

Errechnen Sie das Prostatavolumen: D1 × D2 × D3 × 0,5

➤ **Prostata im Querschnitt:**
  ➤ Breite < 45 mm
  ➤ Tiefe < 35 mm
➤ **Prostata im Längsschnitt:**
  ➤ Länge < 35 mm

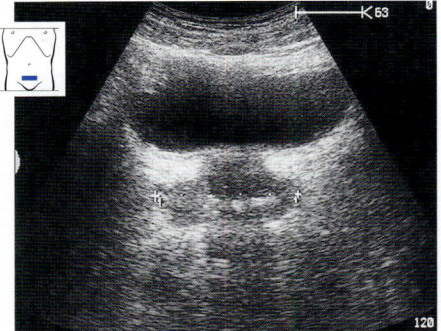

Messung der Prostatabreite im Querschnitt.

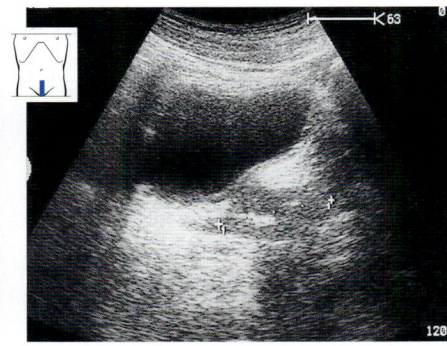

Messung der Prostatalänge im Längsschnitt.

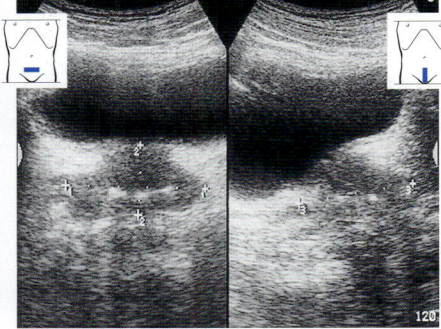

Errechnung des Prostatavolumens nach der Volumenformel.

Spezielle Morphologie: Größe

➤ **Lernziel:** Die Vergrößerung der Prostata kennen lernen

Häufigste Ursache der Prostatavergrößerung ist die benigne Prostatahypertrophie. Wichtigste Differenzialdiagnose ist das Karzinom.

Werfen Sie einen Blick auf die unten stehenden Sonogramme und vergleichen Sie sie mit den Sonogrammen der Übung 169.

➤ **Prostata groß:**
  ➤ Adenom
  ➤ Karzinom

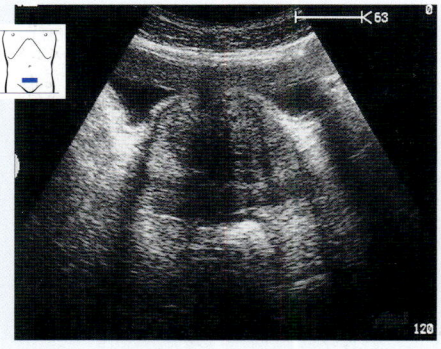

Prostatahypertrophie: groß und plump wirkende Prostata.

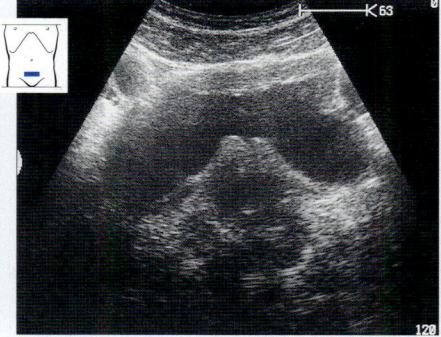

Prostatahypertrophie im Querschnitt.

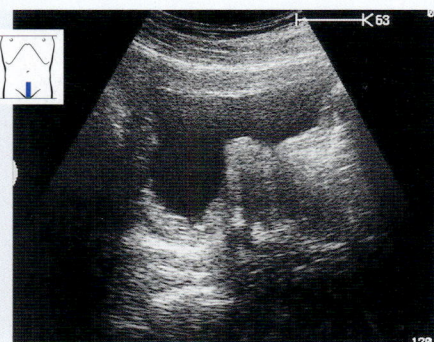

Prostatahypertrophie im Längsschnitt.

Spezielle Morphologie: Form und Kontur

➤ **Lernziel:** Form und Kontur der Aorta kennen lernen

Heute geht es um die pathologischen Veränderungen von Form und Kontur.

Setzen Sie den Schallkopf in einem Längsschnitt über der Aorta auf. Beurteilen Sie Form und Kontur des Gefäßes.

Drehen Sie den Schallkopf zu einem Querschnitt und führen Sie ihn zügig hinunter bis zur Bifurkation und zurück. Beachten Sie die Formkonstanz des runden Gefäßanschnittes. Vergleichen Sie den Gefäßanschnitt auf der ersten Abbildung mit denen auf der zweiten und dritten Abbildung.

➤ **Aorta:**
   ➤ **rund bzw. gerade gestreckt**
   ➤ **glattwandig**
➤ **Abweichungen:**
   ➤ **Aneurysma**
   ➤ **Kinking**
   ➤ **Aortensklerose**

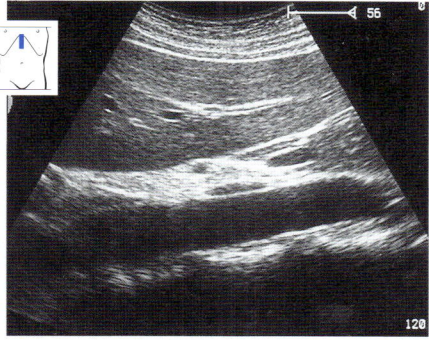 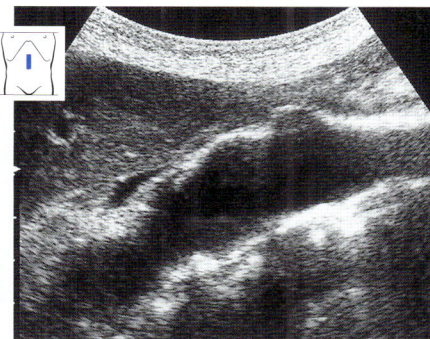 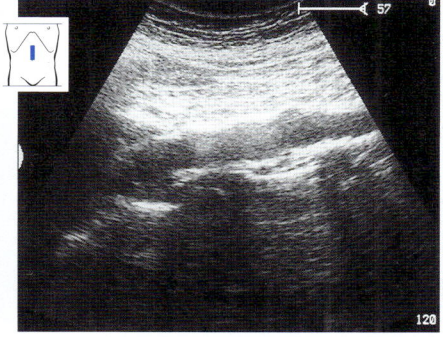

Aorta eines jungen Menschen: Das Gefäß ist gerade, gestreckt, glattwandig, im Querschnitt rund.

Umschriebene Vorwölbung: Aortenaneurysma.

Konturunregelmäßigkeit der inneren Gefäßwand: Aortensklerose.

Spezielle Morphologie: Form und Kontur

➤ **Lernziel:** Form und Kontur der V. cava kennen lernen

Setzen Sie den Schallkopf in einem Längsschnitt über der V. cava auf. Beurteilen Sie Form und Kontur.

Drehen Sie den Schallkopf zu einem Querschnitt und führen Sie ihn zügig bis zur Bifurkation. Beachten Sie die Formänderung der V. cava im Verlauf und bei Kompression.

Vergleichen Sie den Gefäßanschnitt der Abbildung 1 mit jenen auf der zweiten und dritten Abbildung.

➤ **V. cava:**
   ➤ **im Querschnitt oval bis flach**
   ➤ **komprimierbar**

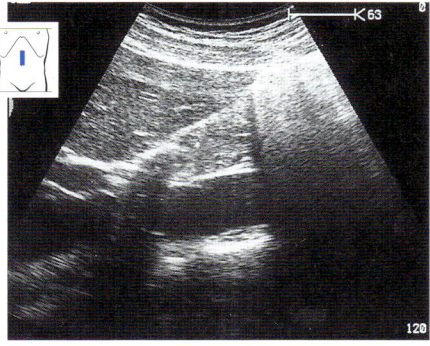 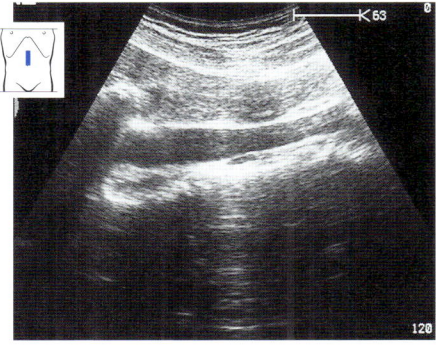 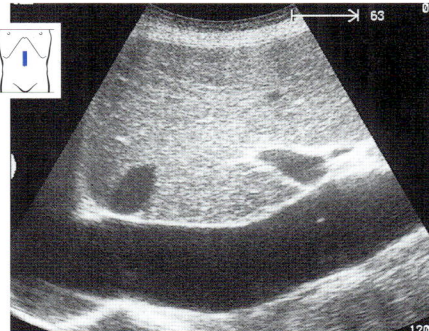

V. cava eines jungen Menschen: Das Gefäß ist gerade, glattwandig, komprimierbar, im Querschnitt oval bis flach.

Kompression der V. cava bei Druck mit dem Schallkopf. Gesunder Proband.

Aufweitung der V. cava, nicht komprimierbar. Herzinsuffizienz.

18. TAG

87

Spezielle Morphologie: Form und Kontur

➤ **Lernziel:** Form und Kontur der Leber kennen lernen

Setzen Sie den Schallkopf in einem Längsschnitt über dem linken Leberlappen auf. Beobachten Sie die Form des Anschnittes. Schätzen Sie den Winkel zwischen Lebervorderrand und Rückseite. Vergleichen Sie das Bild mit der zweiten Abbildung.

Setzen Sie den Schallkopf in einem Längsschnitt über dem rechten Leberlappen auf. Vergleichen Sie den Leberwinkel mit der ersten Abbildung.

➤ **Winkel des unteren Leberrandes:**
  ➤ **links 30°**
  ➤ **rechts 45°**

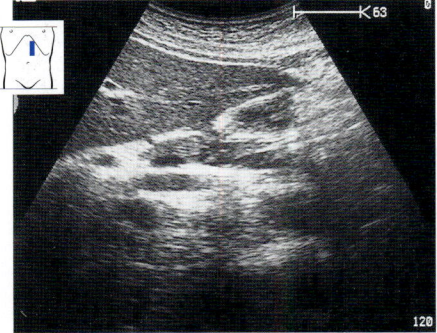
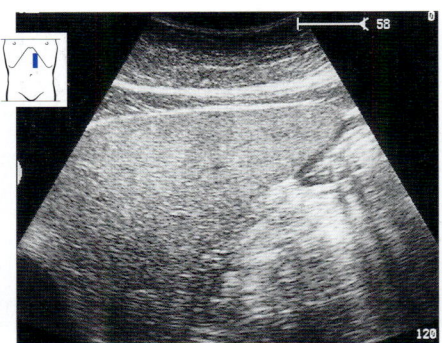
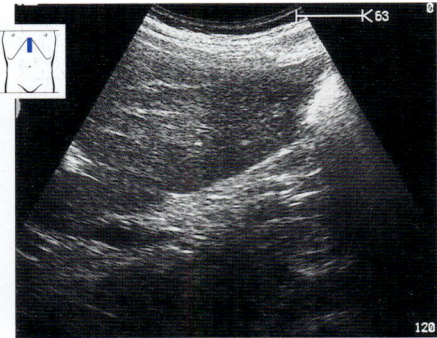

Längsanschnitt des linken Leberlappens: dreieckige Form, spitzer Winkel, glatte Kontur.

Aufweitung des Winkels bei Hepatomegalie infolge Fettleber.

Längsanschnitt des rechten Leberlappens: Normalbefund, Winkel 45°.

Spezielle Morphologie: Form und Kontur

➤ **Lernziel:** Form und Kontur der Leber kennen lernen

Setzen Sie den Schallkopf in einem Längsschnitt über dem linken Leberlappen auf. Beachten Sie den Verlauf des Leberunterrandes genauer. Kaudal wirkt die Dorsalfläche konkav, kranial konvex geformt. Vergleichen Sie den Befund mit der zweiten und der dritten Abbildung.

➤ **Unterrand der Leber links:**
  ➤ **konkav/konvex**
  ➤ **konvex bei Fettleber**
  ➤ **höckerig bei Zirrhose**

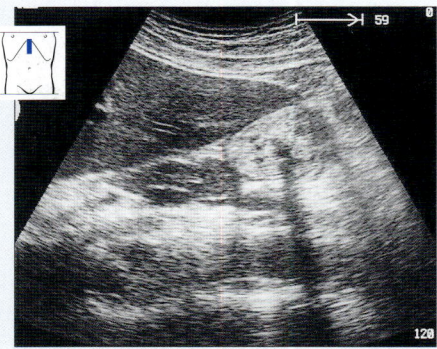
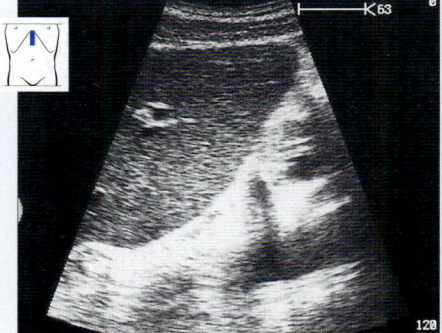
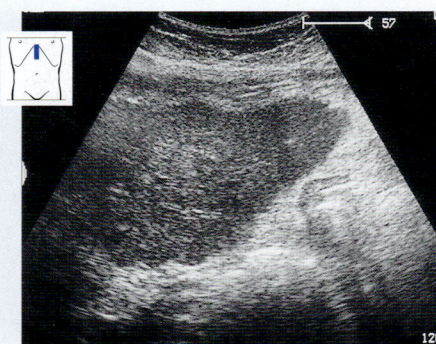

Längsschnitt über dem linken Leberlappen. Beachten Sie: kaudal konkave Einbuchtung, kranial konvexe Vorwölbung. Glatter, harmonischer Linienverlauf.

Längsschnitt über dem linken Leberlappen. Aufhebung der konvex–konkaven Linie, konkave Vorwölbung auch kaudal. Fettleber.

Längsschnitt über dem linken Leberlappen. Aufhebung der glatten Kontur, höckerige Linie. Alkoholtoxische Leberzirrhose.

Spezielle Morphologie: Form und Kontur

➤ **Lernziel:** Form und Kontur der Leber kennen lernen

Setzen Sie den Schallkopf im Längsschnitt über dem linken Leberlappen auf. Versetzen Sie ihn in kleinen parallelen Schritten nach rechts. Beobachten Sie dabei die Formänderung der Kontur des Leberunterrandes. Sie erkennen typische Konturveränderungen durch intrahepatische bzw. extrahepatische Strukturen: Lig. teres, Gallenblase, Niere.

➤ **Impression/Einziehung der Leberunterseite:**
  ➤ **Lig. teres.**
  ➤ **Gallenblase**
  ➤ **Niere**

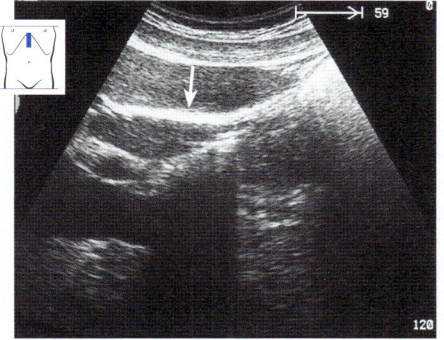 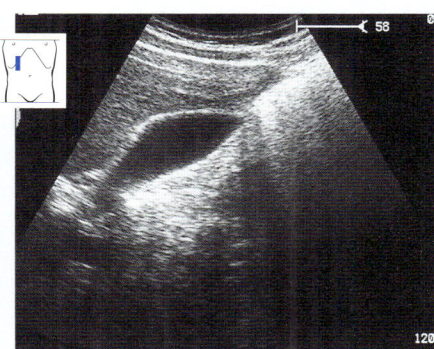 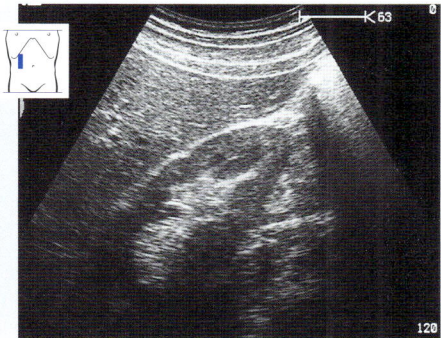

Einziehung der Leberkontur durch das Lig. teres (Pfeil).

Eindellung der Leberkontur durch die Gallenblase.

Eindellung der Leberkontur durch die Niere.

Spezielle Morphologie: Form und Kontur

➤ **Lernziel:** Form und Kontur der Gallenblase kennen lernen

Setzen Sie den Schallkopf über der Längsachse der Gallenblase eines nüchternen Probanden auf. Vergegenwärtigen Sie sich die Form der Gallenblase. Sie ist vergleichbar mit einem ohne Spannung mit Wasser gefüllten Luftballon. Erhöhen Sie den Druck mit dem Schallkopf und beobachten Sie die Formänderung.

Vergleichen Sie die normale Gallenblase mit der zweiten und dritten Abbildung.

➤ **Gallenblase in nüchternem Zustand: nicht gespannt**
➤ **Gallenblasenhydrops: gespannte Prallfüllung**

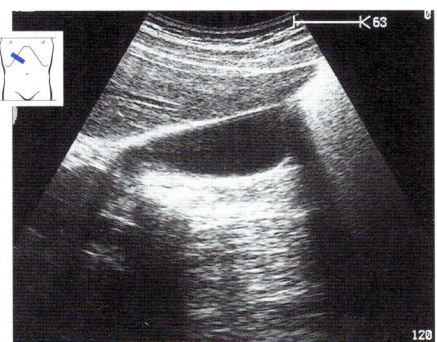 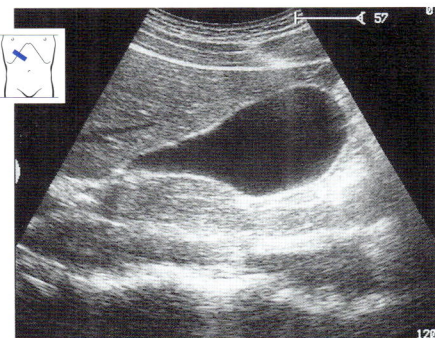 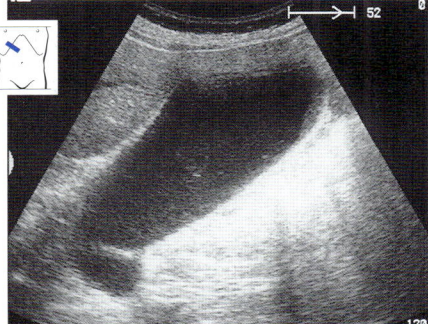

Normale Gallenblase: ovale Form, birnenförmig, vergleichbar mit einem schlaff mit Wasser gefüllten Luftballon.

Große atonische Gallenblase. Gesunder Proband.

Gallenblasenhydrops: gespannte Prallfüllung, vergleichbar mit einem prall gefüllten Luftballon.

Spezielle Morphologie: Form und Kontur

➤ **Lernziel:** Form und Kontur der Gallenblase kennen lernen

Die Gallenblasenform wird beeinflusst durch die sie umgebenden Organe, insbesondere die Leber, das Duodenum und das Kolon.

Stellen Sie die Gallenblase in einem Schnitt längs ihrer Achse ein. Beobachten Sie die Konturverformung durch die Leber, durch das dorsal gelegene peristaltisch aktive Duodenum und durch das kaudal gelegene lufthaltige Kolon.

➤ **Impression der Gallenblase durch:**
  ➤ **Leber (ventral)**
  ➤ **Duodenum (dorsal)**
  ➤ **Kolon (kaudal)**

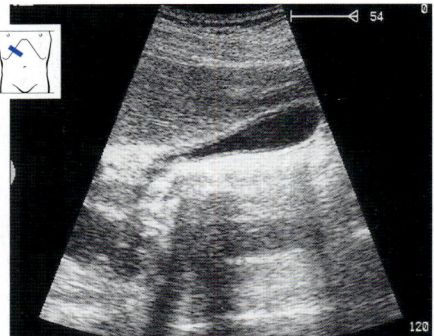 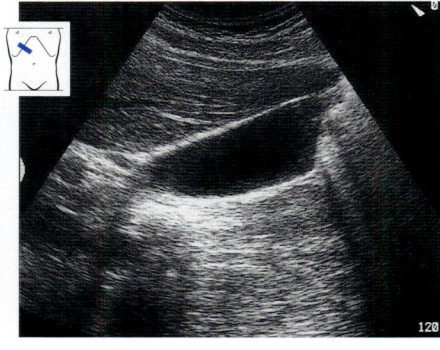 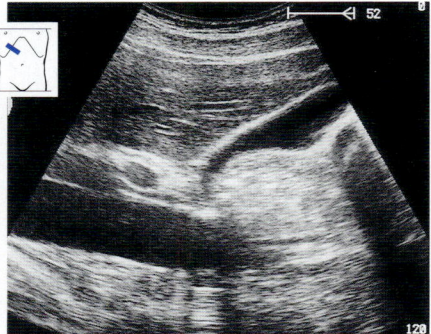

Normale Gallenblase. Die ventrale Kontur folgt der Leberform.

Normale Gallenblase. Impression durch das kaudal gelegene Kolon (Pfeil).

Normale Gallenblase. Impression der dorsalen Gallenblasenwand durch das Duodenum.

Spezielle Morphologie: Form und Kontur

➤ **Lernziel:** Form und Kontur der Gallenblase kennen lernen

Neben der typischen Birnenform finden sich zahlreiche Formvarianten, denen keine pathologische Bedeutung zukommt. Sie können jedoch zu Artefakten führen und damit zu Verwechselungen (Schallschatten/Steine, Knickbildung/Septum).

➤ **Formvarianten der Gallenblase:**
  ➤ **einfache Knickbildung**
  ➤ **mehrfache Knickbildung**
  ➤ **phrygische Mütze**

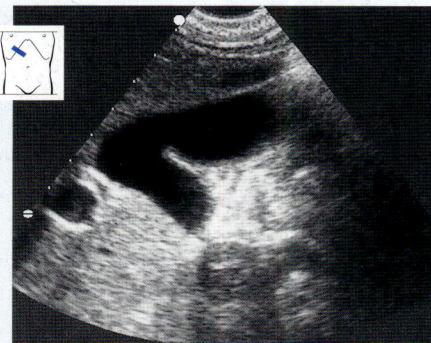 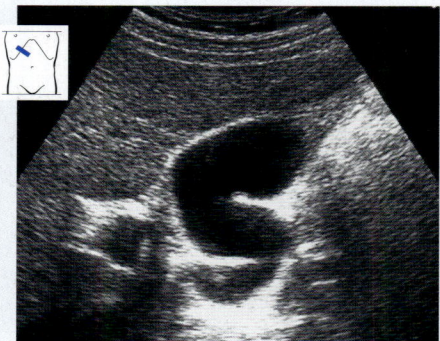 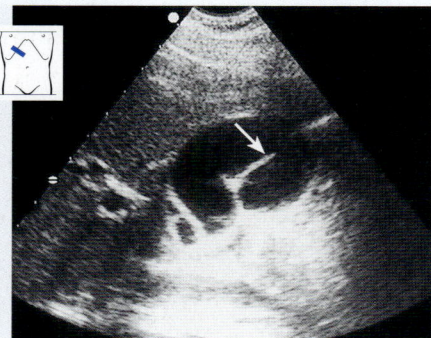

Einfache Knickbildung der Gallenblase.

Mehrfach geknickte Gallenblase.

Phrygische Mütze. Abknickung der Gallenblase im Fundus (Pfeil).

Spezielle Morphologie: Form und Kontur

➤ **Lernziel:** Form und Kontur der Gallenblase kennen lernen

Die Abgrenzbarkeit der Gallenblasenwand von der Umgebung wird an der Leberrückseite beurteilt. Die Abgrenzbarkeit vom dorsal gelegenen Dünndarm und vom kaudal gelegenen Kolon ist wegen der Lufthaltigkeit des Darmes unbefriedigend. Beim Gesunden ist die Grenze zur Leber scharf und glatt.

Setzen Sie den Schallkopf im Oberbauchlängsschnitt über der Gallenblase auf und beurteilen Sie die Gallenblase-Leber-Grenze. Vergleichen Sie Ihren Normalbefund mit der zweiten und der dritten Abbildung.

➤ **Unscharfe Abgrenzbarkeit der Gallenblase:**
  ➤ **Cholezystitis**
  ➤ **Leberzirrhose**
  ➤ **Aszites**
  ➤ **Herzinsuffizienz**
  ➤ **Adipositas**

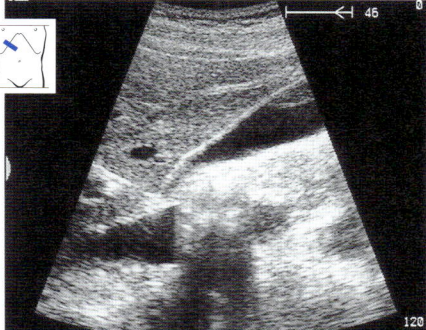

Normale Gallenblase: scharfe Grenze zwischen Gallenblasenwand und Leber.

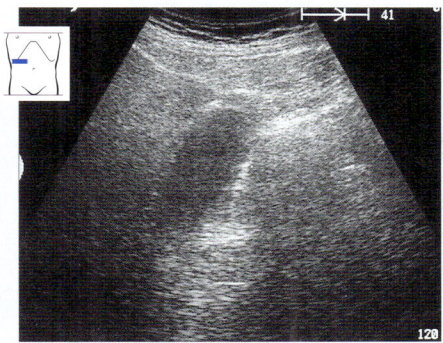

Adipositas und Cholezystolithiasis: miserable Abgrenzung der Gallenblasenwand von der Leber. Keine Cholezystitis.

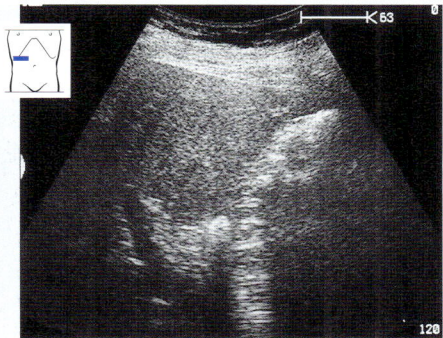

Akute Cholezystitis: inhomogene Auflockerung der Gallenblasenwand, unscharfe Abgrenzbarkeit zur Leber.

Spezielle Morphologie: Form und Kontur

➤ **Lernziel:** Form und Kontur des Pankreas kennen lernen

Die Form des Pankreas ist variabel. Meist sind Kopf und Schwanz plump, das Korpus schlank. Die Kontur ist beim Gesunden glatt.

Setzen Sie den Schallkopf in Oberbauchmitte quer auf und identifizieren Sie das schlanke Korpus. Versetzen Sie den Schallkopf dann etwas nach rechts unten und identifizieren Sie den Kopf, danach nach links oben und identifizieren Sie den Schwanz. Beachten Sie die typische Form des Pankreaskopfes. Sie entsteht durch die Impression durch Duodenum (lateral), V. mesenterica superior (medial) und V. cava (dorsal).

➤ **Impression des Pankreaskopfes:**
  ➤ **Duodenum (lateral)**
  ➤ **V. mesenterica superior (medial)**
  ➤ **V. cava (dorsal)**

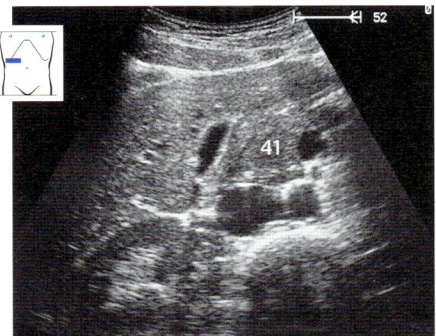

Oberbauchquerschnitt durch den Pankreaskopf (41). Beachten Sie die Impression durch Duodenum, V. mesenterica superior und V. cava.

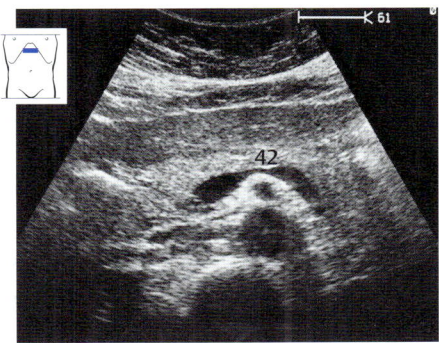

Pankreaskorpus (42). Beachten Sie das schmale Band des Pankreas und die glatte Kontur.

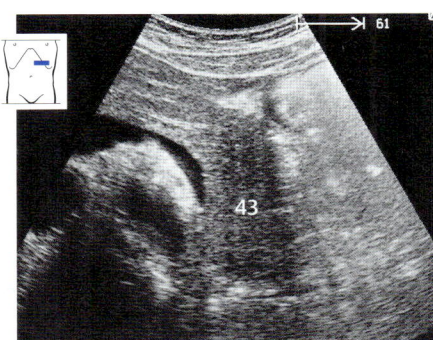

Pankreasschwanz (43). Relativ plumpe Auftreibung des Pankreasschwanzes. Die Form des Pankreasschwanzes unterliegt einer großen Variabilität.

Spezielle Morphologie: Form und Kontur

➤ **Lernziel:** Form und Kontur des Pankreas kennen lernen

Abweichungen von der normalen Pankreasform sind praktisch immer pathologisch. Die häufigsten Ursachen sind akute und chronische Entzündungen und natürlich das Pankreaskarzinom.

➤ **Abweichungen der Pankreasform:**
➤ akute und chronische Pankreatitis
➤ Pankreaskarzinom
➤ Pseudozysten

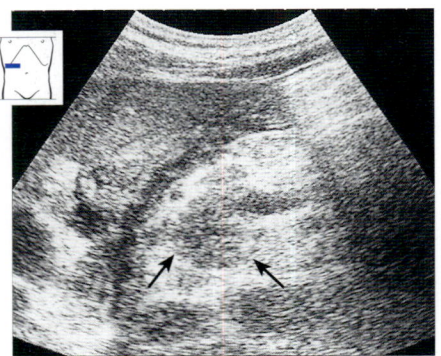

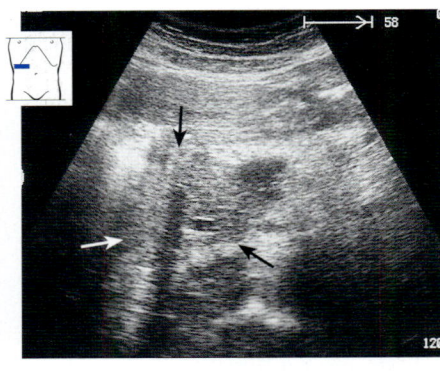

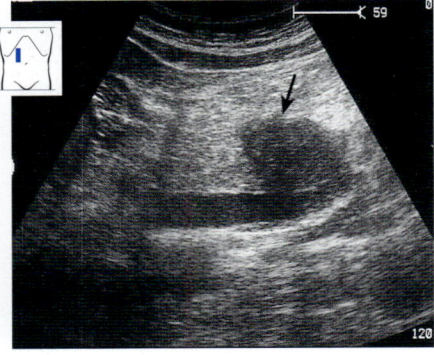

Akute Pankreatitis: Auftreibung des Pankreas (Pfeile).

Chronische Pankreatitis: unregelmäßige Kontur des Pankreaskopfes (Pfeile).

Pankreaskopfkarzinom: Auftreibung des Pankreaskopfes (Pfeil).

Spezielle Morphologie: Form und Kontur

➤ **Lernziel:** Form und Kontur der Milz kennen lernen

Die Milz hat die Form eines Kugelsegmentes, dessen innere Seite durch die benachbarten Organe konkav geformt wird.

Bei Splenomegalie infolge der bekannten Ursachen sieht man neben der Organvergrößerung meistens auch eine Verplumpung.

Einziehungen der Milzkontur sieht man als Normvariante, aber auch als Folge von Trauma und Infarkt.

Stellen Sie die Milz im Flankenlängsschnitt ein und vergleichen Sie sie mit der zweiten und der dritten Abbildung.

➤ **Verplumpung der Milzform:**
➤ Splenomegalie
➤ **Einziehungen der Milzkontur:**
➤ Normvariante
➤ Infarktnarbe
➤ Trauma

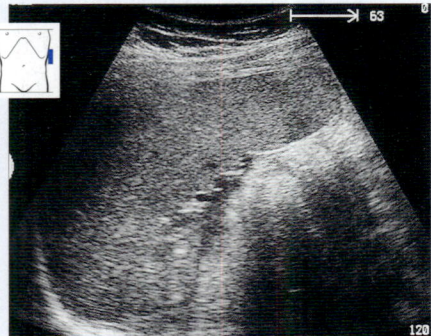

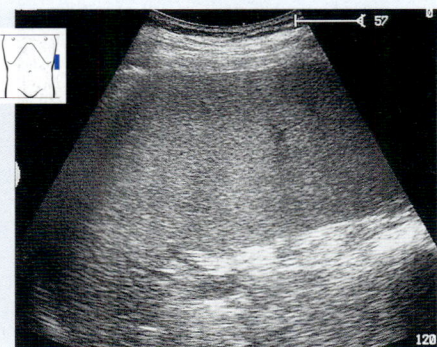

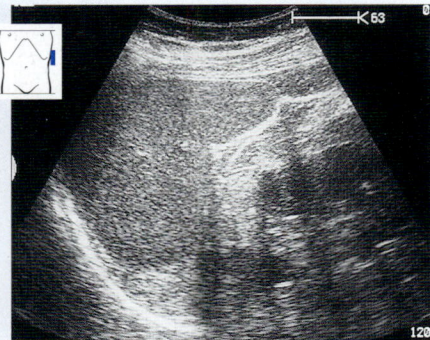

Normale Milz im Flankenlängsschnitt. Beachten Sie die leicht konkave Kontur auf der medialen Seite.

EBV-Infektion: Verplumpung der Milzform.

Normvariante: starke Einziehung der Milzkontur.

Spezielle Morphologie: Form und Kontur

➤ **Lernziel:** Form und Kontur der Nieren kennen lernen

Die Niere ist ein im Längsschnitt bohnenförmiges, ovales Organ. Allerdings unterliegt die Form einer gewissen Variabilität. Man sieht schlanke, lange Nieren und plumpe, kurze Nieren. Stellen Sie die rechte Niere in einem Flankenlängsschnitt ein und vergleichen Sie sie mit denen auf Abbildung 2 und 3.

➤ **Normale Niere:**
  ➤ **bohnenförmig**
  ➤ **sehr variabel**

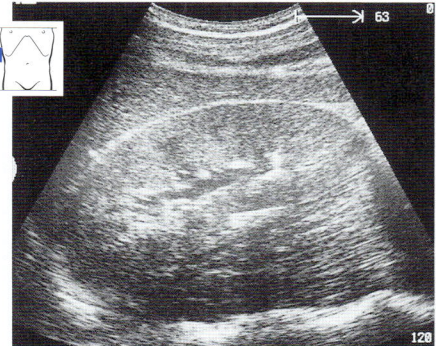 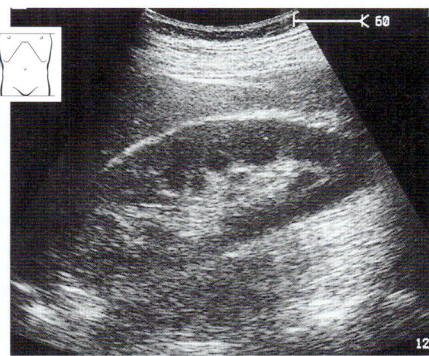 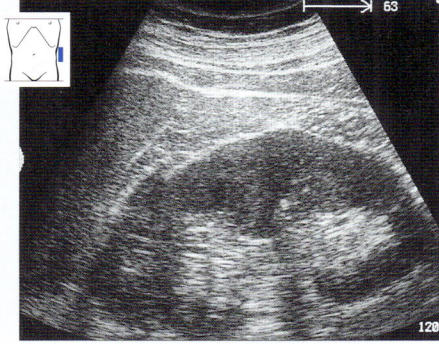

Normale Niere: typische Bohnenform.　　Normale Niere: schlank und länglich.　　Normale Niere: kurz und breit.

Spezielle Morphologie: Form und Kontur

➤ **Lernziel:** Form und Kontur der Nieren kennen lernen

Die Kontur der Niere ist oft glatt, häufig sieht man jedoch auch tiefere Einziehungen (Renkulierung) der Oberfläche und unregelmäßige Vorwölbungen, besonders an der linken Niere.

Stellen Sie die rechte Niere in einem Flankenlängsschnitt ein, verschaffen Sie sich einen Eindruck von der glatten Kontur und vergleichen Sie diese mit den folgenden 3 Abbildungen.

Stellen Sie die linke Niere in einem Flankenlängsschnitt ein. Fahnden Sie nach einer Vorwölbung im mittleren Drittel unterhalb des unteren Milzpoles.

➤ **Konturauffälligkeiten der Niere:**
  ➤ **physiologische Einziehungen**
  ➤ **Narben**
  ➤ **Milzbuckel links**
  ➤ **Tumor**

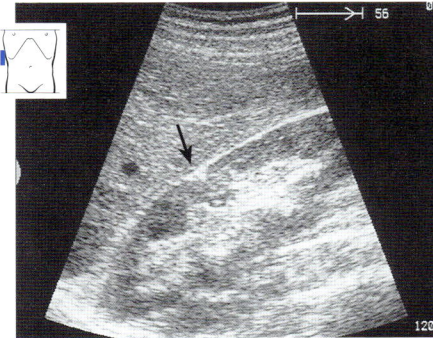 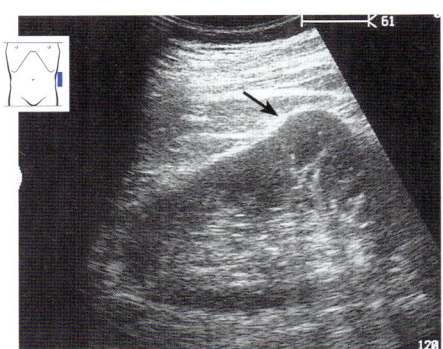 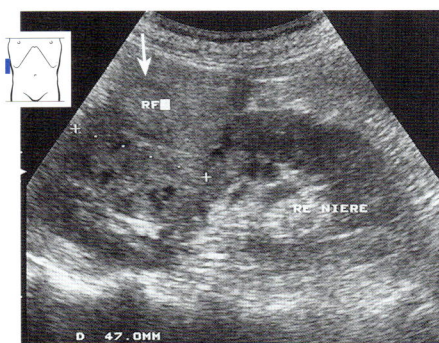

Renkulierung (Pfeil). Normalbefund, kleine Einziehung der Nierenkontur.　　Milzbuckel (Pfeil). Normalbefund.　　Hypernephrom (Pfeil). Kugelige Vorwölbung am oberen Nierenpol.

Spezielle Morphologie: Echogenität

➤ **Lernziel:** Die Echogenität von Gefäßen beurteilen lernen

Heute geht es um das sonographische Merkmal der Echogenität von Organen.

Das Gefäßlumen wird bei guter Einstellung meistens fast echofrei dargestellt. Schallen Sie die V. cava im Längsschnitt an. Man kann feine, in Strömungsrichtung bewegte Reflexe sehen, die durch Strömungsphänomene entstehen.

Echte reflexgebende Strukturen innerhalb des Gefäßlumens sieht man bei Thromben oder der Aortendissektion.

Stellen Sie nach der V. cava die Aorta ein. Vergleichen Sie das echofreie Lumen normaler Gefäße mit der zweiten und der dritten Abbildung.

➤ **Binnenreflex in Gefäßen:**
   ➤ **Strömungsphänomene**
   ➤ **Artefakte**
   ➤ **Rauschen**
   ➤ **Thrombose**
   ➤ **Tumoreinbruch**
   ➤ **Aortendissektion**

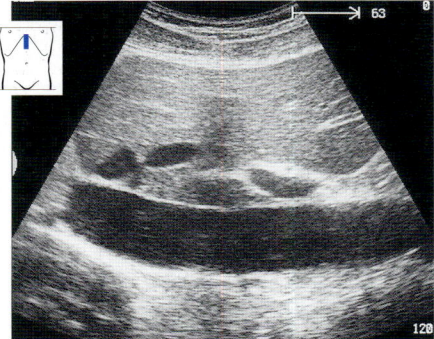

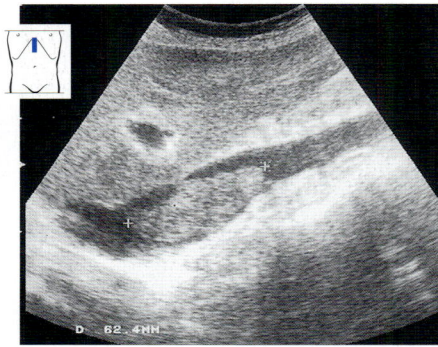

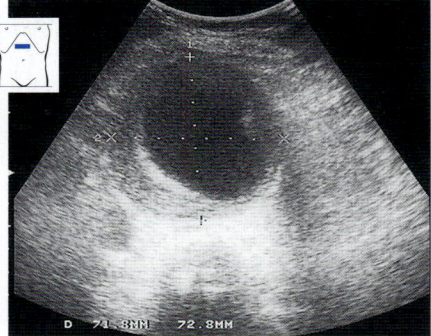

V. cava: Sie erkennen feine, wolkige Binnenechos. Normalbefund.

Tumoreinbruch in die V. cava: echodichte Binnenstruktur innerhalb des Gefäßlumens.

Aortenaneurysma: Teilthrombosierung mit wandständigem Thrombus.

Spezielle Morphologie: Echogenität

➤ **Lernziel:** Die Echogenität von Gefäßen beurteilen lernen

Die Gefäßwände arterieller und venöser Gefäße werden als echogene Begrenzung identifiziert. Das Maß der Reflexion hängt ab von der Dicke und der Beschaffenheit der Wand sowie vom Anschallwinkel.

Schallen Sie die Aorta im Längsschnitt an und beurteilen Sie die Echogenität der Gefäßwand. Vergleichen Sie dieses Bild mit der zweiten Abbildung.

Schallen Sie eine Lebervene an und beurteilen Sie das Ausmaß der Gefäßwandreflexion in Abhängigkeit vom Anschallwinkel.

➤ **Echogenität der Gefäßwand:**
   ➤ **Dicke**
   ➤ **Beschaffenheit**
   ➤ **Anschallwinkel**

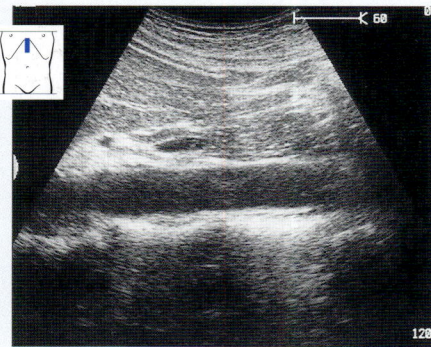

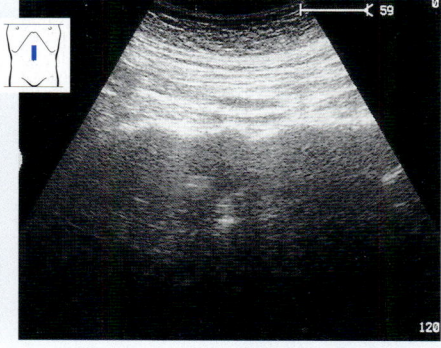

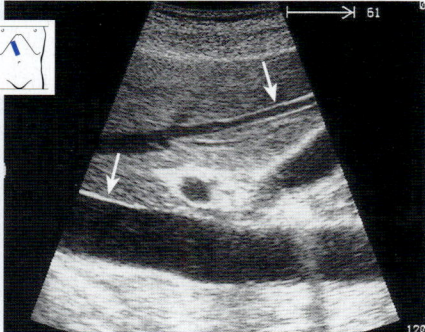

Normale Aortenwand: mäßig stark echogen, mehrschichtig.

Atherosklerotische Aortenwand: starke Echogenität.

V. cava und Lebervene: Beachten Sie, dass die Gefäßwand in den Abschnitten, die senkrecht angeschallt werden (Pfeile), echodichter abgebildet wird als in jenen, die schräg angeschallt werden.

Spezielle Morphologie: Echogenität

➤ **Lernziel:** Die Echogenität der Leber beurteilen lernen

Schallen Sie die Leber im Oberbauchquerschnitt an. Beachten Sie die Echogenität des Gewebes. Sie ist im Vergleich zu Flüssigkeiten oder der Aortenwand mittelstark.

Stellen Sie die Leber und Niere im Flankenlängsschnitt ein und vergleichen Sie die Echogenität von Leber und Nierenparenchym. Vergleichen Sie Ihre Einstellung mit der dritten Abbildung.

➤ Echogenität der Leber:
   ➤ distaler Schallenergieverlust
   ➤ Vergleichen mit Niere

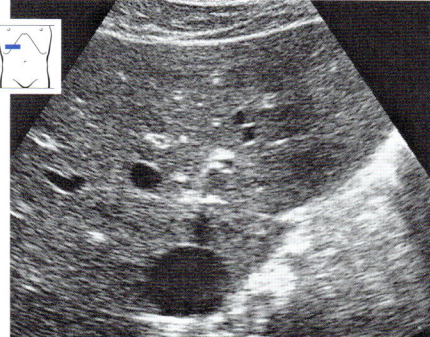 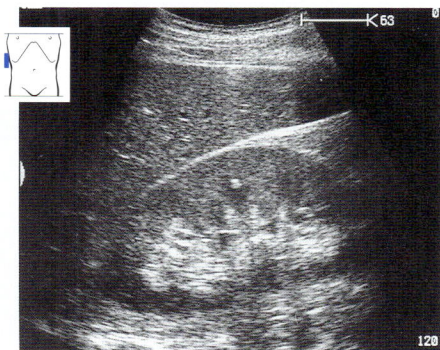 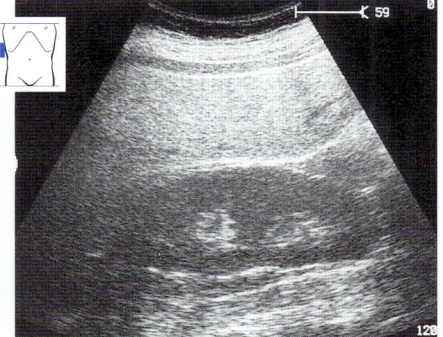

Oberbauchquerschnitt: Beachten Sie die mittlere Echogenität der Leber.

Flankenlängsschnitt: Beachten Sie die ähnlich starke Echogenität von Leber und Niere.

Flankenlängsschnitt: Fettleber, deutlich stärker echogene Leber gegenüber der Niere.

Spezielle Morphologie: Echogenität

➤ **Lernziel:** Die Echogenität der Leber beurteilen lernen

Chronische Erkrankungen der Leber mit Parenchymschädigung führen fast immer zu einer vermehrten Echogenität. Die Fettleber gehört zu den häufigsten sonographischen Befunden. Ursachen sind Überernährung, Alkoholabusus, Diabetes mellitus, Fettstoffwechselstörungen, Medikamenteneinnahme.

Auch chronisch entzündliche Lebererkrankungen führen zu einer vermehrten Echogenität. Die Leberzirrhose als Endstadium chronischer Lebererkrankungen führt in aller Regel zu einer deutlich vermehrten Echogenität.

➤ Echogenität der Leber erhöht:
   ➤ Fettleber
   ➤ Fibrose
   ➤ Zirrhose
   ➤ disseminierte Metastasierung
   ➤ Speicherkrankheiten
   ➤ chronische Stauung

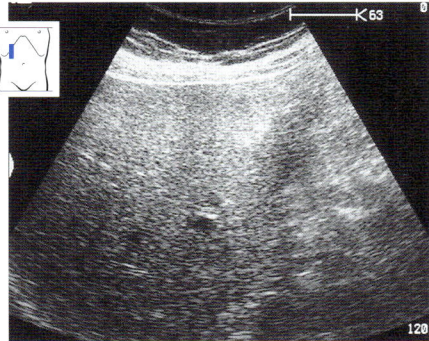 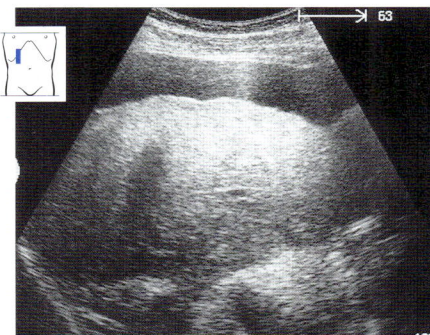

Fettleber.

Fibrose.

Zirrhose.

Spezielle Morphologie: Echogenität

➤ **Lernziel:** Die Echogenität der Gallenblase beurteilen lernen

Stellen Sie die Gallenblase im Oberbauchquerschnitt ein. Das Lumen der normalen Gallenblase ist echofrei. Bei ausgeprägter Adipositas kann das Lumen flau erscheinen. Häufig werden Binnenechos gesehen, die durch Artefakte hervorgerufen werden. Diese lassen sich durch eine Änderung des Anschallwinkels erfassen.

Versuchen Sie, durch Kippen des Schallkopfes Artefakte in der Gallenblase zu erzeugen und zu identifizieren. Vergleichen Sie den Aspekt einer normalen Gallenblase mit der zweiten und der dritten Abbildung. Hier besteht ein echter echogener Gallenblaseninhalt.

➤ **Echogenität der Gallenblase erhöht:**
  ➤ **Artefakt**
  ➤ **echogene Galle**
  ➤ **komplette Steinfüllung**
  ➤ **Hämatom**
  ➤ **Karzinom**
  ➤ **Schrumpfgallenblase**

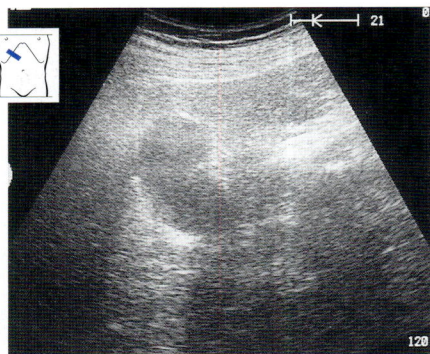
Normale Gallenblase: Adipositas, flaue Darstellung des Gallenblasenlumens.

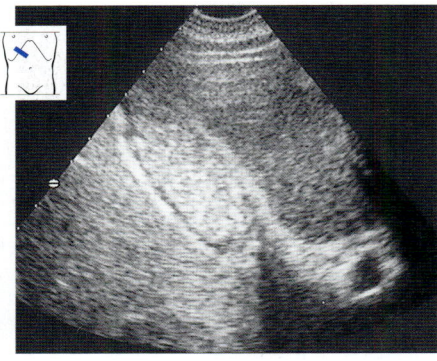
Komplette Ausfüllung der Gallenblase mit echogenem, nicht schattengebendem Gries.

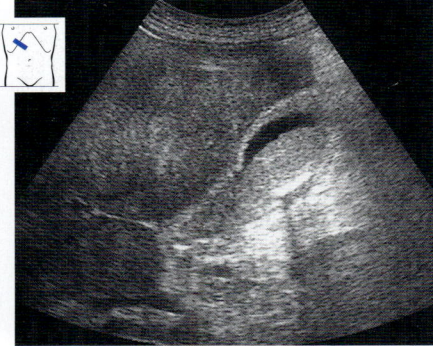
Sludge: Beachten Sie die Spiegelbildung.

Spezielle Morphologie: Echogenität

➤ **Lernziel:** Die Echogenität der Gallenblasenwand beurteilen lernen

Setzen Sie den Schallkopf über der Gallenblase auf. Beachten Sie die gute Abgrenzbarkeit der Gallenblasenwand von der Leberrückseite. Die Wand ist glatt, homogen, echodicht.

Akute Entzündungen führen zu einer echoarmen Auftreibung, die chronische Cholezystitis ist häufig mit einer Zunahme der Echogenität verbunden.

➤ **Gallenblasenwand echoarm:**
  ➤ **akute Cholezystitis**
  ➤ **Stau**
  ➤ **akute Pankreatitis**
  ➤ **Hepatitis**
➤ **Gallenblasenwand echoreich:**
  ➤ **chronische Cholezystitis**

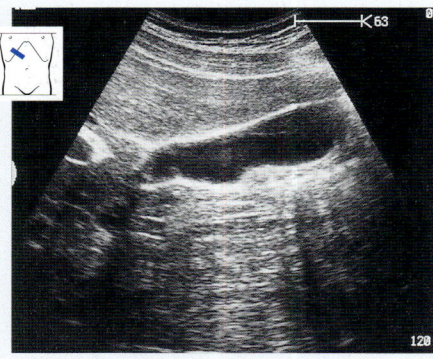
Normale Gallenblasenwand: glatt, zart, echodicht.

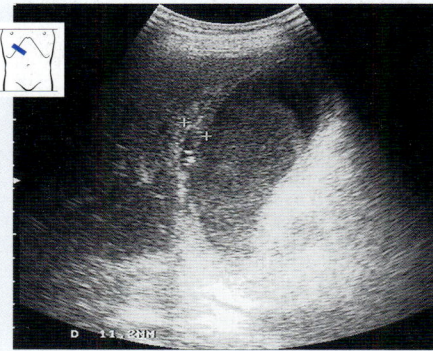
Akute Cholezystitis: echoarme Verbreiterung der Gallenblasenwand.

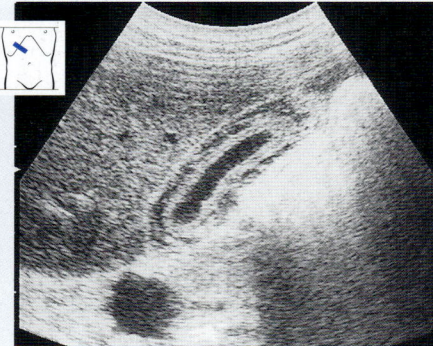
Chronische Cholezystitis: echoreiche Verbreiterung der Gallenblasenwand.

Spezielle Morphologie: Echogenität

➤ **Lernziel:** Die Echogenität des Pankreas beurteilen lernen

Stellen Sie das Pankreas im Oberbauchquerschnitt ein. Beachten Sie die Echogenität, insbesondere im Vergleich zur Leber. Die normale Echogenität entspricht häufig derjenigen der Leber, allerdings ist die Variationsbreite groß.

Mit zunehmendem Körpergewicht und Alter nimmt die Echogenität zu. Allerdings sieht man unterschiedliche Dichten auch innerhalb einer Altersstufe. Vergleichen Sie die 3 Abbildungen. Alle Probanden sind gesund, zwischen 35 und 50 Jahren alt und wiegen zwischen 70 und 80 kg.

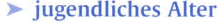

➤ **Pankreas echodicht:**
  ➤ **Fibrolipomatose**
  ➤ **Alter**
  ➤ **chronische Pankreatitis**
  ➤ **Diabetes mellitus**
➤ **Pankreas echoarm:**
  ➤ **akute Pankreatitis**
  ➤ **jugendliches Alter**

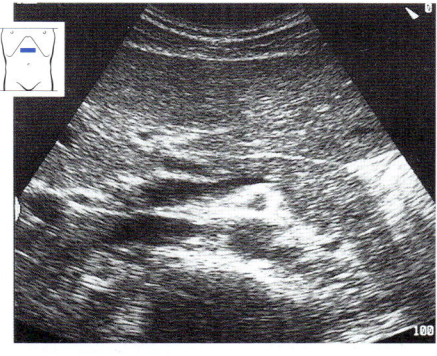

Gesundes Pankreas: Pankreas von gleicher Echodichte wie die Leber.

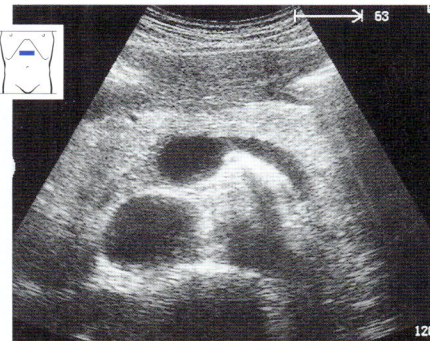

Gesundes Pankreas.

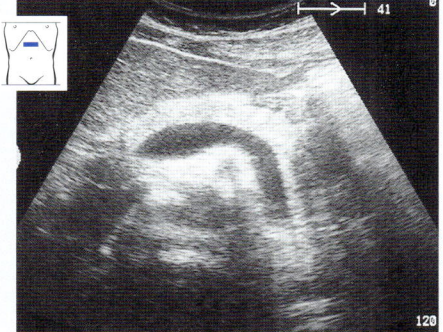

Gesundes Pankreas: Beachten Sie die hohe Echogenität.

Spezielle Morphologie: Echogenität

➤ **Lernziel:** Echogenität des Pankreas beurteilen lernen

Die chronische Pankreatitis führt in der Regel zu einer Verdichtung des Echomusters, u. a. mit feinen oder gröberen Verkalkungen.

Die akute Pankreatitis ist zunächst sonographisch oft nicht gut zu erfassen, kann aber zu einer umschriebenen oder diffusen ödematösen Auflockerung mit herabgesetzter Echogenität führen.

Auch das Pankreaskarzinom kann als umschriebene Echominderung auffallen.

➤ **Pankreas echoarm:**
  ➤ **jugendliches Alter**
  ➤ **akute Pankreatitis**
  ➤ **Pankreaskarzinom**

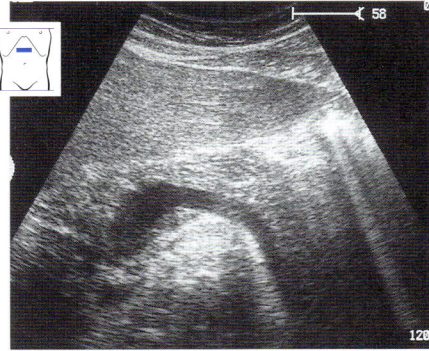

Chronische Pankreatitis: inhomogene, insgesamt leichte Echoverdichtung des Pankreas.

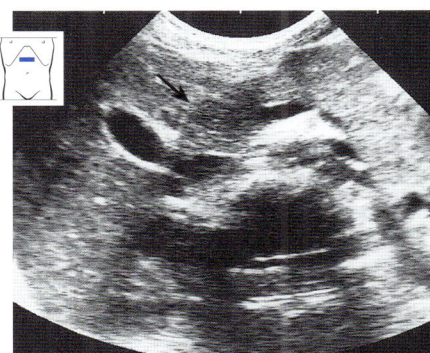

Kopfpankreatitis (Pfeil): verminderte Echogenität.

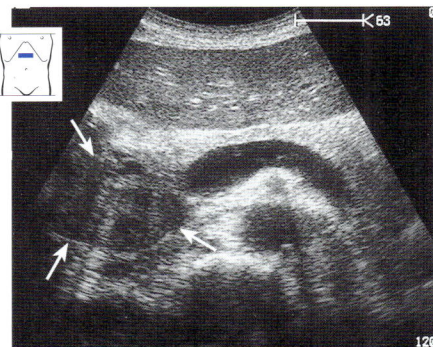

Pankreaskopfkarzinom (Pfeile): verminderte Echogenität im Bereich des Pankreaskopfes.

Spezielle Morphologie: Echogenität

➤ **Lernziel:** Echogenität der Niere beurteilen lernen

➤ **Nierenaufbau:**
  ➤ Nierenrinde
  ➤ Nierenmark
  ➤ Nierenbecken

Während sich die soliden Oberbauchorgane wie Leber, Pankreas und Milz durch ein gleichförmiges Echomuster auszeichnen, zeigt die Niere eine deutliche Strukturierung.

Setzen Sie den Schallkopf nacheinander über der Leber, dem Pankreas und der Niere auf. Beachten Sie die 3 Zonen der Niere: Rinde, Mark und Nierenbecken. Die Rinde ist mittelstark echogen. Im Mark wird die Echogenität durch die echoarmen Pyramiden unterbrochen, das Nierenbecken ist stärker echogen und unruhig.

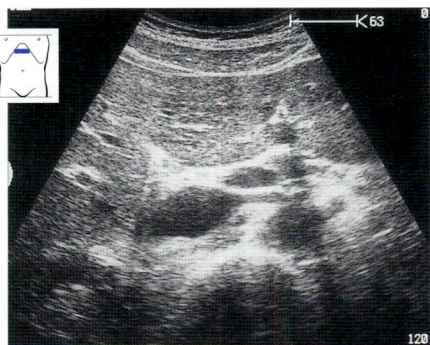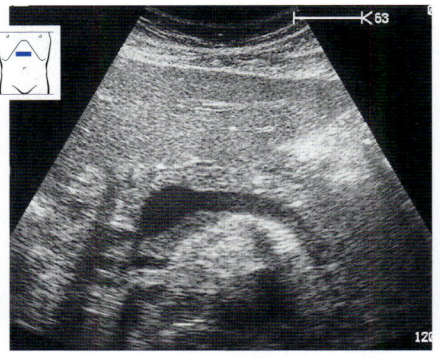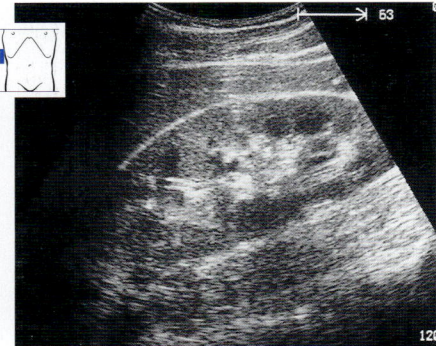

Leber: Beachten Sie die gleichförmige Echogenität, nur unterbrochen von Gefäßen und Septen.

Pankreas: gleichförmige Echogenität, nur unterbrochen durch den Pankreasgang.

Niere: deutliche Abgrenzbarkeit von 3 Zonen: Rinde, Mark, Nierenbecken.

Spezielle Morphologie: Echogenität

➤ **Lernziel:** Die Echogenität der Niere beurteilen lernen

➤ **Echogenität der Niere:**
  etwas geringer
  als die von Leber und Milz.

Setzen Sie den Schallkopf im Flankenlängsschnitt über der rechten Niere und der Leber auf und vergleichen Sie die Echogenität. Wiederholen Sie das Gleiche mit Milz und Niere. Sie werden sehen: Beim Gesunden ist die Echogenität des Nierenparenchyms etwas geringer als die von Leber und Milz. Bei diesen Vergleichen müssen natürlich Leber- und Milzerkrankungen berücksichtigt werden.

Stellen Sie dann einen schönen Anschnitt der Niere ein. Vergleichen Sie innerhalb der Niere die Echogenität von Rinde, Pyramiden und Mark.

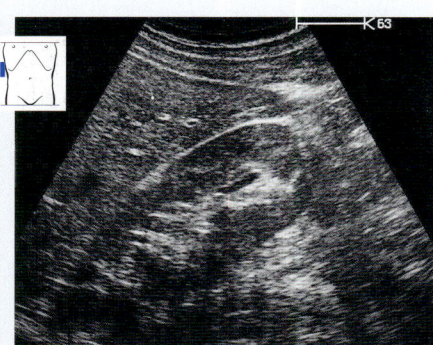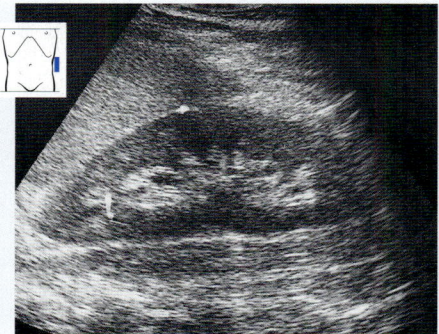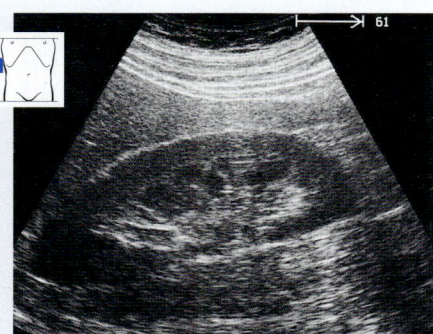

Leber und Niere im Flankenlängsschnitt: Beachten Sie die minimal geringere Echogenität der Niere.

Niere und Milz im Flankenlängsschnitt: Beachten Sie die geringere Echogenität der Niere.

Niere im Flankenlängsschnitt: Beachten Sie die deutlich unterschiedliche Echogenität von Rinde, Pyramiden und Mark.

Spezielle Morphologie: Echogenität

➤ **Lernziel:** Die Echogenität der Niere beurteilen lernen

Eine Zunahme der Echogenität der Nierenrinde wird bei den meisten chronischen Nierenerkrankungen gesehen. Dabei kann die Niere groß oder klein sein.

Eine Abnahme der Echogenität sieht man bei akuten Nierenerkrankungen, u. a. bei der akuten Nephritis, beim akuten Nierenversagen, auch bei der akuten kardialen Stauung.

➤ Rinde echogen: chronische Nierenerkrankung:
  ➤ Glomerulonephritis
  ➤ Pyelonephritis
  ➤ interstitielle Nephritis
  ➤ Diabetes mellitus
  ➤ Amyloidose
➤ Rinde echoarm: akute Nierenerkrankung:
  ➤ akute Nephritis
  ➤ akutes Nierenversagen
  ➤ akute Stauung

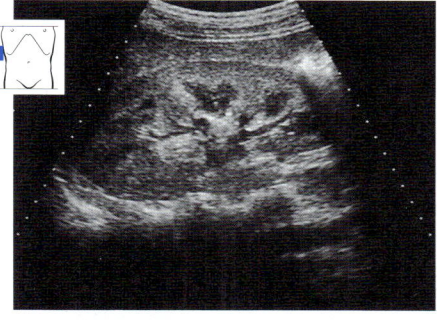

Akute Glomerulonephritis: Parenchym verdichtet, Pyramiden echoarm.

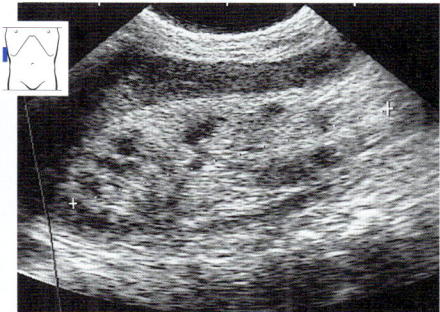

Akutes Nierenversagen: echogene Rinde.

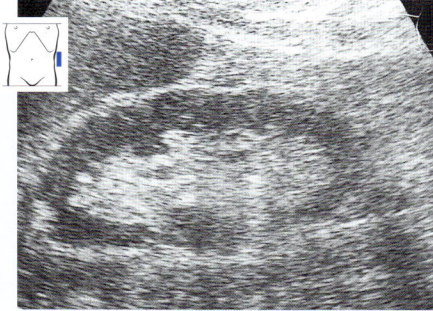

Diabetes mellitus: echogenes Parenchym.

Spezielle Morphologie: Echogenität

➤ **Lernziel:** Die Echogenität der Niere beurteilen lernen

Neben der Echogenität der Rinde wird die der Markpyramiden beurteilt.

Bei jungen Menschen lassen sich die Pyramiden oft deutlich echoarm gegenüber der Rindensubstanz erkennen. Auch eine Verdichtung der Rinde lässt die echoarmen Pyramiden deutlicher hervortreten.

Echoreiche Pyramiden sieht man selten bei Gesunden. Eine deutliche Zunahme der Echogenität zeigt sich bei der Nephrokalzinose, der Analgetikanephropathie, auch bei der Papillensklerose und beim Diabetes mellitus.

➤ Pyramiden echoreich:
  ➤ Nephrokalzinose
  ➤ Analgetikanephropathie
  ➤ Markschwammniere
  ➤ chronische Hypokaliämie
  ➤ Gesunde (selten)

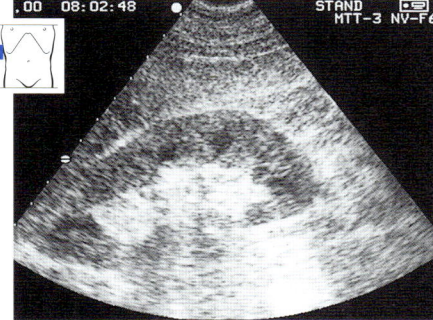

Diabetes mellitus: echogenes Parenchym, darin echoarme Pyramiden.

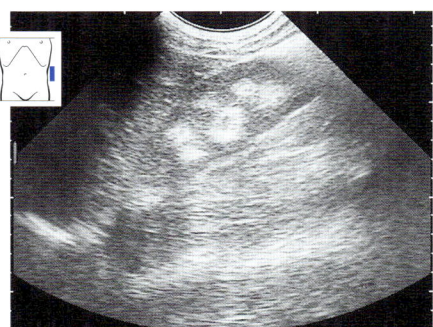

Nephrokalzinose: echogene Pyramiden.

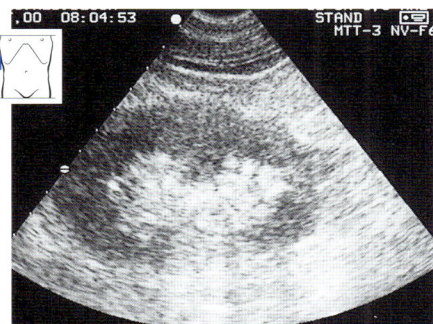

Diabetes mellitus: Papillensklerose.

Spezielle Morphologie: Organaufbau

➤ **Lernziel:** Abweichungen vom normalen Aufbau von Aorta und V. cava kennen lernen

Heute geht es darum, den Blick für den Aufbau eines gesamten Organes zu schärfen.

Setzen Sie den Schallkopf im Längsschnitt über der Aorta und dann der V. cava auf. Beachten Sie den normalen Gefäßaufbau: das glattwandige, gestreckte Gefäß, das echofreie Lumen.

Vergleichen Sie dieses Bild mit der zweiten und der dritten Abbildung. Beim thrombosierten Aortenaneurysma kommt es zur Zerstörung des gewohnten Organaufbaus, ebenso bei der Thrombose der V. cava.

➤ **Aortenaneurysma, V.-cava-Thrombose:** Zerstörung des normalen Gefäßaufbaus.

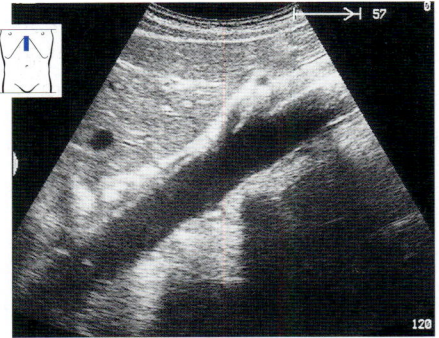 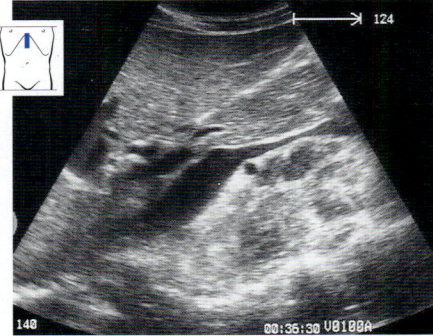 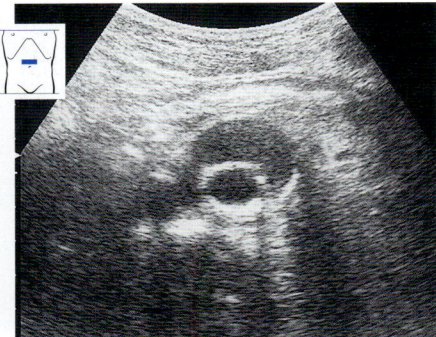

Normale Aorta: Beachten Sie den gestreckten Verlauf, die glatten Gefäßwände, das echofreie Lumen.

Non-Hodgkin-Lymphom: ausgedehnte Lymphknotenkonglomerate dorsal der V. cava. Zerstörung des gewohnten Gefäßbildes.

V.-cava-Thrombose im Querschnitt: Beachten Sie die Zerstörung der gewohnten Organstruktur.

Spezielle Morphologie: Organaufbau

➤ **Lernziel:** Abweichungen vom normalen Aufbau der Leber kennen lernen

Setzen Sie den Schallkopf im Querschnitt über der Leber auf. Schallen Sie zum Lebervenenstern hoch. Beachten Sie dabei die geordnete Struktur der Lebervenen innerhalb des Leberparenchyms.

Vergleichen Sie diesen Befund mit der zweiten und der dritten Abbildung. Bei der Leberzirrhose kommt es zu einer Rarefizierung und Verziehung der Lebervenen mit Aufhebung des gewohnten Bildes. Bei der Lebervenenstauung sehen Sie eine deutliche Aufweitung der Lebervenen; der bekannte Eindruck der Organstruktur in diesem Bereich wird gestört.

➤ **Rarefizierung oder Aufweitung der Lebervenen:** Störung der normalen Organstruktur.

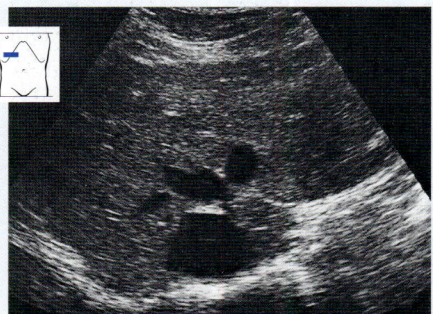 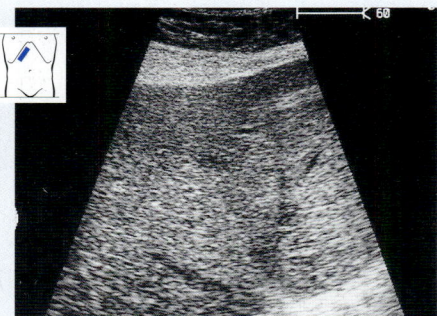 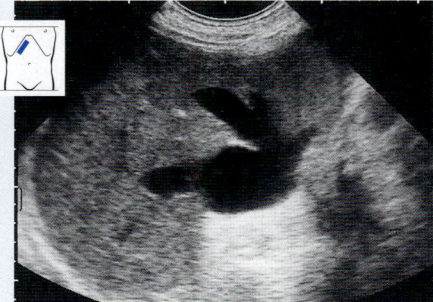

Normale Lebervenen im Querschnitt: Beachten Sie die geordnete Organstruktur.

Leberzirrhose: Aufhebung des gewohnten Bildes, Lebervenen schmal und verzogen.

Kardiale Stauung: Aufweitung der Lebervenen mit Aufhebung des gewohnten Bildes.

Spezielle Morphologie: Organaufbau

➤ **Lernziel:** Abweichungen vom normalen Aufbau der Leber kennen lernen

Während einzelne Metastasen gut im sonst geordneten Leberparenchym auffallen, führt eine mehr oder weniger komplette Metastasierung zu einem ungewohnten Gesamteindruck der Leber mit Zerstörung des gewohnten Aufbaus.

Auch ein Stau im Bereich der Gallenwege sowie die Erweiterung der Pfortadergefäße kann das gewohnte Bild des Organaufbaus stören.

➤ **Komplette Metastasierung, Stau der Gallenwege: Störung des Organaufbaus.**

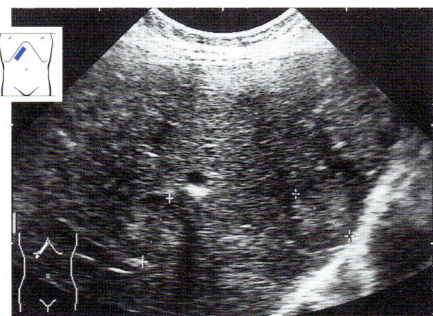

Metastasenleber: Ersatz des geordneten Leberparenchyms durch Metastasen.

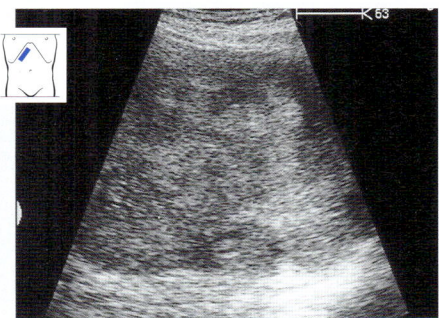

Cholangiozelluläres Karzinom: Ersatz des Lebergewebes durch Karzinom.

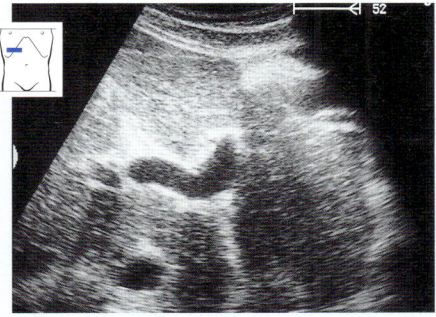

Leberzirrhose: Verlust der normalen Pfortadergefäße.

Spezielle Morphologie: Organaufbau

➤ **Lernziel:** Abweichungen vom normalen Aufbau der Gallenblase kennen lernen

Setzen Sie den Schallkopf in einem Querschnitt über der Gallenblase auf. Beachten Sie den geordneten Organaufbau mit der Gallenblasenwand, die glatt und harmonisch geschichtet ist, sowie das echofreie Lumen.

Vergleichen Sie dieses Bild mit der zweiten und der dritten Abbildung. Chronische Entzündungen führen zu einer Verhärtung und Verziehung der Gallenblasenwand, zusätzlich kommt es u. U. zu einer kompletten Lumenausfüllung. Auch Gallenblasenkarzinome zerstören den normalen Gesamteindruck durch Aufhebung der gewohnten Gallenblasenwand.

➤ **Chronische Entzündungen, Gallenblasenkarzinome: Aufhebung des Gallenblasenaufbaus.**

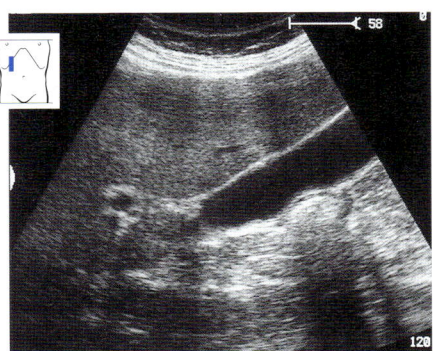

Normale Gallenblase: Beachten Sie die glatte, zarte Gallenblasenwand.

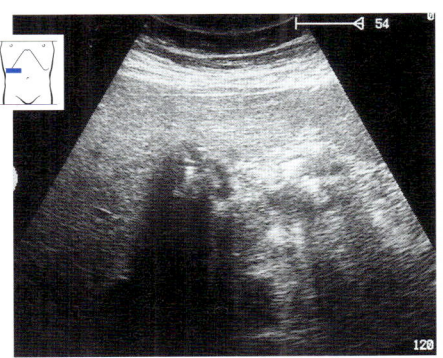

Schrumpfgallenblase bei chronischer Cholezystitis: komplette Zerstörung der gewohnten Organstruktur mit Wandverdickung und Lumenausfüllung.

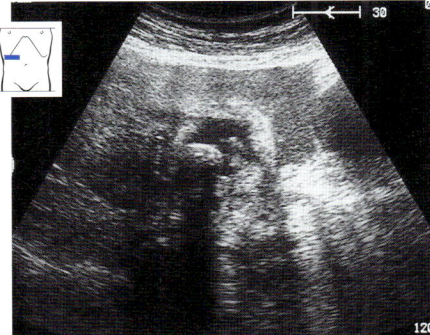

Gallenblasenkarzinom: komplette Zerstörung des gewohnten Organaufbaus durch Tumorwachstum.

Spezielle Morphologie: Organaufbau

➤ **Lernziel:** Die Abweichungen vom normalen Aufbau des Pankreas kennen lernen

➤ **Pankreaskarzinom, Pseudozysten:** Störung der Organstruktur.

Setzen Sie den Schallkopf in einem Querschnitt über dem Pankreas auf. Mustern Sie das Organ vom Kopf bis zum Schwanz durch. Beachten Sie den gewohnten glattrandigen Organaufbau.

Vergleichen Sie diesen Befund mit der zweiten und der dritten Abbildung. Bei einem großen Pankreaskarzinom kommt es zu einer kompletten Zerstörung der gewohnten Organstruktur. Diese Tatsache macht u. U. die Diagnose gerade großer Karzinome schwierig, da das Organ gar nicht mehr als solches identifiziert wird. Auch Pseudozysten stören die gewohnte Organstruktur.

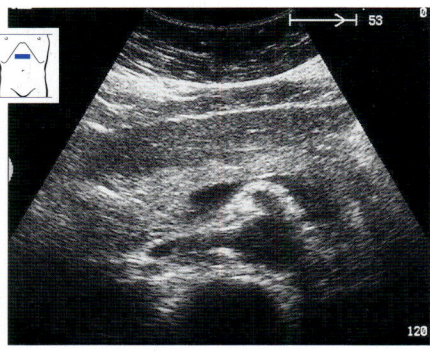

Normales Pankreas: Beachten Sie das homogene Parenchym und den glattrandigen Organaufbau.

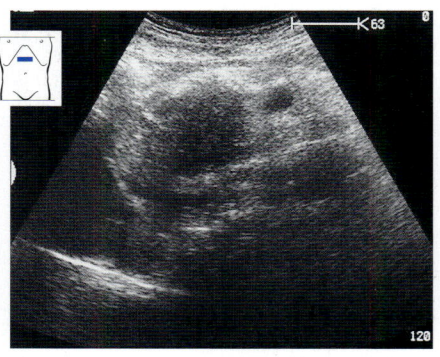

Pankreaskarzinom: komplette Zerstörung der Struktur in diesem Bereich. Wichtig ist in diesem Falle, die Region als Pankreasregion zu erkennen.

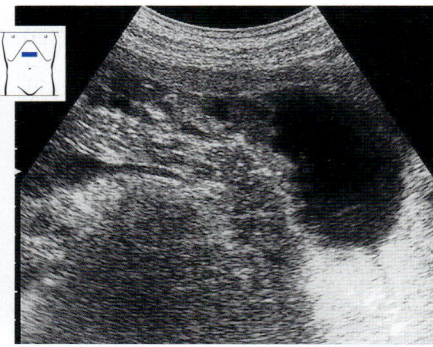

Pseudozysten: Zerstörung der gewohnten Organstruktur.

Spezielle Morphologie: Organaufbau

➤ **Lernziel:** Abweichungen vom normalen Aufbau des Pankreas kennen lernen

➤ **Akute und chronische Entzündungen:** Zerstörung des normalen Pankreasaufbaus.

Vergleichen Sie die folgenden 3 Abbildungen mit einem normalen Pankreas.

Bei der akuten hämorrhagischen Pankreatitis kann es zu einer kompletten Zerstörung des Organs kommen.

Bei der chronischen Pankreatitis kommt es zu atrophischen Veränderungen mit Aufhebung der glattwandigen Organstruktur. Eine Blickdiagnose ermöglicht der Nachweis von grobscholligen Verkalkungen, die ebenfalls den gewohnten Eindruck des normalen Pankreasgewebes zerstören.

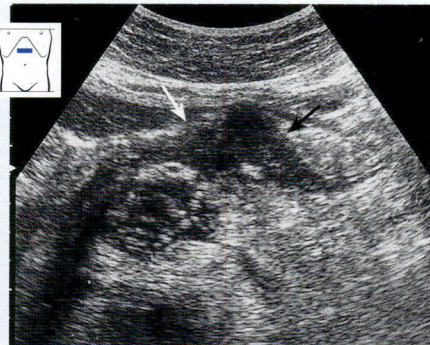

Gewebenekrosen bei akuter nekrotisierender Pankreatitis (Pfeile).

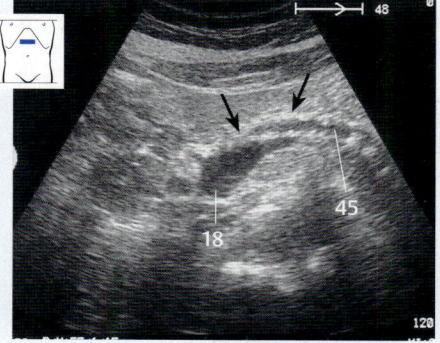

Chronische Pankreatitis mit Atrophie des Pankreas und unregelmäßiger Oberfläche (Pfeile).

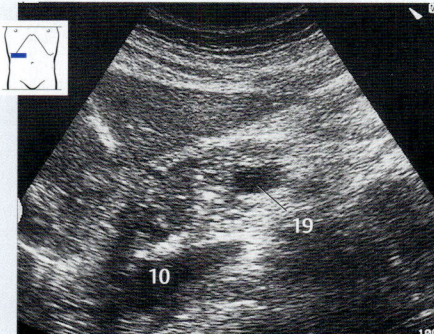

Grobschollige Verkalkungen bei chronischer Pankreatitis.

Spezielle Morphologie: Organaufbau

➤ **Lernziel:** Die Abweichungen vom normalen Aufbau der Niere kennen lernen

Setzen Sie den Schallkopf in einem Längsschnitt über der rechten Niere auf. Beachten Sie den regulären Organaufbau: Nierenrinde, Nierenmark mit Pyramiden, Nierenbeckenkelchsystem evtl. mit etwas Flüssigkeit darin.

Vergleichen Sie das Bild der normalen Niere mit den unten stehenden Abbildungen. Bei chronischer Pyelonephritis und chronischer Glomerulonephritis kommt es zu einer Zerstörung des gewohnten Organaufbaus.

➤ Chronische Pyelonephritis und chronische Glomerulonephritis: Zerstörung des Organaufbaus.

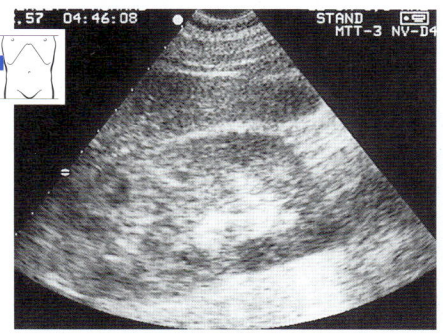

Membranöse Glomerulonephritis: Zerstörung des Nierenaufbaus, Verkleinerung des Organs.

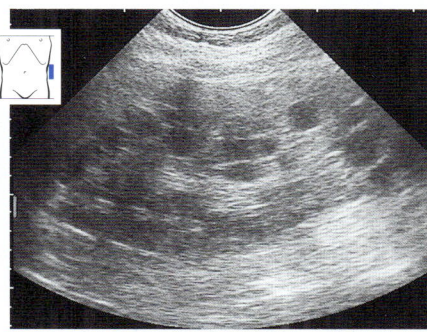

Zystenniere: Aufbau der Niere nur noch schwer erkennbar.

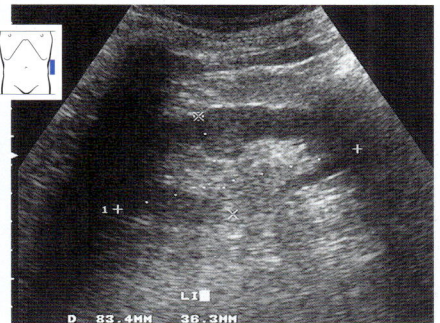

Schrumpfniere: kleine Niere, Verlust des normalen Aufbaus.

Spezielle Morphologie: Organaufbau

➤ **Lernziel:** Abweichungen vom normalen Aufbau der Niere kennen lernen

Vergleichen Sie die folgenden 3 Abbildungen mit dem Bild einer gesunden Niere. Während solitäre oder auch multiple Nierenzysten meistens den normalen Organaufbau nicht zerstören, kommt es bei kongenitalen Zystenniere zu einer fortschreitenden Zerstörung des gesamten Nierenaufbaus. Auch das Nierenkarzinom führt zu einer Zerstörung des strukturierten Organaufbaus, ebenso Stoffwechselkrankheiten (Uratniere) oder die Analgetikanephropathie.

➤ Zystennieren, Nierenkarzinom, Stoffwechselkrankheiten, Analgetikanephropathie: fortschreitenden Zerstörung des Nierenaufbaus.

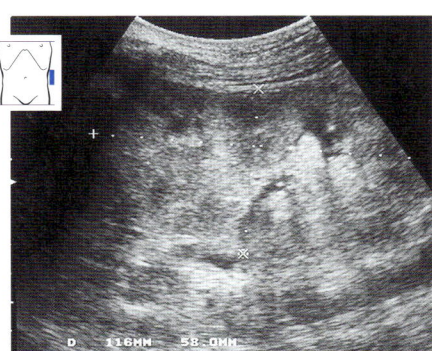

Analgetikanephropathie: Zerstörung der gewohnten Organstruktur.

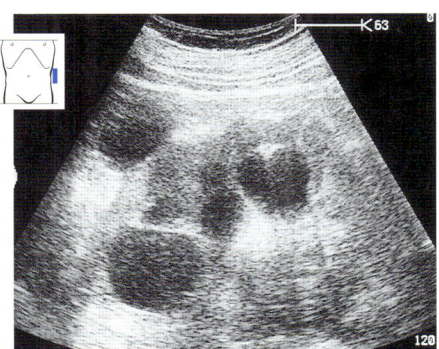

Zystennieren: komplette Zerstörung des Nierenaufbaus durch Zysten.

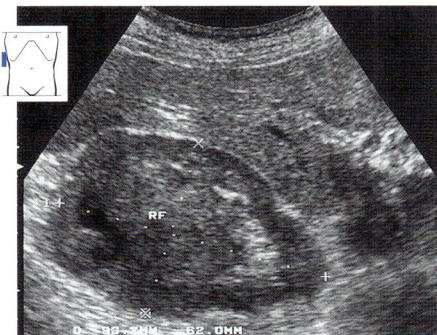

Nierenkarzinom.

Spezielle Morphologie: Organaufbau

➤ **Lernziel:** Abweichungen vom normalen Aufbau der Niere kennen lernen

Der gewohnte Organaufbau der Niere wird nicht nur durch Erkrankungen des Nierenparenchyms hervorgerufen, auch Abflusshindernisse können, wenn sie lange genug bestehen, zu einer mehr oder weniger vollständigen Zerstörung des Nierenaufbaus führen.

Setzen Sie den Schallkopf über der rechten Niere auf, möglichst nach reichlicher Flüssigkeitszufuhr oder Genuss von Kaffee. Mit etwas Glück finden Sie ein flüssigkeitsgefülltes Hohlsystem. Vergleichen Sie diesen Normalbefund während Diurese mit der zweiten und der dritten Abbildung. Beim Nierenaufstau kommt es zunächst nur zu einer Aufweitung des Hohlsystems, beim chronischen Stau kommt es zu einer fortschreitenden Zerstörung des normalen Organaufbaus.

➤ **Chronischer Harnstau: fortschreitende Zerstörung des normalen Nierenaufbaus.**

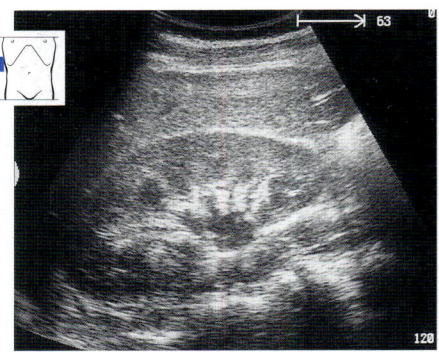
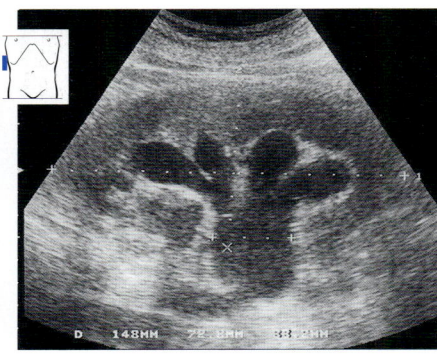
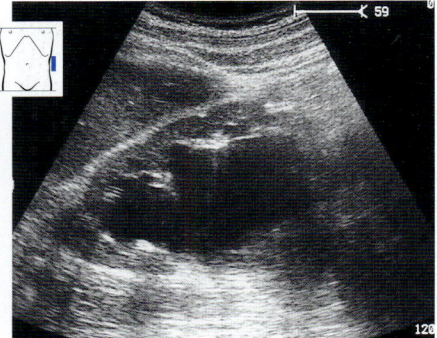

Normales Nierenbeckenkelchsystem: flüssigkeitsgefüllt.

Harnstau Grad I: Aufweitung des Hohlsystems.

Chronischer Stau mit Zerstörung der normalen Nierenstruktur.

Spezielle Morphologie: Organaufbau

➤ **Lernziel:** Abweichungen vom normalen Aufbau der Milz kennen lernen

Setzen Sie den Schallkopf über der Milz auf. Mustern Sie die Milz mehrfach durch. Verschaffen Sie sich einen Eindruck von der typischen Milzgestalt mit dem kugelsegmentartigen Parenchym und dem typischen Gefäßstiel. Störungen des gewohnten Organaufbaus bei der Milz sind selten. Häufiger sieht man im Hilusbereich Veränderungen, die zu einer Abweichung vom gewohnten Bild führen.

Vergleichen Sie das Bild des normalen Hilus mit der zweiten und der dritten Abbildung. Die portale Hypertension führt in diesen Fällen zu einem konvolutartigen Aufstau der Milzvenen im Hilusbereich.

➤ **Portale Hypertension: Aufstau der Milzvenen im Hilus.**

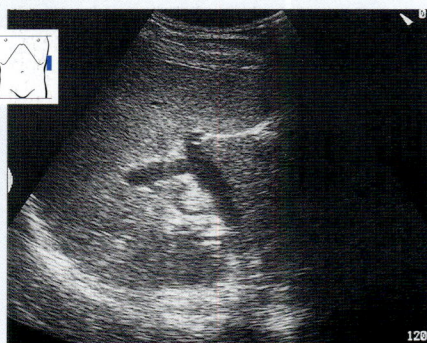
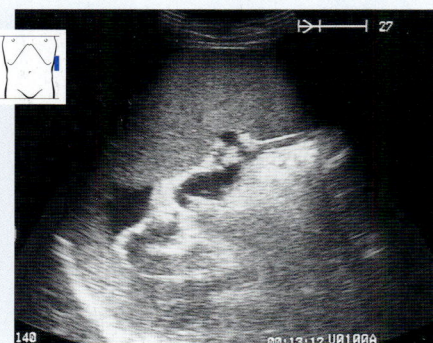
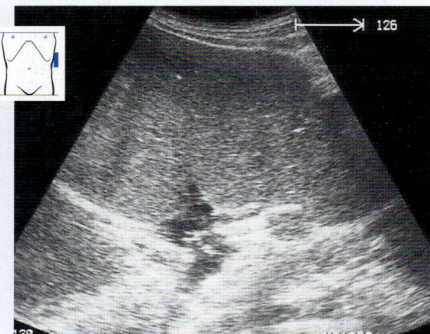

Normaler Milzhilus: Beachten Sie die normal konfigurierten Hilusgefäße.

Portale Hypertension: konvolutartige Erweiterung der Milzvene.

Portale Hypertension: konvolutartige Erweiterung der Milzvene.

Spezielle Morphologie: umschriebene Veränderungen

➤ **Lernziel:** Umschriebene Veränderungen im Bereich der Gefäße kennen lernen

Heute geht es um umschriebene Veränderungen als Ausdruck pathologischer Prozesse. Diese machen den größten Teil der pathologischen Befunde in der Abdomensonographie aus.

Setzen Sie den Schallkopf über der Aorta auf. Beachten Sie erneut den einfachen, glatten Organaufbau. Beachten Sie das Fehlen umschriebener Abweichungen dieses Organaufbaus. Vergleichen Sie dieses Bild mit der zweiten und der dritten Abbildung. Die häufigste umschriebene Veränderung im Bereich arterieller Gefäße ist die atheromatöse Plaque. Am Anfang u. U. schwierig zu erkennen sind extravasale umschriebene Raumforderungen: paraaortale Lymphknoten.

➤ **Umschriebene Veränderungen an Gefäßen:**
   ➤ intraarteriell: Plaque
   ➤ extraarteriell: Lymphknoten

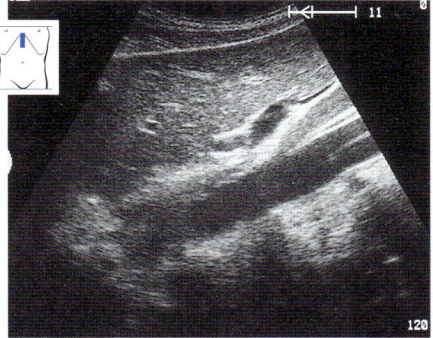 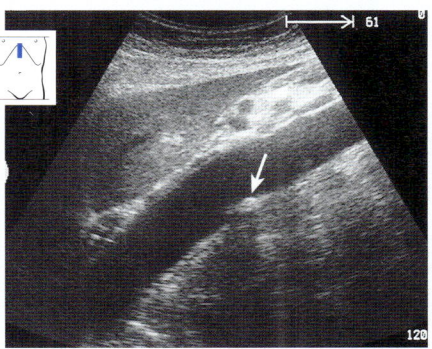 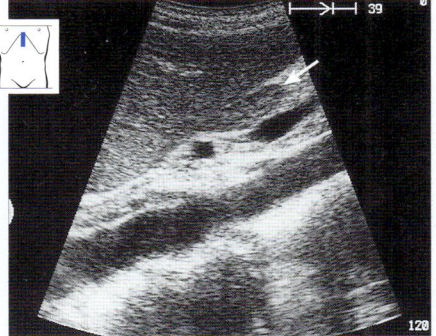

Normale Aorta: Beachten Sie die glatte Gefäßwand.

Aortensklerose: Beachten Sie die umschriebenen Kalkablagerungen (Pfeil).

Perivaskuläre Lymphknoten (Pfeil): Diese werden leicht übersehen, wenn nicht gezielt nach ihnen gefahndet wird.

Spezielle Morphologie: umschriebene Veränderungen

➤ **Lernziel:** Umschriebene Veränderungen im Bereich der Leber kennen lernen

Umschriebene Veränderungen innerhalb des relativ homogenen Leberparenchyms sind häufig und meistens gut zu erkennen. Im Einzelfall schwierig kann die differenzialdiagnostische Einordnung sein.

Setzen Sie den Schallkopf über der Leber auf. Beachten Sie das Fehlen umschriebener Veränderungen innerhalb des Parenchyms. Vergleichen Sie dieses Bild mit den Abbildungen. Sie erkennen echofreie umschriebene Veränderungen. Die nichtparasitäre Leberzyste ist ein nicht seltener Befund bei der Sonographie, demgegenüber deutlich seltener ist die parasitäre Zyste.

➤ **Echofreie Leberläsionen:**
   ➤ nichtparasiäre Zyste
   ➤ Echinokokkuszyste
   ➤ konzentrische Gallengangerweiterung (Caroli-Syndrom)

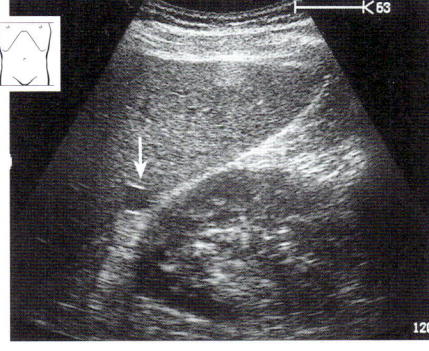 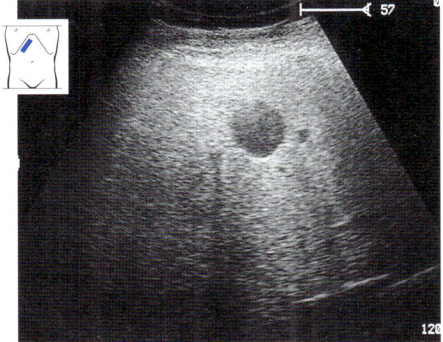 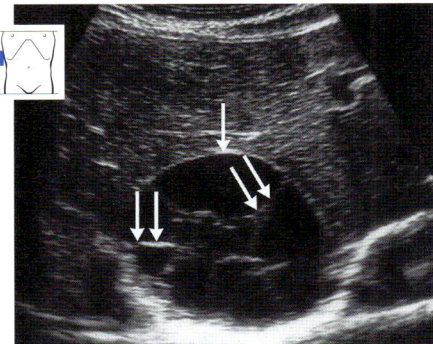

Leberzyste (Pfeil): Beachten Sie die glatte Berandung, den fehlenden Binnenreflex, den Zystenrandschatten und die dorsale Schallverstärkung.

Leberzyste in Fettleber: Fehlen der dorsalen Schallverstärkung.

Echinococcus-granulosus-Zyste: Beachten Sie die gekammerte Zyste mit deutlich erkennbaren Septen (Doppelpfeile) und die kräftigen Wandreflexe (einzelner Pfeil).

Spezielle Morphologie: umschriebene Veränderungen

➤ **Lernziel:** Umschriebene Veränderungen im Bereich der Leber kennen lernen

Werfen Sie einen Blick auf die folgenden 3 Abbildungen. Unschwer erkennen Sie echoarme umschriebene Veränderungen. Diese sind immer verdächtig auf Metastasen, insbesondere wenn ein schmaler, echoarmer Randsaum vorliegt.

Bei der fokalen nodulären Hyperplasie handelt es sich um eine gutartige Raumforderung, allerdings kann die Abgrenzung von dem sehr seltenen Adenom im Einzelfall schwierig sein.

Ein hepatozelluläres Karzinom kommt insbesondere in zirrhotischen Lebern vor. Zentrale Minderverfettungen sind häufig nicht rundlich, sondern unregelmäßig polygonal geformt.

➤ **Echoarme Leberläsion:**
  ➤ Metastase
  ➤ fokale noduläre Hyperplasie
  ➤ atypisches Hämangiom
  ➤ hepatozelluläres Karzinom
  ➤ zonale Minderverfettung
  ➤ Adenom

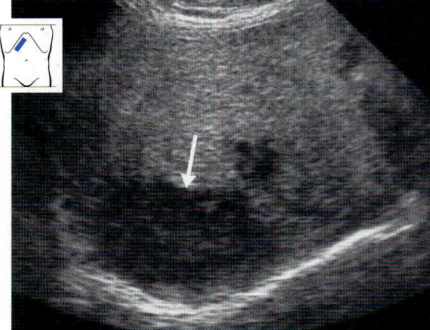 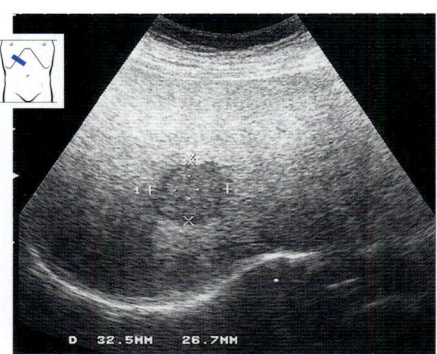 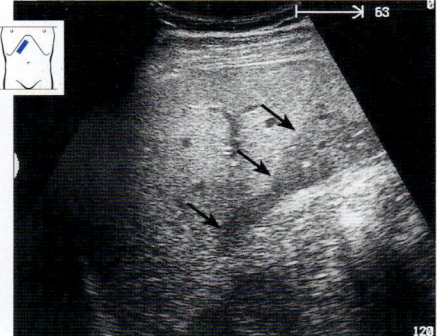

Lebermetastase (Pfeil): rundliche, echoarme, relativ homogene Metastase ohne Randsaum.

Lebermetastase (Distanzmarken): rundliche, kokardenförmige Metastase mit deutlich echoarmem Saum.

Zonale Minderverfettung: polygonale Minderverfettung am unteren Leberrand (Pfeile). Beachte: Metastasen sind eher rundlich.

Spezielle Morphologie: umschriebene Veränderungen

➤ **Lernziel:** Umschriebene Veränderungen im Bereich der Leber kennen lernen

Echogleiche Leberläsionen sind schwer zu erfassen. Sie fallen auf durch die veränderte Gewebestruktur und ihre Wirkung auf die Umgebung, insbesondere Verdrängung. Metastasen, das hepatozelluläre Karzinom (HCC) und das cholangiozelluläre Karzinom (CCC) können ebenso wie die fokale noduläre Hyperplasie (FNH) und Hämangiome Echogleichheit mit der Umgebung aufweisen.

➤ **Echogleiche Leberläsionen:**
  ➤ FNH
  ➤ HCC, CCC
  ➤ Hämangiom
  ➤ Metastase

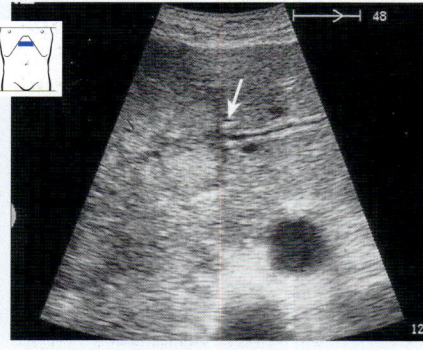 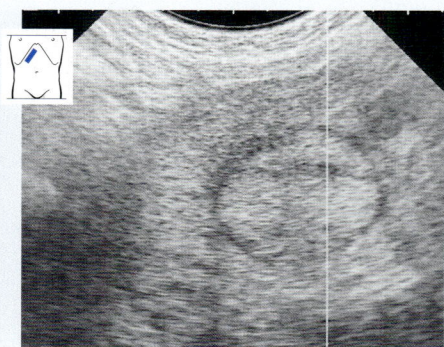 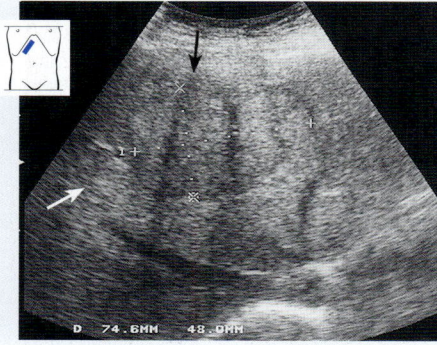

CCC: annähernd echogleiche Läsion, Gefäßabbruch (Pfeil).

HCC: annähernd echogleiche Läsion, echoarmer Randsaum.

Lebermetastasen: inhomogenes Muster bei annähernder Echogleichheit.

Spezielle Morphologie: umschriebene Veränderungen

➤ **Lernziel:** Umschriebene Veränderungen im Bereich der Leber kennen lernen

Echoreiche Leberläsionen sind nicht selten, meistens handelt es sich dabei um gutartige Hämangiome. Diese sind gut begrenzt, echoreich, homogen. Sie können rundlich sein, u. U. auch unregelmäßig, einzeln oder multipel auftretend. Allerdings können auch Metastasen zu echoreichen Raumforderungen führen.

➤ **Echoreiche Leberläsionen:**
  ➤ Hämangiom
  ➤ Metastase
  ➤ FNH
  ➤ HCC
  ➤ zonale Mehrverfettung

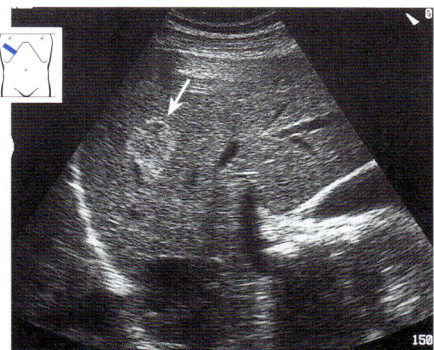 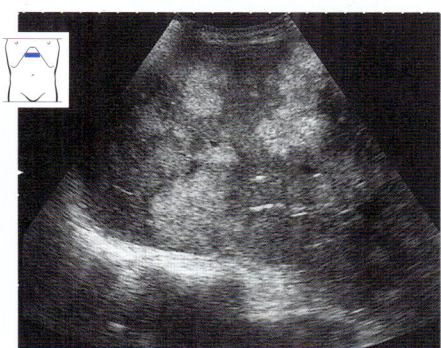 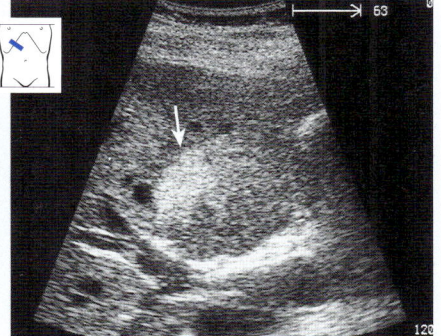

Hämangiom (Pfeil): rundlich, scharf begrenzt.

Lebermetastasen: inhomogenes Muster, multipel, unregelmäßig begrenzt.

Zonale Mehrverfettung (Pfeil): unregelmäßige Form.

Spezielle Morphologie: umschriebene Veränderungen

➤ **Lernziel:** Umschriebene Veränderungen im Bereich der Gallenblase kennen lernen

Setzen Sie den Schallkopf in einem Querschnitt über der Gallenblase auf. Beachten Sie erneut die glatte Gallenblasenwand und das echofreie Lumen sowie das Fehlen umschriebener Veränderungen im Bereich der Gallenblase.

Vergleichen Sie diesen Befund mit den Abbildungen. Gallensteine gehören zu den häufigsten sonographischen Befunden überhaupt. Erwerben Sie sich einen Blick für die Morphologie von Gallensteinen. Gallensteinen gemeinsam ist der Schallschatten.

➤ **Umschriebene Veränderungen im Bereich der Gallenblase:**
  ➤ Stein
  ➤ Polyp
  ➤ Karzinom

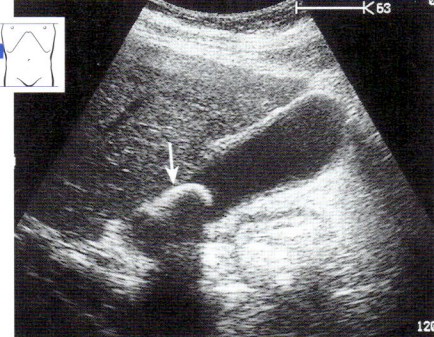 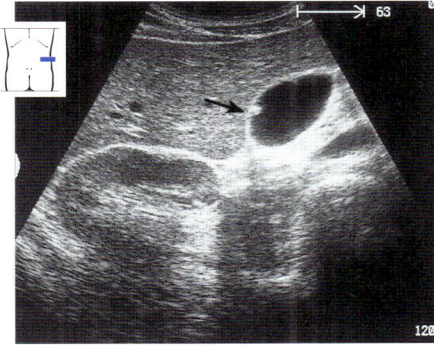 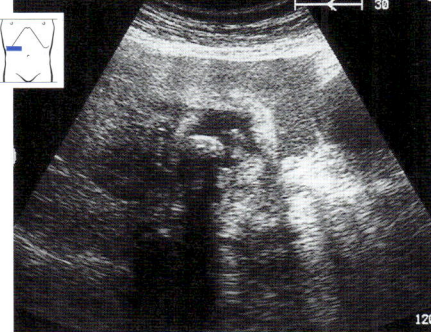

Gallenblasenstein (Pfeil): Beachten Sie den harten Reflex an der Schalleintrittsstelle sowie den Schallschatten.

Cholesterolpolyp (Pfeil): umschriebene Veränderung im Bereich der Gallenblasenwand, randständig, nicht mobil, nicht schattengebend.

Gallenblasenkarzinom: inhomogene Struktur, von der Gallenblasenwand ausgehend.

Spezielle Morphologie: umschriebene Veränderungen

➤ **Lernziel:** Umschriebene Veränderungen im Bereich des Pankreas kennen lernen

Umschriebene Veränderungen im Bereich des Pankreas sind selten und immer karzinomverdächtig.

Pseudozysten werden als meistens relativ große, echofreie Veränderungen gut identifiziert und sind, insbesondere bei entsprechender Anamnese, differenzialdiagnostisch meistens gut einzuordnen.

Schollenartige Verkalkungen bei chronischer Pankreatitis erlauben eine Blickdiagnose.

➤ **Umschriebene Veränderungen im Bereich des Pankreas:**
  ➤ Karzinom
  ➤ Pseudozyste
  ➤ Verkalkungen

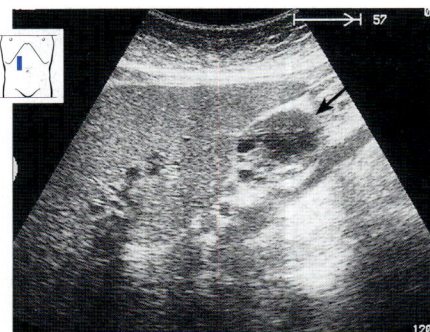

Pankreaskopfkarzinom (Pfeil).

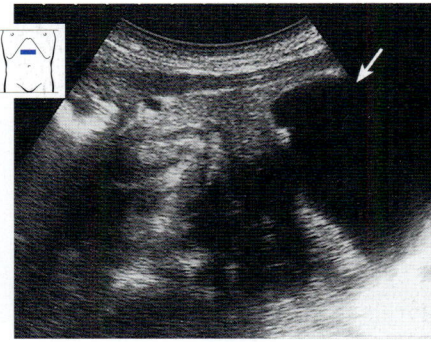

Zystadenokarzinom im Pankreasschwanz (Pfeil).

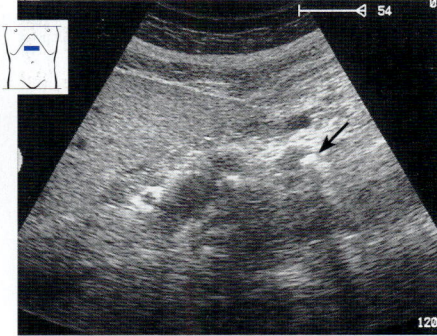

Verkalkung (Pfeil) bei chronischer Pankreatitis.

Spezielle Morphologie: umschriebene Veränderungen

➤ **Lernziel:** Umschriebene Veränderungen im Bereich der Nieren kennen lernen

Setzen Sie den Schallkopf über der rechten Niere auf. Beachten Sie den typischen Aufbau der Niere und das Fehlen umschriebener Veränderungen.

Vergleichen Sie dieses Bild mit den Abbildungen. Nierenzysten werden sehr häufig während der Abdomensonographie gesehen und haben meistens keinerlei Bedeutung. Die Diagnose kann sonographisch gestellt werden. Schwieriger kann die differenzialdiagnostische Zuordnung echoarmer umschriebener Veränderungen sein.

➤ **Umschriebene echofreie Nierenveränderungen:**
  ➤ Zysten
➤ **umschriebene echoarme Nierenveränderungen:**
  ➤ alte Zysteneinblutungen
  ➤ Hypernephrom
  ➤ Abszess

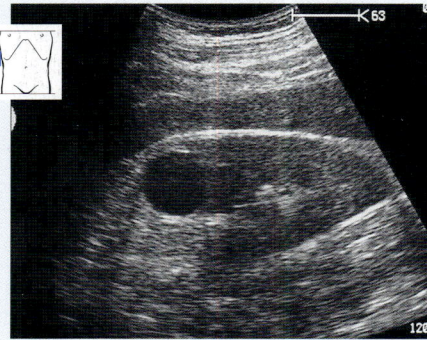

Nierenzyste mit Zystenrandschatten und dorsaler Schallverstärkung.

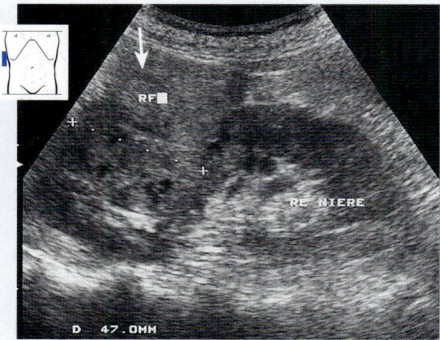

Hypernephrom (Pfeil).

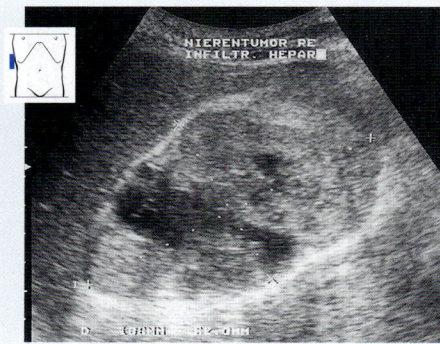

Hypernephrom.

Spezielle Morphologie: umschriebene Veränderungen

➤ **Lernziel:** Umschriebene Veränderungen im Bereich der Nieren kennen lernen

Echogleiche umschriebene Veränderungen an der Niere sind schwer zu identifizieren. Sie fallen als Vorwölbung aus der Nierenkontur auf, u. U. auch durch Verdrängung der Umgebung. Das Hypernephrom kann annähernd echogleich zum gesunden Nierengewebe sein.

Die häufigste echoreiche Veränderung im Nierenparenchym ist das Angiomyolipom, eine gutartige Raumforderung. Echoreiche Raumforderungen im Bereich des Nierenbecken-kelchsystems sind meistens Steine, häufig dann mit typischem Schallschatten.

➤ Umschriebene echogleiche Nierenläsionen:
  ➤ Hypernephrom
  ➤ frische Zysteneinblutung
  ➤ Milzbuckel
➤ Umschriebene echoreiche Nierenläsionen:
  ➤ Angiomyolipom
  ➤ Verkalkungen
  ➤ Steine
  ➤ Narben

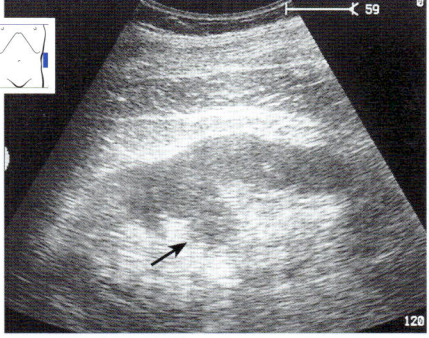

Echogleiche Vorwölbung von Parenchym in Richtung Nierenbecken. Normvariante, sog. Bertini-Säule (Pfeil).

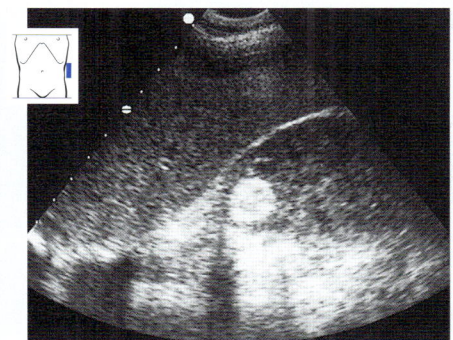

Echoreiche rundliche Läsion. Beachten Sie das homogene Muster und die glatte Abgrenzung. Angiomyolipom.

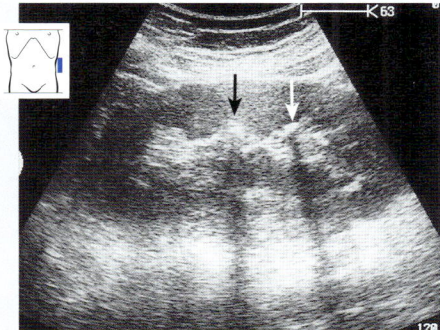

Nierensteine (Pfeile). Beachten Sie die harten Reflexe und die dorsale Schallauslöschung.

Spezielle Morphologie: umschriebene Veränderungen

➤ **Lernziel:** Umschriebene Veränderungen im Bereich der Milz kennen lernen

Setzen Sie den Schallkopf über der Milz auf und mustern Sie diese sorgfältig durch. Beachten Sie: Das Milzparenchym ist sehr homogen, umschriebene Veränderungen würden sofort auffallen, diese sind jedoch sehr selten.

Bei maligner Grunderkrankung sollte an Metastasen gedacht werden, auch maligne Lymphome können zu umschriebenen Milzveränderungen führten.

Nicht selten sieht man Nebenmilzen als umschriebene echogleiche Raumforderungen im Bereich des Hilus oder am unteren Milzpol.

➤ Umschriebene Milzveränderungen:
  ➤ Verkalkung
  ➤ Hämangiom
  ➤ Metastase
  ➤ Lymphom
  ➤ Residuum nach Infekt
  ➤ Zyste
  ➤ Nebenmilz
  ➤ Sarkoidose

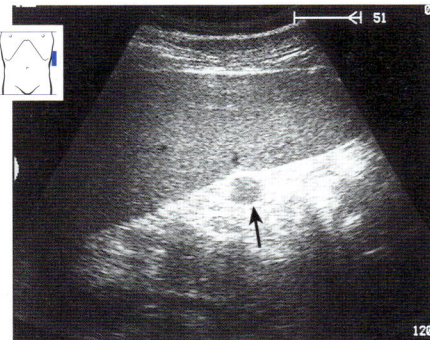

Nebenmilz (Pfeil) in Hilusnähe: rundlich, glatt begrenzt, echogleich.

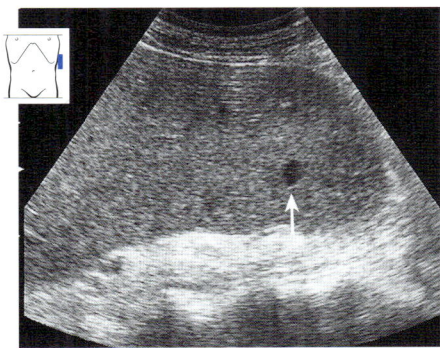

Echoarme Raumforderung bei CLL (Pfeil).

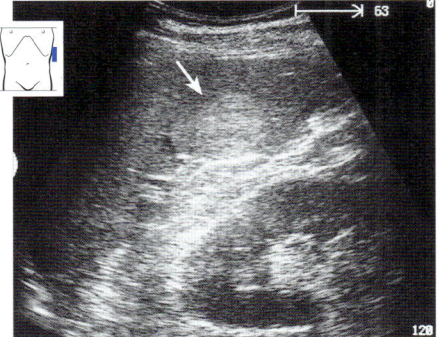

Milzmetastase (Pfeil) bei Pankreaskarzinom.

Druckereinstellung

➤ **Lernziel:** Die optimale Einstellung des Druckers erlernen

Heute geht es um die Druckereinstellung, die Dokumentation von Befunden sowie häufige technische Fehler.

An vielen Ultraschallgeräten ist ein Drucker angeschlossen. Gerade beim Erlernen der Untersuchungstechnik kann der Ausdruck eines Befundes sehr hilfreich sein. Die Druckereinstellung ist nicht immer einfach. Variierbar sind: Helligkeit und Kontrast, diese müssen optimal aufeinander eingestellt werden.

Stellen Sie die beiden auf die niedrigste Stufe und drucken Sie ein Bild.

Drehen Sie dann stufenweise den Kontrast hoch bei gleich bleibender Helligkeit und drucken Sie je ein Bild. Sie werden dann eine Serie von Bildern erhalten mit jeweils gleicher niedriger Helligkeitseinstellung und stufenweise erhöhter Kontrastierung.

➤ **Am Drucker müssen Helligkeit und Kontrast optimal aufeinander eingestellt werden.**

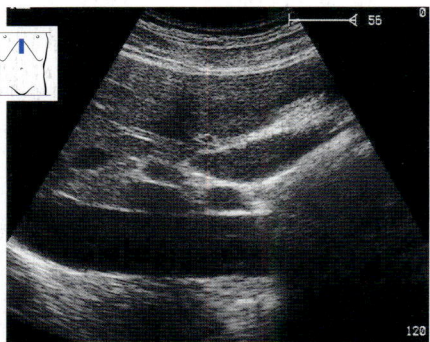 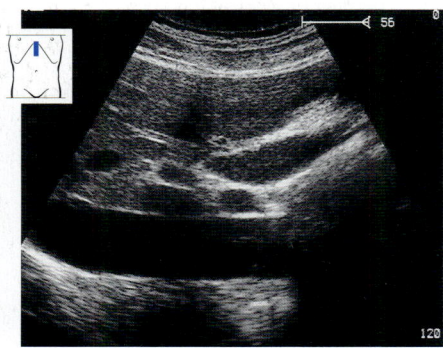 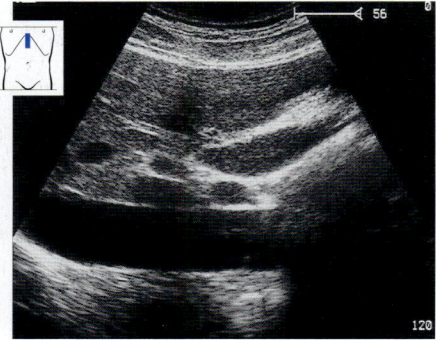

Niedrige Helligkeit, niedrige Kontrastierung: Bild dunkel und kontrastarm.

Die Helligkeit wurde belassen, die Kontrastierung erhöht.

Die Helligkeit wurde belassen, die Kontrastierung noch weiter erhöht. Bild dunkel und kontrastreich.

Druckereinstellung

➤ **Lernziel:** Die optimale Einstellung des Druckers erlernen

Legen Sie die gedruckten Bilder in einer Reihe untereinander. Stellen Sie jetzt die Helligkeit eine Stufe höher.

Fertigen Sie wieder, bei gleich bleibender Helligkeit, eine Serie mit stufenweise gesteigerter Kontrastierung an und legen Sie Bilder wieder in eine Reihe untereinander, und zwar rechts neben der ersten Reihe.

Wiederholen Sie dieses Prozedere mit sämtlichen Helligkeitsstufen. Wählen Sie dann die beste Einstellung aus.

➤ **Durch die Anfertigung von Serien mit stufenweise gesteigerter Kontrastierung und stufenweise gesteigerter Helligkeit kann die optimale Einstellung des Druckers ermittelt werden.**

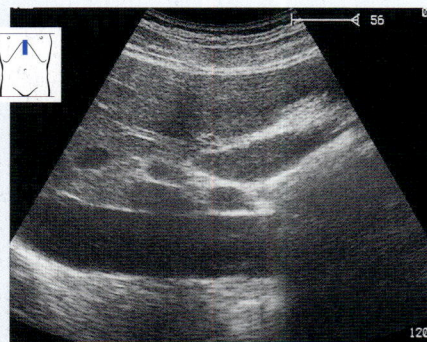 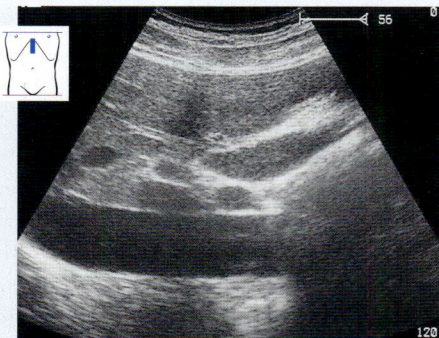 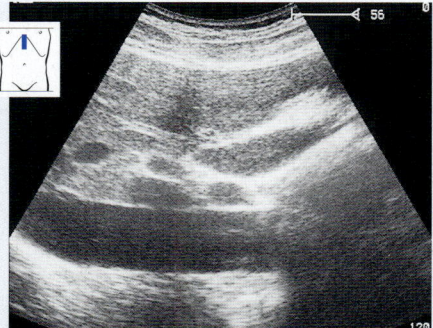

Mittlere Helligkeit, minimale Kontrastierung: Bild hell und blass.

Mittlere Helligkeit, die Kontrastierung wurde etwas angehoben: bestes Bild der Serie.

Mittlere Helligkeit, die Kontrastierung wurde noch etwas weiter angehoben.

Dokumentation

➤ **Lernziel:** Inhalt der Dokumentation kennen lernen

Jede Untersuchung wird in Wort und Bild dokumentiert. Der Befund umfasst die Normalbefunde, die Auffälligkeiten und die Grenzen der Beurteilbarkeit. Das Ausmaß der bildlichen Dokumentation ist sehr variabel.

Dokumentieren Sie einmal eine gesamte Untersuchung durch bildliche Darstellung des untersuchten Organs.

➤ **Die Dokumentation umfasst die Normalbefunde, die Auffälligkeiten und die Grenzen der Beurteilbarkeit.**

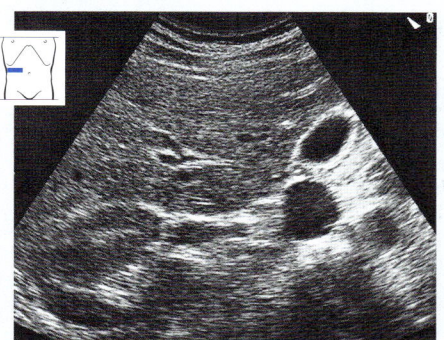
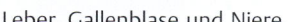

Leber, Gallenblase und Niere.

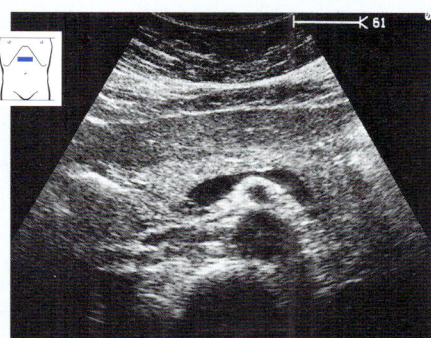

Pankreas und große Gefäße.

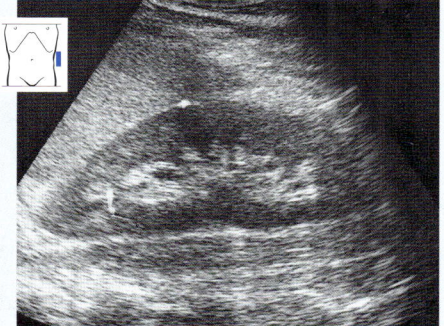

Milz und Niere.

Dokumentation

➤ **Lernziel:** Grenzen der Dokumentation kennen lernen

Der Wert einer bildlichen Dokumentation ist abhängig vom Befund. Pathologische Befunde sollten immer dokumentiert werden, insbesondere zur Verlaufskontrolle. Umgekehrt ist die Dokumentation einer normalen Leber inhaltlich wertlos.

Schließlich sollte beachtet werden, dass mit dem Drucker auch falsch positive Befunde erzeugt werden können.

➤ **Pathologische Befunde sollen immer dokumentiert werden.**

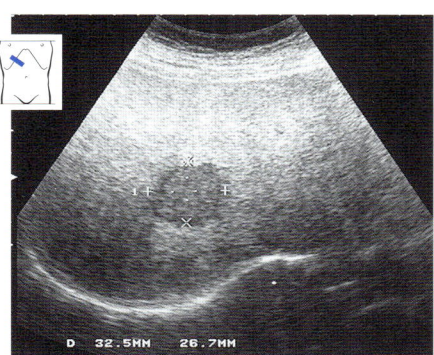

Lebermetastase. Insbesondere unter Therapie ist die Dokumentation im Hinblick auf Zahl und Größe von Metastasen notwendig.

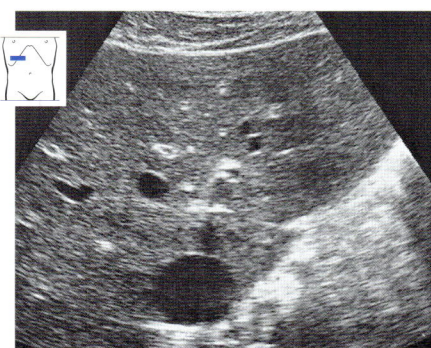

Normales Lebergewebe. Wertlose Dokumentation.

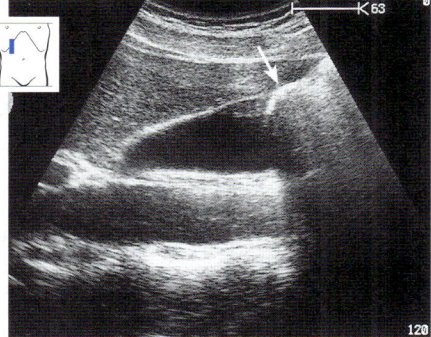

Reflex in der Gallenblase (Pfeil) mit Schallschatten. Es handelt sich hierbei jedoch nicht um einen Stein, sondern um Luft im Kolon.

Fehler

➤ **Lernziel:** Fehlerquellen kennen lernen

Fehler werden während jeder Phase der Ultraschalluntersuchung gemacht. Von Fehlern bei der Einstellung und Benutzung des Gerätes über Fehler auf Patientenseite bis hin – und hier werden die häufigsten Fehlerquellen liegen – zu Fehlern des Untersuchers.

Setzen Sie den Schallkopf mit einer ungenügenden Verstärkung bei einem nicht nüchternen Patienten in einem Mittelbauchquerschnitt auf. Stellen Sie das Pankreas ein.

Beachten Sie die Fehler: Mit Ihrer geringen Erfahrung werden Sie bei dieser Geräteeinstellung und bei diesem Patienten Schwierigkeiten haben.

➤ **Fehlerquellen in der Sonographie:**
  ➤ **Gerätefehler**
  ➤ **Patientenfehler**
  ➤ **Untersucherfehler**

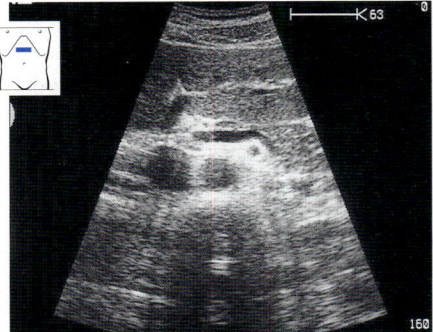
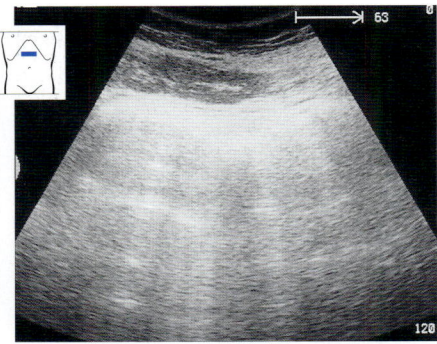
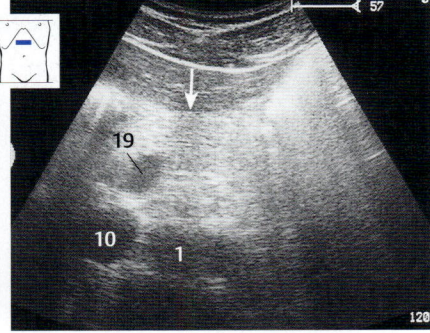

Falsche Eindringtiefe. Gerät falsch eingestellt, ungenügende Ausnutzung des Platzes.

Adipöser Patient, Verluftung.

Ungenügende Erfahrung. Mit ausreichender Erfahrung könnten Sie auch bei diesem Patienten das Pankreas teilweise finden (Pfeil).

Technische Fehler

➤ **Lernziel:** Technische Fehler kennen lernen

Fehlerhafte Gerätebedienung betrifft die Geräteeinstellung, die Schallkopfauswahl und die Schallkopfanwendung.

Setzen Sie den Schallkopf über dem Abdomen auf. Spielen Sie mit der Eindringtiefe, dem Tiefenausgleich und der Verstärkung. Vergegenwärtigen Sie sich die Notwendigkeit, vor jeder Untersuchung auf eine optimale Geräteeinstellung zu achten.

➤ **Technische Fehler: Gerät:**
  ➤ **falsche Eindringtiefe**
  ➤ **falscher Tiefenausgleich**
  ➤ **falsche Verstärkung**

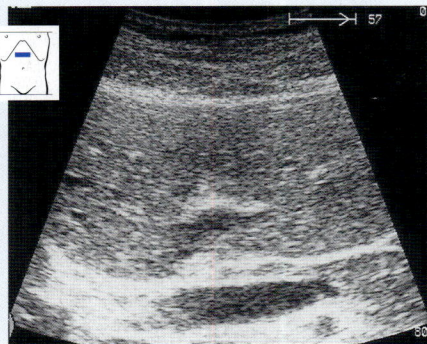
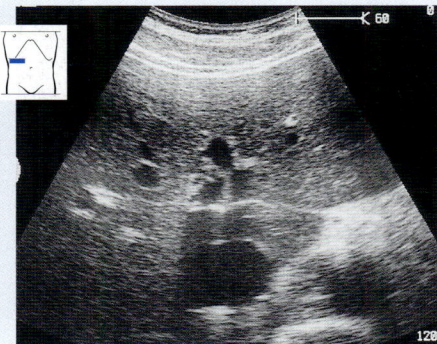
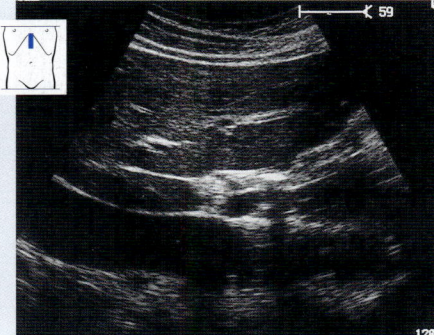

Falsche Eindringtiefe: hier im Sinne von ungenügender Eindringtiefe.

Falscher Tiefenausgleich: fehlerhafte Abstimmung, inhomogenes Bild.

Ungenügende Empfangsverstärkung: dunkles Bild.

Technische Fehler

➤ **Lernziel:** Technische Fehler kennen lernen

Weitere Fehler betreffen den Schallkopf und seine Anwendung. Rufen Sie sich noch einmal die unterschiedlichen Schallkopftiefen in Erinnerung. Beachten Sie die Fragestellung der Untersuchung bei der Auswahl des richtigen Schallkopfes.

Wählen Sie dann einen Schallkopf und untersuchen Sie einen Patienten ohne Ultraschallgel, mit wenig Gel und mit ausreichend Gel. Beachten Sie die Wirkung von Gelmangel oder ungleichmäßiger Gelverteilung auf dem Schallkopf.

Setzen Sie dann den Schallkopf locker über dem Pankreas auf. Verstärken Sie den Druck. Beachten Sie die Wirkung auf die Darstellbarkeit.

➤ **Technische Fehler: Schallkopf:**
  ➤ **falsche Form**
  ➤ **falsche Frequenz**
➤ **Technische Fehler: Schallkopfhandhabung:**
  ➤ **zu wenig Gel**
  ➤ **falscher Druck**
  ➤ **fehlende Ankopplung**

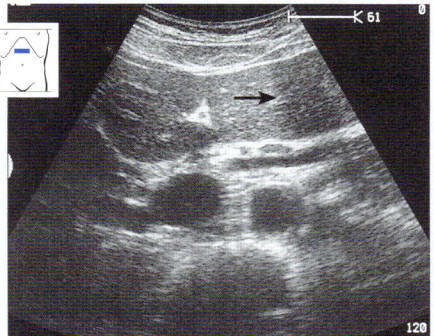

Gel teilweise getrocknet (Pfeil).

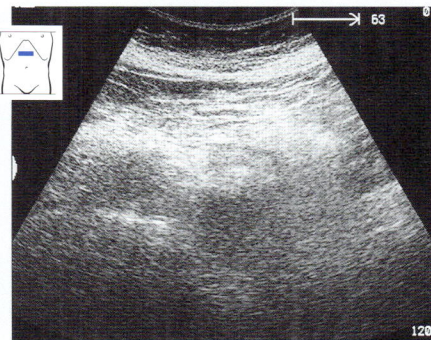

Oberbauchquerschnitt über dem Pankreas. Schlechte Sicht.

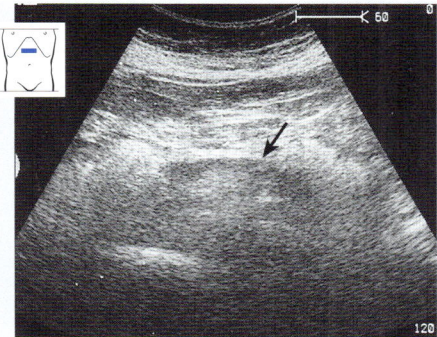

Der Druck mit dem Schallkopf wurde erhöht: Leitstruktur V. lienalis (Pfeil) gut erkennbar.

Patientenbedingte Fehler

➤ **Lernziel:** Patientenbedingte Fehler kennen lernen

Fehler auf Seiten des Patienten sind zum einen vermeidbare Fehler, wie fehlende Nüchternheit oder leere Blase sowie unzureichende Lagerung. Daneben sind manche Fehler unvermeidbar. Es gibt einfach schlecht zu schallende Patienten, insbesondere bei Adipositas.

➤ **Vermeidbare patientenbedingte Fehler:**
  ➤ **nicht nüchtern**
  ➤ **Blase leer**
  ➤ **falsche Lagerung**
➤ **Teilweise vermeidbare patientenbedingte Fehler:**
  ➤ **Meteorismus**
  ➤ **ungenügende Mitarbeit**
➤ **Nicht vermeidbare patientenbedingte Fehler:**
  ➤ **Adipositas**

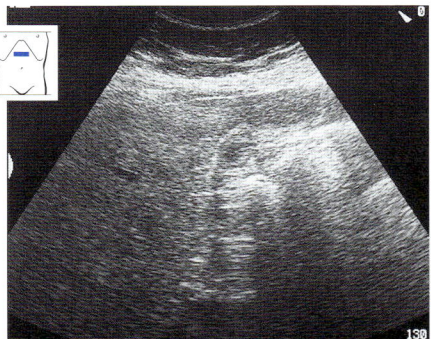

Gallenblase postprandial kontrahiert: vermeidbarer Fehler.

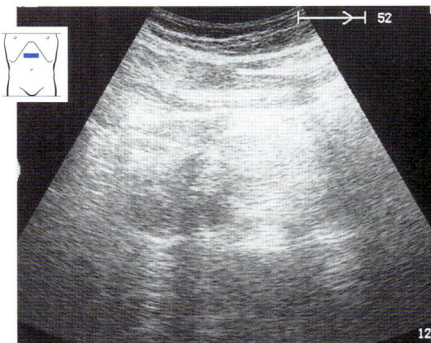

Meteorismus: teilweise vermeidbarer Fehler.

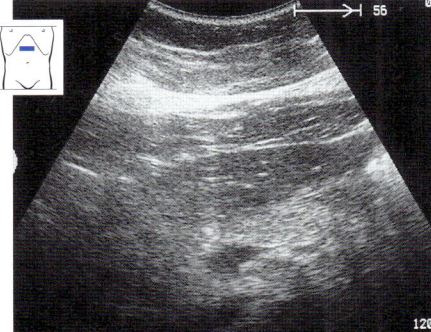

Adipositas: nicht vermeidbarer Fehler.

Untersucherbedingte Fehler

➤ **Lernziel:** Untersucherbedingte Fehler kennen lernen

Die relevantesten Fehler beim abdominellen Ultraschall betreffen den Untersucher, d. h. diese Fehler werden gemacht trotz optimaler Geräteeinstellung und guter Untersuchungsbedingungen. Sie werden von erfahrenen und unerfahrenen Untersuchern gemacht. Die Fehler aufgrund geringerer Erfahrung sind verständlich. Nicht selten jedoch vergisst auch der Erfahrene, eine Region einzusehen, oder – gravierender – er berücksichtigt nicht ausreichend die klinische Situation.

➤ **Untersucherfehler:**
➤ **fehlende Erfahrung/Fehlinterpretation**
➤ **Vergessen einer Region**
➤ **ungenügende Berücksichtigung klinischer Parameter**

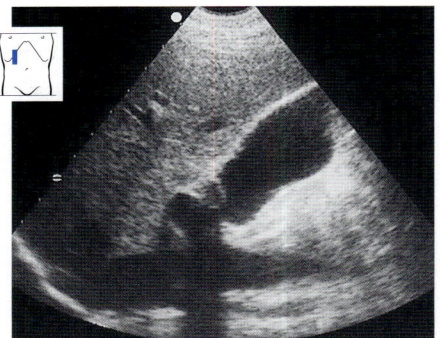

Artefakt im Gallenblasenhals, fehlinterpretiert als Gallenstein.

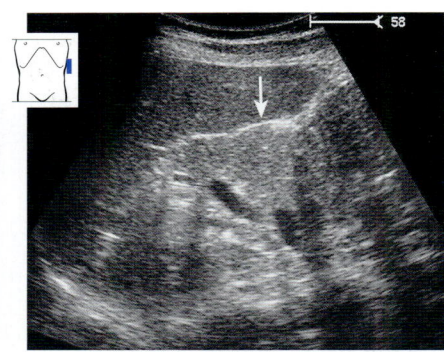

Darstellung des Pankreasschwanzes translienal (Pfeil): häufig vergessen.

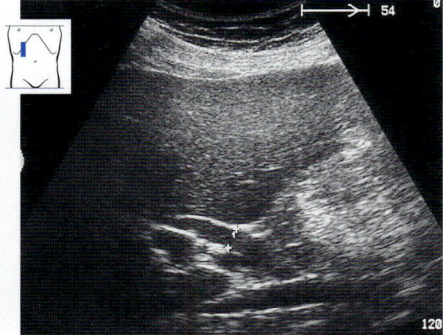

Ductus hepatocholedochus weit: Normalbefund nach Cholezystektomie.

114

Untersucherbedingte Fehler

➤ **Lernziel:** Untersucherbedingte falsch positive Befunde kennen lernen

Häufige Anfängerfehler sind Fehlinterpretationen von normalen Strukturen oder Artefakten als pathologisch: Gallensteine und Sludge bei Artefakten im Gallenblasenbereich, Nierenzysten bei gut erkennbaren Kelchen, Hepatopathie bei Riedel-Lappen.

➤ **Falsch positive Befunde, Leber:**
➤ **Hepatomegalie/Riedellappen**
➤ **Fettleber/ungenügende Ausleuchtung**
➤ **Falsch positive Befunde Gallenblase und Gallenwege:**
➤ **Stein, Zystenrandschatten/Luft im Duodenum**
➤ **Sludge/Schichtdickenartefakt**
➤ **DHC weit/Z. n. Cholezystektomie**
➤ **Falsch positive Befunde, Niere:**
➤ **Nierenzyste/Kelche**
➤ **Nierenstau/ampulläres Hohlsystem**

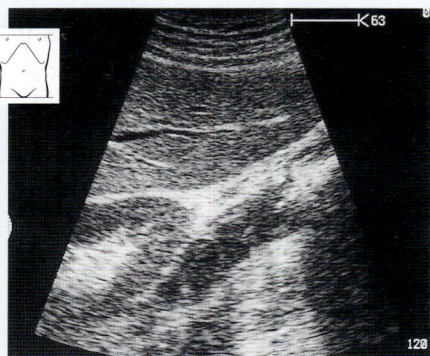

Fehlinterpretation eines Riedel-Lappens als Hepatomegalie.

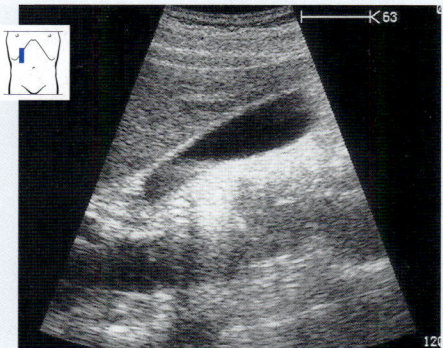

Fehlinterpretation eines Schichtdickenartefakts als Sludge.

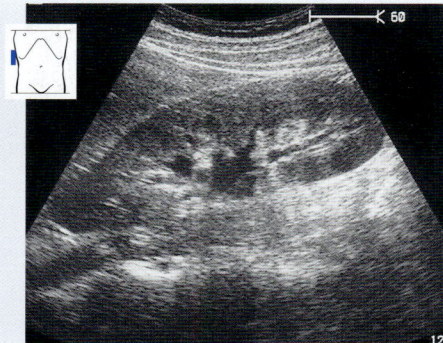

Fehlinterpretation von Flüssigkeit im Hohlsystem als Harnstau.

Untersucherbedingte Fehler

➤ **Lernziel:** Untersucherbedingte falsch negative Befunde kennen lernen

Eine gravierende und wirklich unangenehme Fehlerquelle ist das Vergessen einzelner Regionen beim Untersuchungsgang oder die ungenügende Relativierung der Beurteilbarkeit, also der u. U. falsch negative Befund. Klassisches Beispiel ist die unbewusst ungenügende Untersuchung der Pankreasschwanzregion von ventral und translienal.

➤ **Häufige falsch negative Befunde:**
  ➤ **Pankreasschwanz vergessen/fehlende Einsehbarkeit nicht berücksichtigt**
  ➤ **Lymphknotenstationen vergessen**
  ➤ **Leberkuppe nicht eingesehen**
  ➤ **Nebennierenregion vergessen**
  ➤ **Infundibulumstein übersehen**

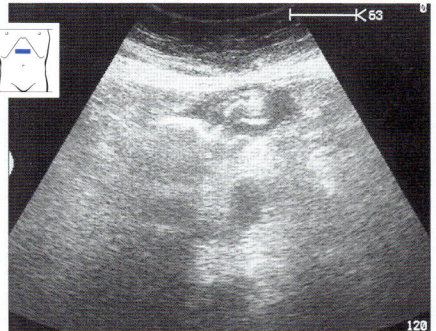

Pankreas von ventral: ungenügend einsehbar.

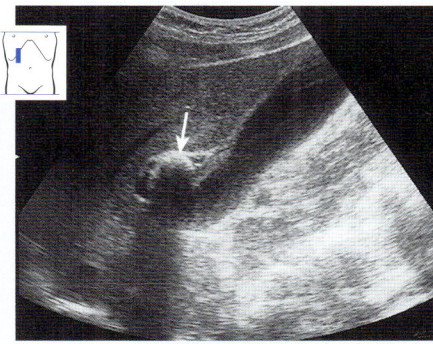

Gallenstein im Infundibulum (Pfeil) übersehen.

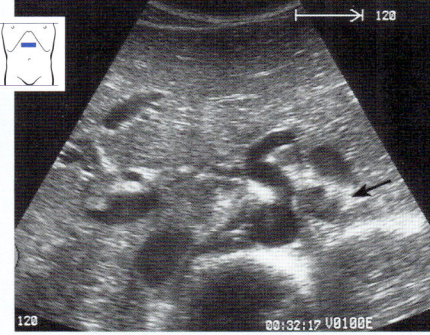

Lymphknoten am Truncus coeliacus (Pfeil): häufig vergessen, bewusst zu untersuchen.

Untersucherbedingte Fehler

➤ **Lernziel:** Untersucherbedingte Fehler kennen lernen

Auch wenn viele Ultraschallbefunde ohne Kenntnis der Klinik erhoben werden können (Gallensteine), soll die Untersuchung in Kenntnis der klinischen Angaben durchgeführt werden. Fehler resultieren nicht selten aus der ungenügenden Berücksichtigung der klinischen Situation. Klassisches Beispiel ist die Fehlinterpretation der verdickten Gallenblasenwand bei Herzinsuffizienz oder Hepatitis als Cholezystitis.

➤ **Fehlende Berücksichtigung der Klinik:**
  ➤ **Cholezystitis/Leberzirrhose, Hepatitis, Herzinsuffizienz**
  ➤ **Schrumpfgallenblase/fehlende Nüchternheit**
  ➤ **Nierenvergrößerung/Einzelniere**
  ➤ **Aszites/Eisprung**
  ➤ **Stauungsniere/Diurese**
  ➤ **Gallestau/Papillotomie, Cholezystektomie**

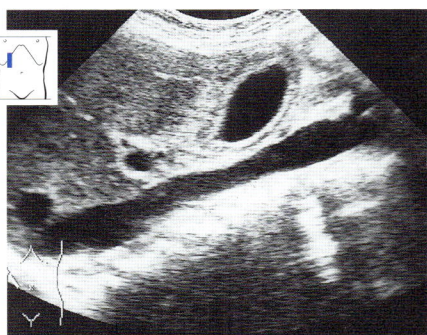

Gallenblasenwand verdickt: Cholezystitis.

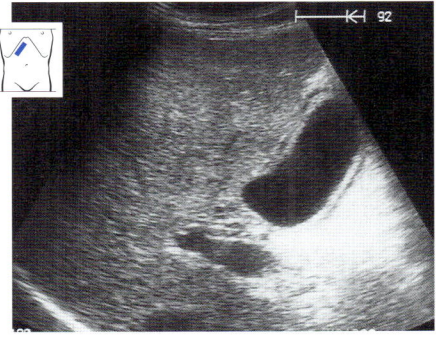

Gallenblasenwand verdickt: Leberzirrhose.

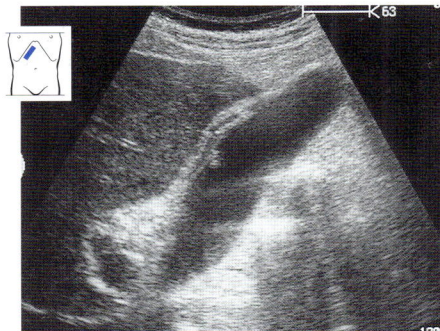

Gallenblasenwand verdickt: Herzinsuffizienz.

Standardschnitte: Gefäße

➤ **Lernziel:** Standardschnitte kennen lernen und einprägen: Gefäße

Der Begriff Standardschnitt sollte zurückhaltend gebraucht werden. Ultraschall lebt von der kontinuierlichen Schallkopfbewegung. Trotzdem ist die Kenntnis von Standardschnitten mit einprägsamen anatomischen Strukturen sehr hilfreich. Sie sollte daher geübt werden.

Setzen Sie den Schallkopf im Querschnitt über dem Truncus coeliacus auf und fixieren Sie das Bild. Nehmen Sie ein Blatt Papier und zeichnen Sie aus der Erinnerung die wichtigsten Strukturen. Beschriften Sie Ihre Zeichnung mit den Ziffern der ausklappbaren Umschlagseite. Die Auflösung finden Sie auf Seite 157.

Versetzen Sie den Schallkopf über die A. mesenterica superior und anschließend über die V. lienalis. Zeichnen Sie auch hier die relevantesten Strukturen.

➤ **Querschnitte über dem Truncus coeliacus, der A. mesenterica superior und der V. lienalis**

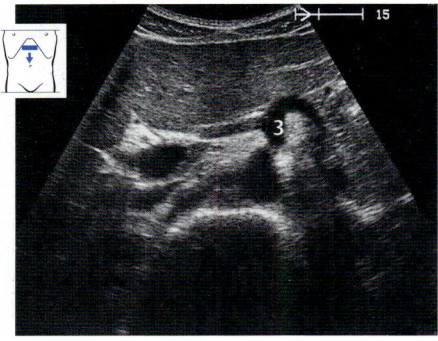 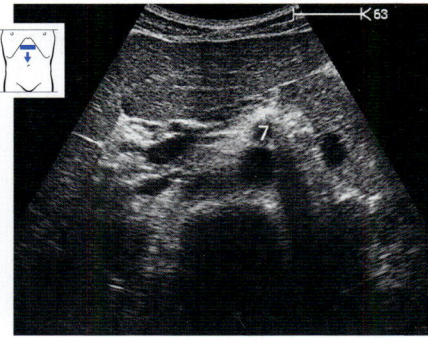 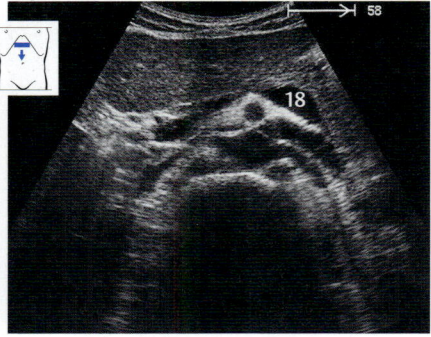

Querschnitt über dem Truncus coeliacus (3).

Querschnitt über der A. mesenterica superior (7).

Querschnitt über der V. lienalis (18).

Standardschnitte: Gefäße

➤ **Lernziel:** Standardschnitte kennen lernen und einprägen: Gefäße

Setzen Sie den Schallkopf im Längsschnitt über der Aorta auf und stellen Sie die Gefäßabgänge ein. Fixieren Sie das Bild und prägen Sie sich die relevanten Strukturen ein. Zeichnen Sie sie aus dem Gedächtnis und kontrollieren Sie sich auf Seite 157. Wiederholen Sie das Gleiche über der V. cava und zwischen Aorta und V. cava.

➤ **Längsschnitte über Aorta und V. cava**

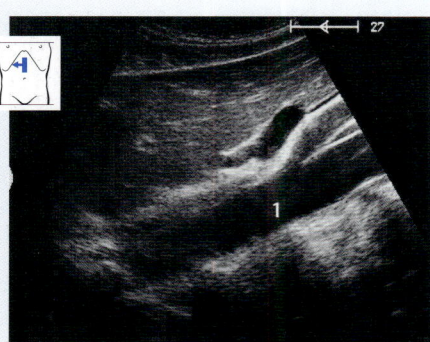 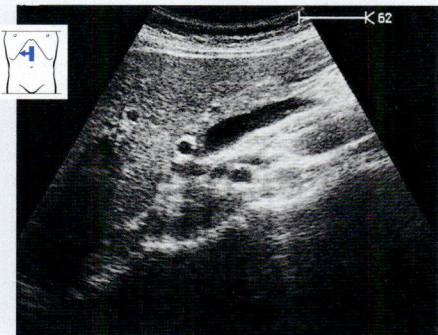 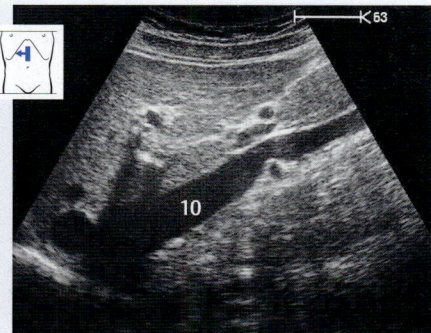

Längsschnitt über der Aorta (1).

Längsschnitt zwischen Aorta und V. cava.

Längsschnitt über der V. cava (10).

Verbesserung der Untersuchungsbedingungen

➤ **Lernziel:** Verbesserungsmöglichkeiten der Untersuchungsbedingungen kennen lernen

Heute sollen Sie die Möglichkeit kennen lernen, die Untersuchungsbedingungen zu verbessern. Außerdem geht es weiter mit den Standardschnitten.

Die Untersuchungsbedingungen können vor und während der Untersuchung verbessert werden. Vorher sollte man beachten: Patienten nüchtern lassen, morgens untersuchen, entblähen. Die Blase soll voll sein.

Erwerben Sie sich einen Blick für die unterschiedlichen Bedingungen bei der Untersuchung.

➤ **Vor der Untersuchung:**
  ➤ **Patient ist nüchtern/hat gegessen**
  ➤ **morgens/nachmittags**
  ➤ **Patient ist entbläht/gebläht**
  ➤ **Blase ist voll/leer**

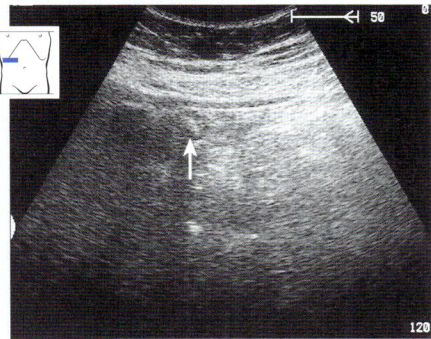

Gallenblase: schlechte Sicht, Gallenblase kontrahiert (Pfeil).

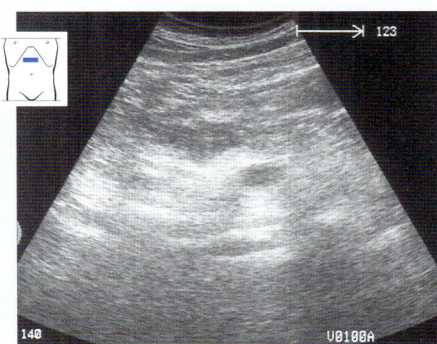

Pankreas: schlechte Sicht, Patient ist nicht nüchtern, Meteorismus.

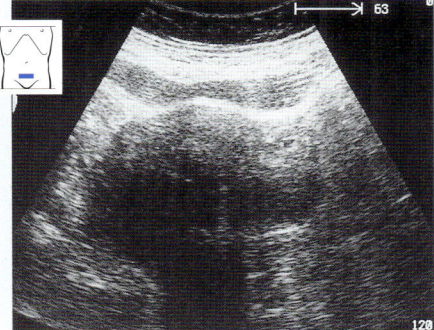

Blase leer: schlechte Sicht.

Verbesserung der Untersuchungsbedingungen: Lagerung

➤ **Lernziel:** Durch Lagerung die Untersuchungsbedingungen verbessern lernen

Eine besondere Lagerung des Probanden kann 3 Funktionen haben: das Aufsetzen des Schallkopfes zu ermöglichen, z. B. am Rücken, ein geeignetes Schallfenster zu schaffen, z. B. durch Streckung des Brustkorbes, und die Untersuchung für den Untersucher bequemer machen.

Schallen Sie die linke Niere des Probanden in Rückenlage im Längsschnitt von der Flanke her an. Lassen Sie den Probanden auf der rechten Seite über einer Rolle in der Taille liegen und wiederholen Sie das Anschallen. Lassen Sie den Probanden dann den linken Arm über den Kopf legen.

➤ **Lagerung bei Untersuchung der Niere:**
  ➤ **Seitenlage**
  ➤ **Skolioselagerung**
  ➤ **Arm über dem Kopf**
  ➤ **stehen lassen**

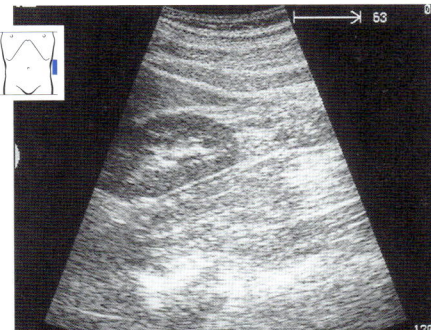

Flankenschnitt der linken Niere in Rückenlage.

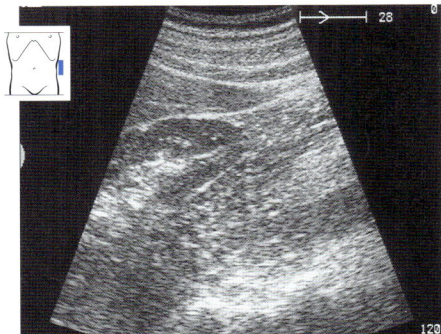

Skolioselagerung.

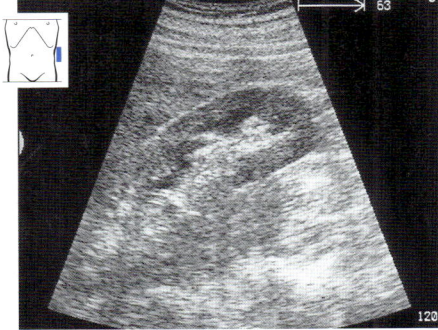

Hochlagerung des linken Armes.

Verbesserung der Untersuchungsbedingungen: Lagerung

➤ **Lernziel:** Durch Lagerung die Untersuchungsbedingungen verbessern lernen

Schallen Sie das Pankreas im Oberbauchlängsschnitt am liegenden Patienten an. Vergegenwärtigen Sie sich die Anatomie der störenden Strukturen.

Lassen Sie dann den Probanden aufstehen und wiederholen Sie die Übung. Führen Sie die Übung außerdem im Oberbauchquerschnitt durch.

➤ **Untersuchung im Stehen:**
  ➤ **Pankreas**
  ➤ **Nieren**

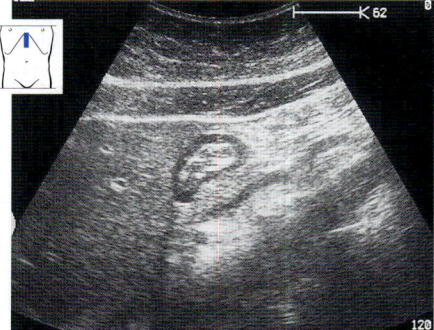 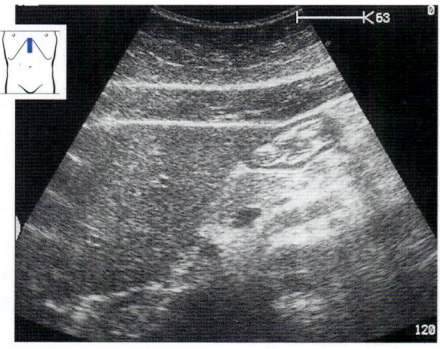 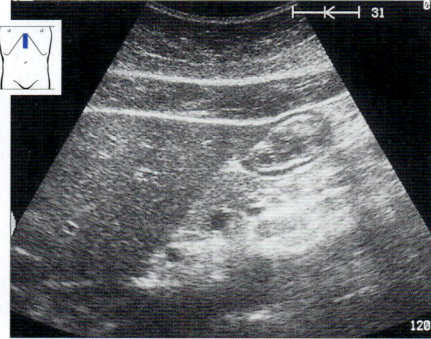

Pankreas im Oberbauchlängsschnitt im Liegen.

Pankreas im Oberbauchlängsschnitt bei um 45° aufgerichtetem Oberkörper.

Pankreas im Oberbauchlängsschnitt im Stehen.

23. TAG

Verbesserung der Untersuchungsbedingungen: Inspiration/Exspiration

➤ **Lernziel:** Durch Inspiration/Exspiration die Untersuchungsbedingungen verbessern lernen

In- und Exspiration haben einen großen Einfluss auf die Darstellbarkeit der Oberbauchorgane. Die Darstellung von Feinstrukturen (z. B. des Pankreasganges) erfordert u. U., dass der Patient die Luft anhält.

Tiefe Inspiration verbessert die Darstellbarkeit der Gallenblase und der Nieren. Häufig folgt jedoch nach dem Luftanhalten eine Phase verstärkten Atmens mit entsprechend schlechter Darstellbarkeit. Schallen Sie die Gallenblase im Oberbauchquerschnitt an und lassen sie nach maximaler Exspiration langsam tief Luft holen.

➤ **Untersuchung in Inspiration:**
  ➤ **Nieren**
  ➤ **Gallenblase**
➤ **Untersuchung in Exspiration:**
  ➤ **Milz**

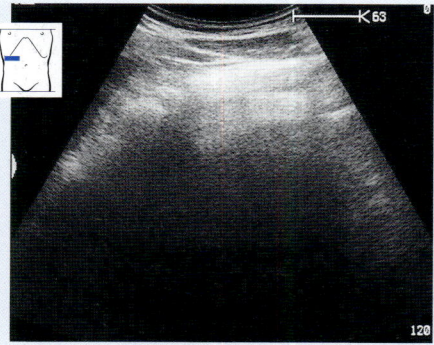 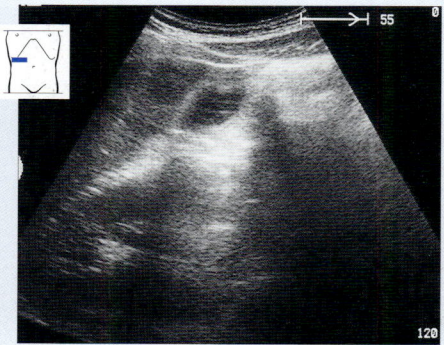 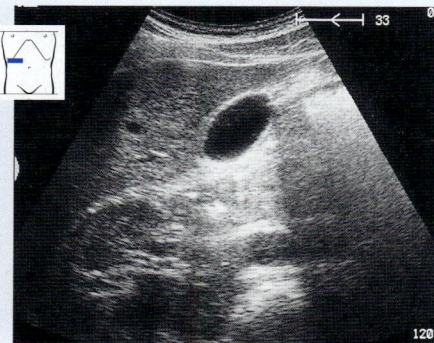

Gallenblase im Oberbauchquerschnitt: maximale Exspiration.

Gallenblase in leichter Inspiration.

Gallenblase in tiefer Inspiration.

Verbesserung der Untersuchungsbedingungen: Inspiration/Exspiration

➤ **Lernziel:** Durch Inspiration/Exspiration die Untersuchungsbedingungen verbessern lernen

Die Milz lässt sich u. U. in Exspiration besser einsehen, da der Recessus costodiaphragmaticus als kapillärer Spalt vorliegt.

Stellen Sie die Milz in einem hohen Flankenlängsschnitt ein. Lassen Sie den Probanden maximal inspirieren. Beobachten Sie die Verlegung der Sicht durch die luftgefüllte Lunge, die den Rezessus ausfüllt. Lassen Sie langsam ausatmen und beobachten Sie die Verbesserung der Bildqualität. Lassen Sie in Exspiration die Luft anhalten.

➤ **Die Milz lässt sich in Exspiration besser untersuchen.**

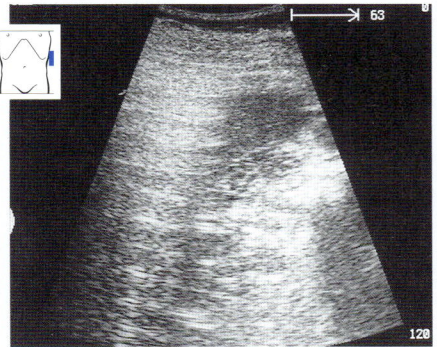

Milz im hohen Flankenlängsschnitt bei maximaler Inspiration.

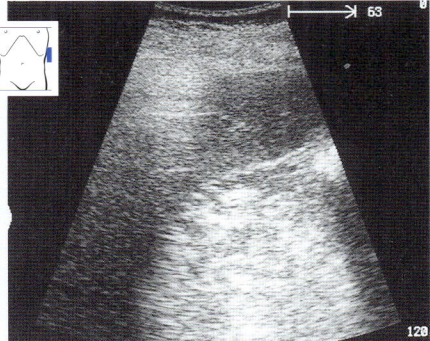

Langsame Exspiration.

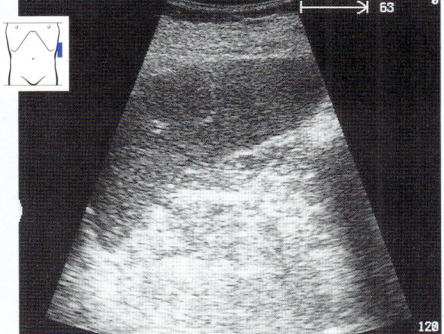

Maximale Exspiration.

Verbesserung der Untersuchungsbedingungen: Bauch herausstrecken lassen

➤ **Lernziel:** Durch Herausstreckenlassen des Bauches die Untersuchungsbedingungen verbessern lernen

Den Probanden den Bauch herausstrecken zu lassen, verbessert die Darstellbarkeit besonders des Leberunterrandes, der Leberpforte und der Gallenblase.

Stellen Sie die Leberpforte in einem Oberbauchlängsschnitt ein. Lassen Sie den Probanden den Bauch weich machen und dann langsam maximal herausstrecken. Das Pankreas lässt sich allerdings oft am besten bei weichen, entspannten Bauchdecken unter Anwendung eines leichten Schallkopfdrucks untersuchen.

➤ Bauch raus:
  ➤ Gallenblase
  ➤ Leberpforte
  ➤ Leberunterrand
➤ Bauch rein:
  ➤ Pankreas

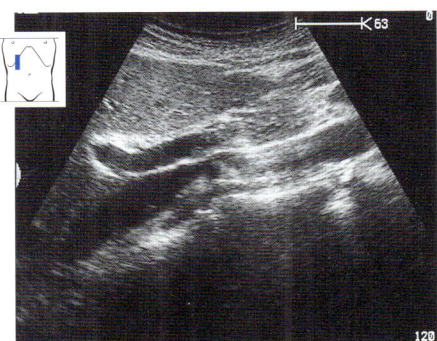

Leberpforte im Längsschnitt: Bauchdecke weich, etwas eingezogen.

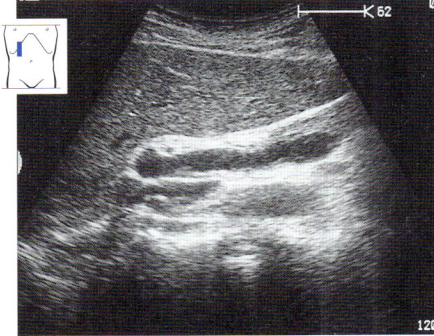

Die Bauchdecke wurde etwas herausgestreckt.

Die Bauchdecke wurde maximal vorgewölbt.

Verbesserung der Untersuchungsbedingungen: Druck mit dem Schallkopf

➤ **Lernziel:** Durch Druck mit dem Schallkopf die Untersuchungsbedingungen verbessern lernen

Der Druck, der mit dem Schallkopf auf den Bauch ausgeübt wird, beeinflusst die Darstellbarkeit der Oberbauchorgane ebenfalls. Darmgas sollte allerdings erst gegen Ende der Untersuchung zur Seite gepresst werden, um die Sicht in den übrigen Regionen nicht von vornherein zu verschlechtern.

Setzen Sie den Schallkopf im Längsschnitt oberhalb des Nabels auf und suchen Sie Darmluft. Erhöhen Sie langsam den Schallkopfdruck und pressen Sie die Luft zur Seite.

➤ **Schallkopfdruck:**
  ➤ **Luft wegdrücken**
  ➤ **V. cava komprimieren**
  ➤ **V. lienalis komprimieren**
  ➤ **Schmerz?**
  ➤ **Leber komprimieren**
  ➤ **Gallenblase komprimieren**

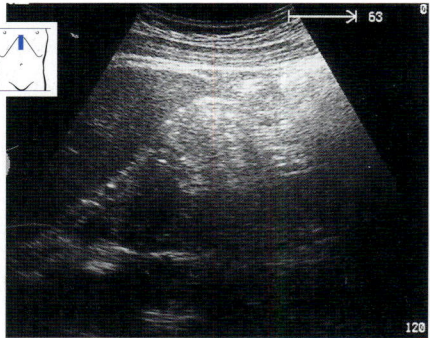 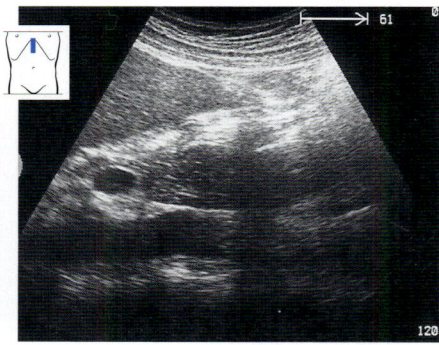 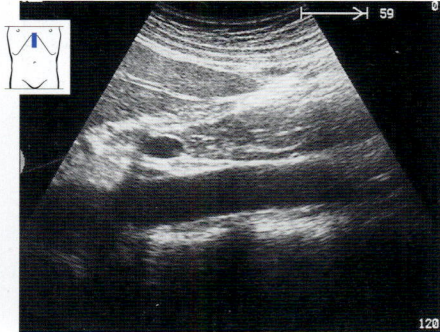

Oberbauchlängsschnitt: Luft im Dünndarm, Schallkopf leicht aufgesetzt.

Luft im Dünndarm: Der Druck auf den Schallkopf wurde erhöht.

Starker Druck: Die Luft wurde zur Seite gedrückt und die Sicht verbessert.

Verbesserung der Untersuchungsbedingungen: Flüssigkeit

➤ **Lernziel:** Durch Flüssigkeit die Untersuchungsbedingungen verbessern lernen

Wasser ist ein ideal Schall leitendes Medium; diese Tatsache kann man ausnutzen. Insbesondere die Prostata und der Uterus lassen sich bei voller Blase deutlich besser darstellen als bei geleerter.

Untersuchen Sie Prostata oder Uterus bei voller Blase und nach Entleerung.

➤ **Uterus und Prostata bei voller Blase untersuchen.**

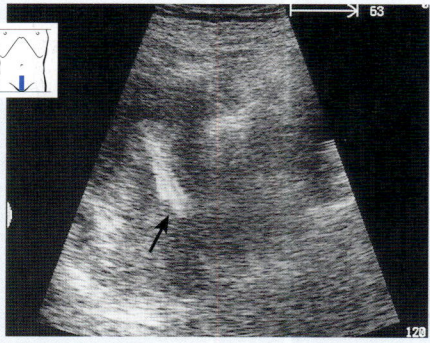 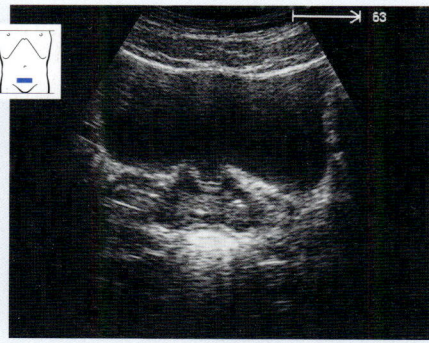 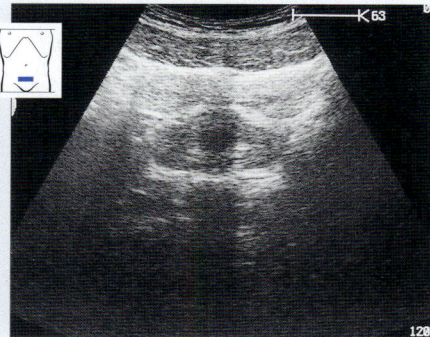

Darstellung des Uterus bei leerer Blase: schlechte Sicht. IUP (Pfeil).

Darstellung der Prostata bei voller Blase: gute Sicht.

Darstellung der Prostata bei leerer Blase: schlechte Sicht.

Standardschnitte: Leber

➤ **Lernziel:** Standardschnitte kennen lernen und einprägen: Leber

Setzen Sie den Schallkopf im Querschnitt über der Leber auf und stellen Sie V. cava, Lebervenen und Lobus caudatus im Querschnitt ein. Fixieren Sie das Bild und zeichnen und beschriften Sie es aus dem Gedächtnis.

Versetzen Sie den Schallkopf nach unten und stellen Sie die Pfortaderaufzweigung ein, dann die Leber im Bereich der Gallenblase. Fixieren Sie jeweils das Bild und zeichnen Sie es aus dem Gedächtnis. Vergleichen Sie Ihre Zeichnungen mit denen auf S. 157.

➤ **Querschnitte über den Lebervenen, der Pfortaderaufzweigung und dem Lobus quadratus**

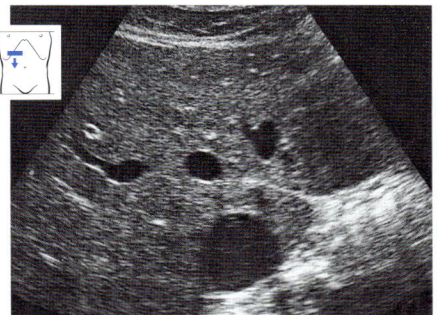

Leber: Querschnitt über den Lebervenen.

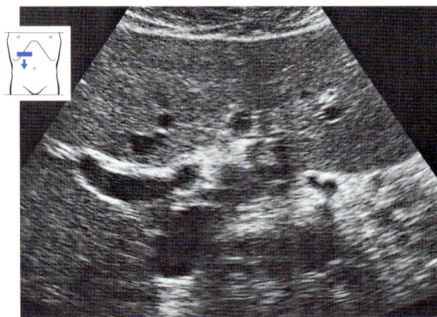

Leber: Querschnitt über der Pfortaderaufzweigung.

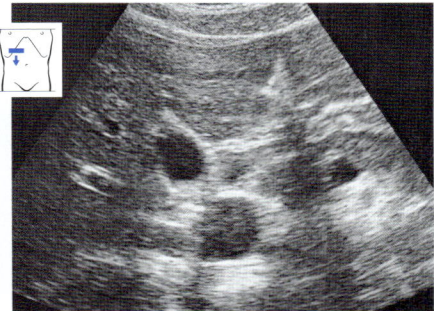

Leber: Querschnitt über dem Lobus quadratus.

121

Standardschnitte: Leber

➤ **Lernziel:** Standardschnitte kennen lernen und einprägen: Leber

Setzen Sie den Schallkopf im Längsschnitt über dem linken Leberlappen auf. Zeichnen Sie aus dem Gedächtnis die wichtigsten Strukturen.

Versetzen Sie dann den Schallkopf etwas nach rechts und stellen Sie den Lobus caudatus ein. Stellen Sie schließlich das Lig. teres ein. Zeichnen und beschriften Sie auch diese Strukturen und kontrollieren Sie Ihre Zeichnungen auf S. 158.

➤ **Längsschnitte über dem linken Leberlappen, dem Lobus caudatus und dem Lig. teres**

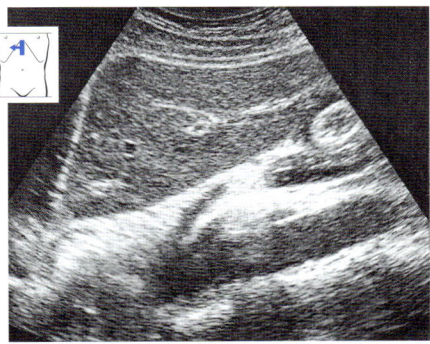

Leber: Längsschnitt über dem linken Leberlappen.

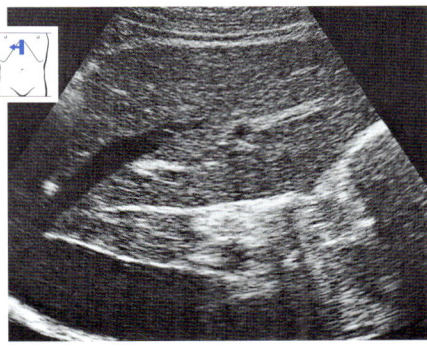

Leber: Längsschnitt über dem Lobus caudatus.

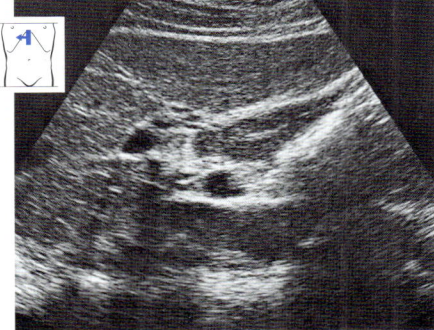

Leber: Längsschnitt über dem Lig. teres.

Standardschnitte: Leber

➤ **Lernziel:** Standardschnitte kennen lernen und einprägen: Leber

➤ **Längsschnitte über dem Lobus quadratus, der Gallenblase und dem rechten Leberlappen**

Setzen Sie den Schallkopf gegenüber dem letzten Bild etwas nach rechts über den Lobus quadratus und fixieren Sie das Bild. Versetzen Sie dann den Schallkopf weiter bis zur Darstellung der Gallenblase und weiter über den lateralen rechten Leberlappen.

Fixieren Sie jeweils das Bild, zeichnen Sie die relevanten Strukturen aus der Erinnerung und beschriften Sie sie. Vergleichen Sie Ihre Zeichnungen mit jenen auf S. 158.

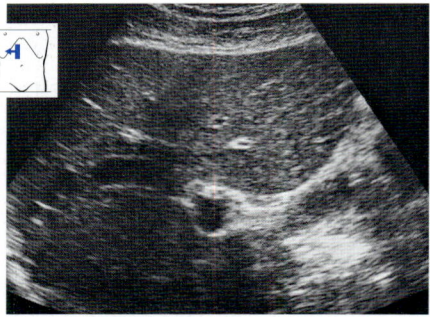 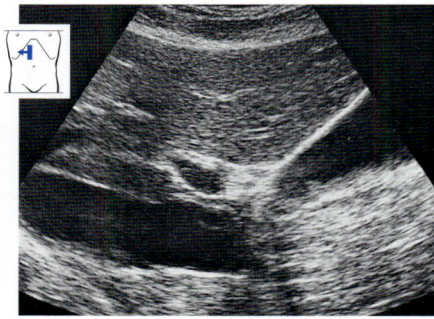 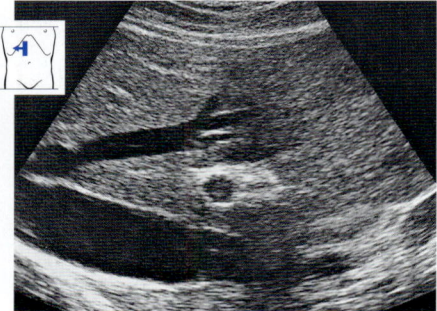

Leber: Längsschnitt über dem Lobus quadratus.

Leber: Längsschnitt über der Gallenblase.

Leber: Längsschnitt über dem rechten Leberlappen.

Standardschnitte: Gallenblase

➤ **Lernziel:** Standardschnitte kennen lernen und einprägen: Gallenblase

➤ **Quer- und Längsschnitt über der Gallenblase**

Setzen Sie den Schallkopf über der Leber auf und stellen Sie den rechten Pfortaderhauptast, unmittelbar vor der V. cava liegend, ein. Versetzen Sie den Schallkopf dann etwas nach unten, bis die Gallenblase ventral der V. cava auftaucht. Drehen Sie dann den Schallkopf unter Sicht über der Gallenblase zu einem Längsschnitt.

Fixieren Sie jeweils das Bild. Zeichnen und beschriften Sie es aus dem Gedächtnis und kontrollieren Sie Ihr Ergebnis auf S. 158.

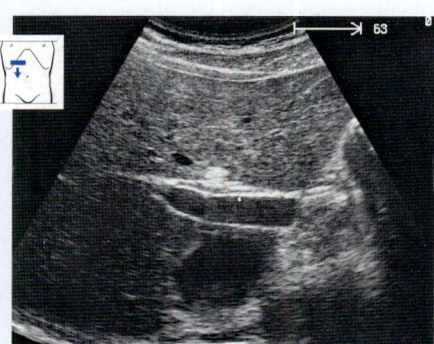 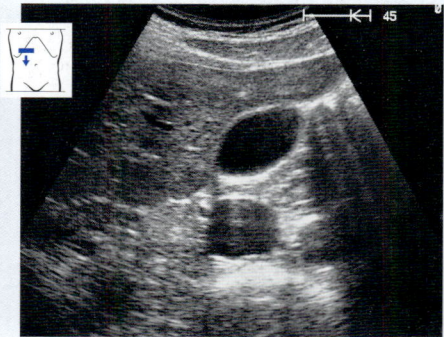 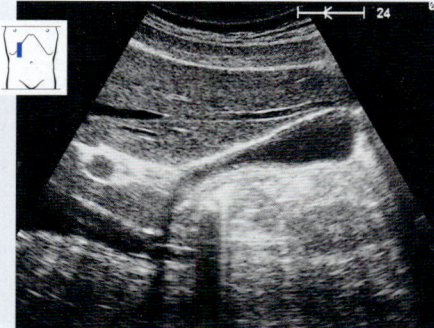

Gallenblase: Querschnitt über dem rechten Pfortaderhauptast, unmittelbar kranial der Gallenblase.

Gallenblase: Querschnitt über der Gallenblase.

Gallenblase: Längsschnitt über der Gallenblase.

Dynamik und Funktion: Kompression

➤ **Lernziel:** Die Anwendung von Kompression mit dem Schallkopf kennen lernen

Heute geht es um die Darstellung bewegter Strukturen sowie um Bewegungen, die auf den Probanden einwirken. Außerdem wird die Einübung von Standardschnitten fortgesetzt.

Abdomineller Ultraschall ist natürlich überwiegend statisch. In Grenzen können Sie allerdings auf das untersuchte Objekt Einfluss nehmen und Funktionen darstellen.

Setzen Sie den Schallkopf in einem Längsschnitt über der V. cava auf. Komprimieren Sie das Gefäß durch Druck mit dem Schallkopf. Bei Rechtsherzinsuffizienz besteht eine verminderte Komprimierbarkeit.

➤ **Dynamik und Funktion:**
  ➤ **Kompression**
  ➤ **Atmung**
  ➤ **Funktion**
  ➤ **Lageänderung**

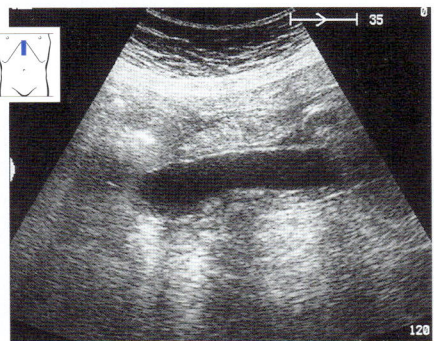 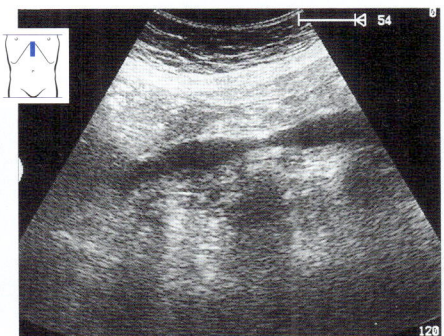 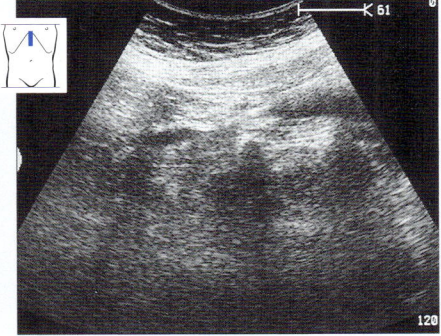

Längsschnitt über der V. cava, leichter Druck mit dem Schallkopf.

Kräftiger Druck: Kompression der Vene.

Sehr starker Druck: mehr oder weniger komplette Kompression.

Dynamik und Funktion: Kompression

➤ **Lernziel:** Die Anwendung von Kompression mit dem Schallkopf kennen lernen

Das zweite Gefäß, bei dem eine Kompression mit dem Schallkopf eine Bedeutung haben kann, ist die V. lienalis. Beim Versuch, das Pankreas darzustellen, wird oft ein starker Druck mit dem Schallkopf ausgeübt, wodurch die Milzvene, die eigentliche Leitstruktur, komprimiert werden kann. Auf eine portale Hypertension weist die fehlende Komprimierbarkeit der Milzvene stärker hin als die Lumenweite.

Stellen Sie die Milzvene in einem Oberbauchquerschnitt ein und komprimieren Sie sie.

➤ **Kompression während der Untersuchung:**
  ➤ **Wegdrücken von Darmluft**
  ➤ **Kompression der V. cava**
  ➤ **Kompression der V. lienalis**
  ➤ **Kompression der Leber**
  ➤ **Kompression der Gallenblase**

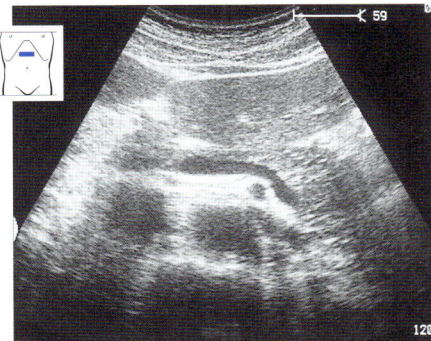 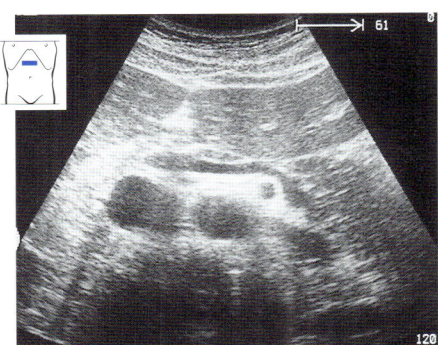 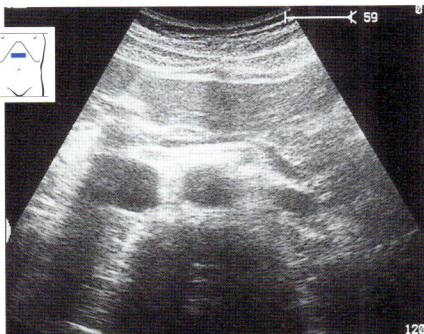

Anschnitt der Milzvene: leichter Druck mit dem Schallkopf.

Kräftiger Druck mit dem Schallkopf: Die Milzvene kann etwas komprimiert werden.

Sehr kräftiger Druck mit dem Schallkopf: fast komplette Kompression.

Dynamik und Funktion: Kompression

➤ **Lernziel:** Die Komprimierbarkeit der Gallenblase kennen lernen

Die normal gefüllte Gallenblase ist gut und schmerzfrei komprimierbar im Gegensatz zum Gallenblasenhydrops.

Setzen Sie den Schallkopf im Längsschnitt über der Gallenblase auf und erhöhen Sie langsam den Druck mit dem Schallkopf. Beobachten Sie die Verformbarkeit der Gallenblase.

➤ **Die gesunde, gefüllte Gallenblase ist mit dem Schallkopf gut komprimierbar.**

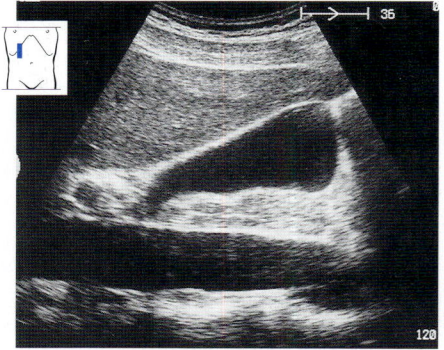 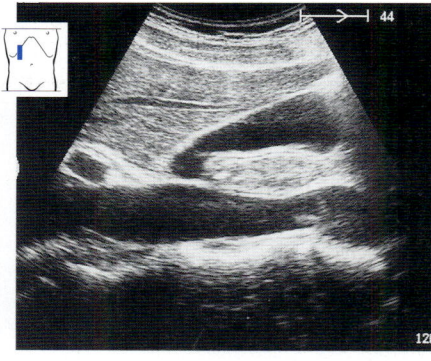 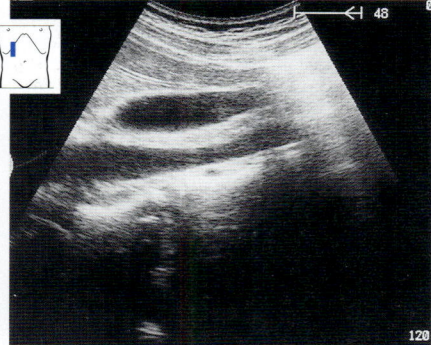

Normale Gallenblase, keine Kompression.

Normale Gallenblase, Kompression mit dem Schallkopf. Beachten Sie die gleichzeitige Kompression der V. cava.

Sehr starker Druck mit dem Schallkopf.

124

Dynamik und Funktion: Atmung

➤ **Lernziel:** Den Einfluss der Atmung auf die Untersuchung kennen lernen

In- und Exspiration können die Qualität der Organdarstellung deutlich verbessern. Hierin liegt die wichtigste Bedeutung von Atemmanövern. Daneben können Sie auch normale atemabhängige Form- und Lageveränderungen erkennen.

Setzen Sie den Schallkopf in einem Flankenlängsschnitt über der rechten Niere auf zur Darstellung der Niere, des M. psoas und der Wirbelsäule. Lassen Sie tief einatmen. Beachten Sie die Verschiebung der Niere auf dem M. psoas nach unten.

➤ **In- und Exspiration:**
➤ **Verbesserung der Untersuchungsbedingungen**
➤ **Verschieblichkeit der Niere**
➤ **Volumenschwankung der V. cava**

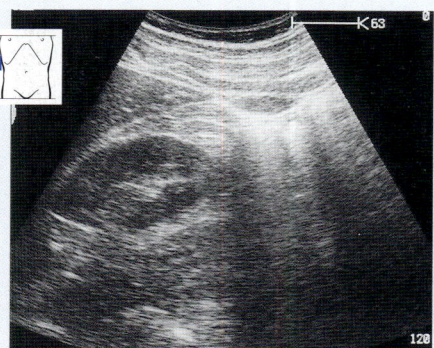 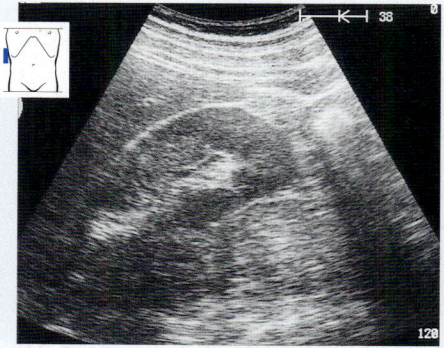 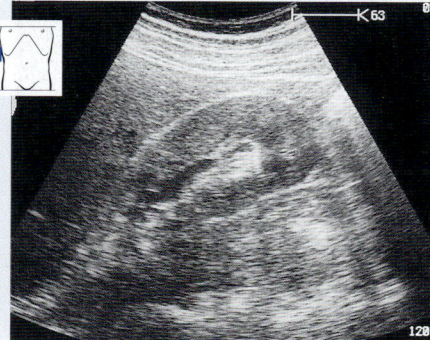

Niere, M. psoas und Wirbelsäule im Flankenlängsschnitt, Exspiration.

Mäßige Inspiration.

Tiefe Inspiration. Die Niere ist auf dem M. psoas nach unten gerutscht.

Dynamik und Funktion: Atmung

➤ **Lernziel:** Den Einfluss der Atmung auf die Untersuchung kennen lernen

Die V. cava zeigt einen typischen pulsabhängigen, weichen Doppelschlag. Daneben sieht man auch atemabhängige Kaliberschwankungen.

Setzen Sie den Schallkopf in einem Längsschnitt über der V. cava auf. Lassen Sie den Probanden tief ein- und ausatmen. Beachten Sie die atemabhängigen Kaliberschwankungen. Lassen Sie den Probanden pressen (Valsalva-Manöver).

➤ **V. cava:**
  ➤ **Inspiration: schmal**
  ➤ **Exspiration: weit**

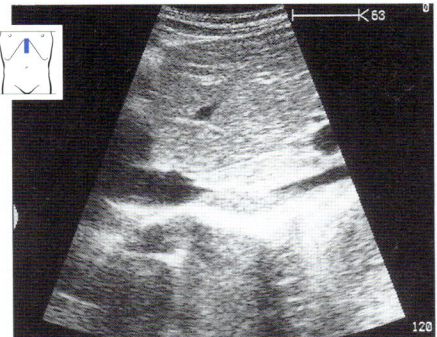

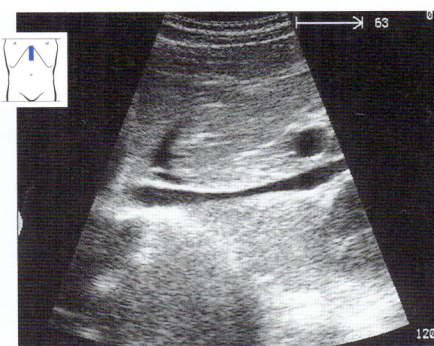

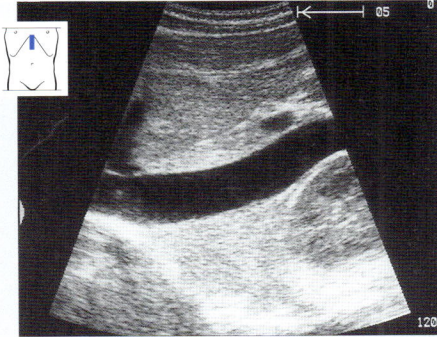

V. cava während der Inspiration: schmales Lumen.

Mäßige Exspiration: kräftiges Lumen.

Pressen: kräftiges Lumen.

Dynamik und Funktion: Magenperistaltik

➤ **Lernziel:** Die Magenperistaltik kennen lernen

Die sonographische Methode zur Bestimmung der Magenentleerung ist relativ aufwendig und nicht optimal standardisiert.

Die Untersuchung wird am stehenden Probanden durchgeführt. Ein reproduzierbarer Schnitt wird über das Antrum gelegt und dieses wird vermessen. Der Proband trinkt 400 ml Wasser, dann wird erneut das Antrum vermessen. Nach 30 Minuten wird wiederum gemessen, über die Hälfte der Flüssigkeit sollte dann aus dem Magen entleert sein. Der praktische Wert der Untersuchung ist von untergeordneter Bedeutung. Bei guter Sicht lässt sich die Magenentleerung bei vielen Probanden gut erkennen.

➤ **Bei guter Sicht kann die Magenentleerung sonographisch beobachtet werden.**

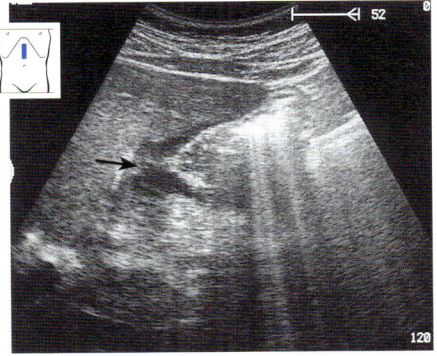

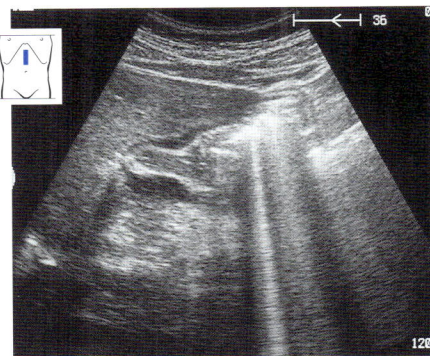

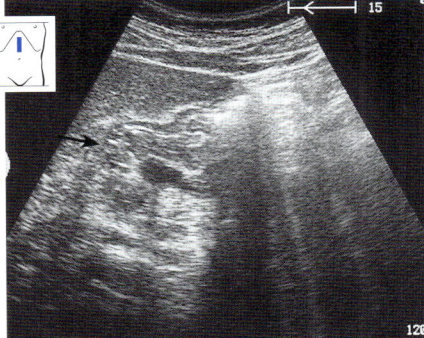

Längsschnitt über dem Pylorusbereich (Pfeil). Nicht nüchterner Patient.

Gleiche Ebene, beginnende Öffnung des Pylorus.

Entleerung von Mageninhalt in den Bulbus (Pfeil).

Dynamik und Funktion: Gallenblasenkontraktion

➤ **Lernziel:** Die Kontraktion der Gallenblase kennen lernen

Die Kontraktion der Gallenblase kann durch eine Testmahlzeit (z. B. Ei) geprüft werden.

Messen Sie die Fläche des Gallenblasenanschnitts über der Längsachse. Messen Sie erneut 45 Minuten nach einer Reizmahlzeit. Beachten Sie die Verkleinerung des Gallenblasen-schnittes und die Verbreiterung der Gallenblasenwand.

➤ **Die Kontraktion der Gallenblase wird sonographisch vor und nach einer Testmahlzeit geprüft.**

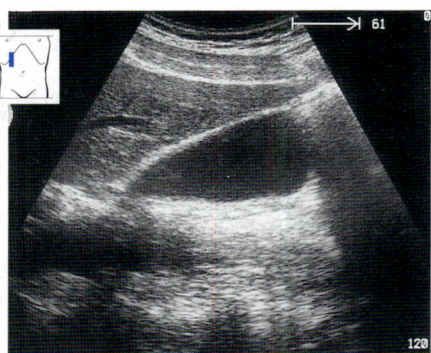 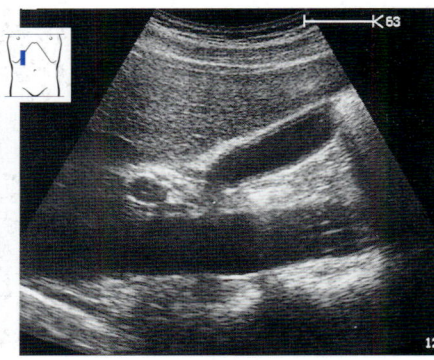 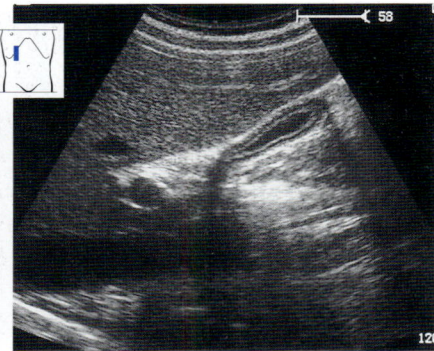

| Gallenblase nüchtern: Längsanschnitt. | Gallenblase nach Reizmahlzeit: beginnende Kontraktion. | Maximale Kontraktion: Beachten Sie die Dicke der Gallenblasenwand. |

Dynamik und Funktion: Blasenentleerung

➤ **Lernziel:** Die Harnblasenentleerung kennen lernen

Die Bestimmung von Restharn kann sonographisch einfach durchgeführt werden.

Untersuchen Sie den Probanden bei voller Blase, bestimmen Sie das Harnblasenvolumen nach der Elipsoidformen A × B × C × 0,5. Wiederholen Sie die Bestimmung nach Entleerung der Blase. Beim Gesunden ist kein Restharn mehr erkennbar.

➤ **Die Restharnbestimmung ist sonogra-phisch gut möglich.**

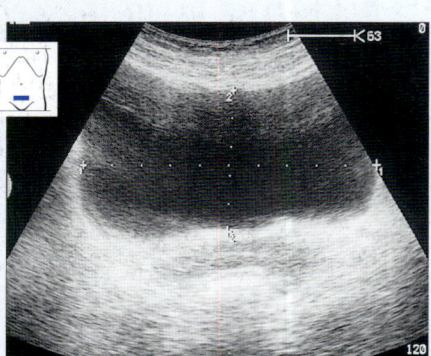 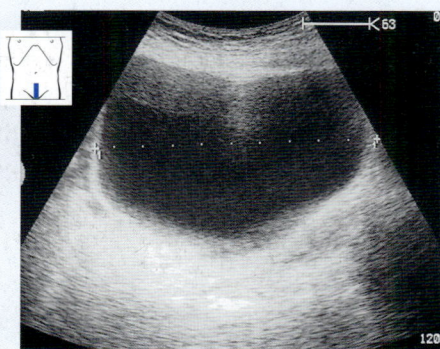 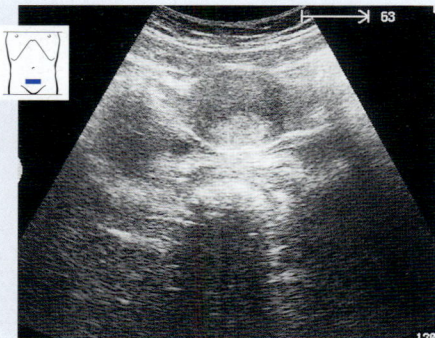

| Ausmessung der Harnblase im suprapubischen Querschnitt. | Ausmessung der dritten Dimension im Längsschnitt. | Harnblase nach Miktion. |

Standardschnitte: Pankreas

➤ **Lernziel:** Standardschnitte kennen lernen und einprägen: Pankreas

Setzen Sie den Schallkopf im Querschnitt über dem Pankreaskopf auf. Stellen Sie die Leitstrukturen V. cava und V. mesenterica superior ein. Fixieren Sie das Bild und zeichnen und beschriften Sie es dann aus dem Gedächtnis.

Versetzen Sie dann den Schallkopf Richtung Körpermitte und stellen Sie das Pankreaskorpus ein. Identifizieren Sie die typische Leitstruktur der V. lienalis, fixieren Sie das Bild und zeichnen Sie es aus dem Gedächtnis.

Versetzen Sie den Schallkopf dann noch weiter nach links und etwas nach oben. Stellen Sie den Pankreasschwanz ein und fixieren Sie das Bild. Zeichnen Sie dann die wichtigsten Strukturen aus dem Gedächtnis.

Kontrollieren Sie Ihre Ergebnisse auf S. 159.

➤ **Querschnitte über Pankreaskopf, -korpus und -schwanz**

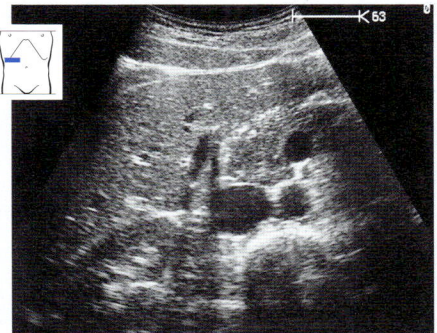
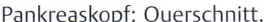

Pankreaskopf: Querschnitt.

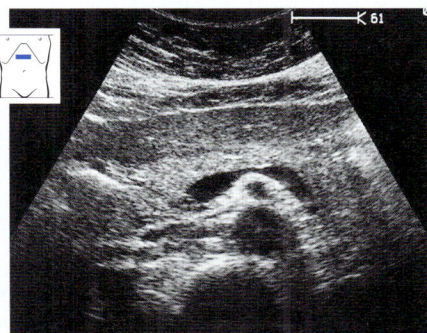

Pankreaskorpus: Querschnitt.

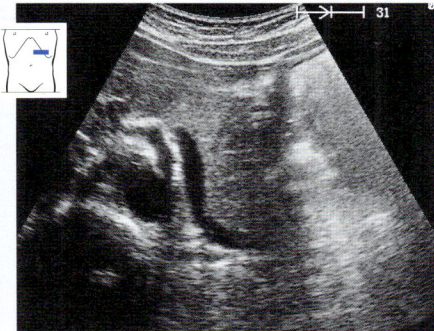

Pankreasschwanz: Querschnitt.

Standardschnitte: Pankreas

➤ **Lernziel:** Standardschnitte kennen lernen und einprägen: Pankreas

Setzen Sie den Schallkopf über der V. cava auf und identifizieren Sie den Pankreaskopf mit seinen Leitstrukturen V. cava, V. portae und Nierenarterie. Fixieren Sie das Bild und zeichnen Sie die wichtigsten Strukturen aus dem Gedächtnis.

Versetzen Sie dann den Schallkopf Richtung Pankreaskorpus. Identifizieren Sie die Leitstrukturen Aorta, A. mesenterica superior und V. lienalis. Fixieren Sie das Bild und zeichnen Sie die wichtigsten Strukturen.

Versetzen Sie dann den Schallkopf noch weiter nach links, über den Pankreasschwanz, fixieren Sie das Bild und zeichnen Sie wiederum aus der Erinnerung die wichtigsten Strukturen ein.

Vergleichen Sie Ihre Zeichnungen mit jenen auf S. 159.

➤ **Längsschnitte über Pankreaskopf, -korpus und -schwanz**

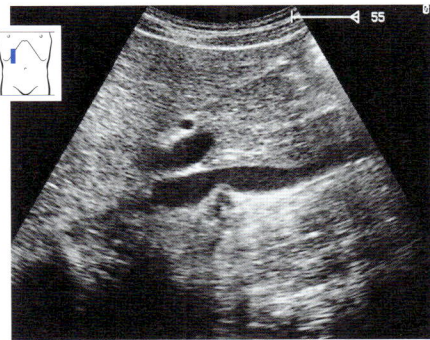

Pankreaskopf: Längsschnitt.

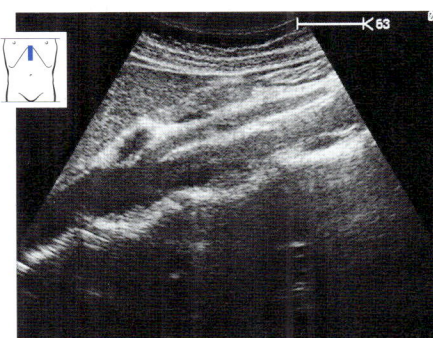

Pankreaskorpus: Längsschnitt.

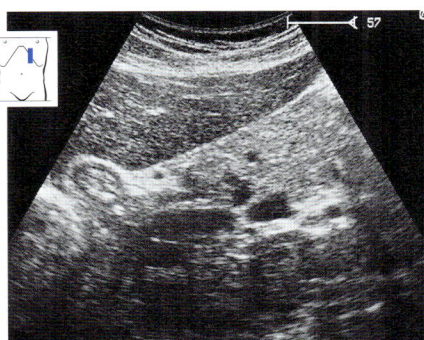

Pankreasschwanz: Längsschnitt.

Standardschnitte: Nieren

➤ **Lernziel:** Standardschnitte kennen lernen und einprägen: Nieren

➤ Flankenlängs- und -querschnitte über den Nieren

Setzen Sie den Schallkopf im Flankenlängsschnitt über der rechten Niere auf. Stellen Sie den typischen Anschnitt ein mit Darstellung der Leber, der Niere sowie des M. psoas. Fixieren Sie dann das Bild und zeichnen Sie aus dem Gedächtnis die Leitstrukturen.

Drehen Sie dann den Schallkopf zu einem Querschnitt. Stellen Sie ebenfalls die wichtigsten Leitstrukturen ein, insbesondere die Leber, die V. cava und die Nierenvene sowie den M. psoas. Fixieren Sie das Bild und zeichnen Sie wiederum die wichtigsten Strukturen.

Stellen Sie dann einen Längsschnitt der linken Niere ein mit Darstellung von Milz, M. psoas und Niere. Fixieren Sie das Bild und zeichnen Sie auch hier aus der Erinnerung die wichtigsten Leitstrukturen.

Vergleichen Sie Ihr Ergebnis mit den Skizzen auf S. 159.

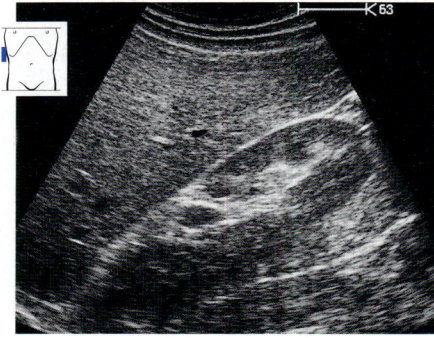 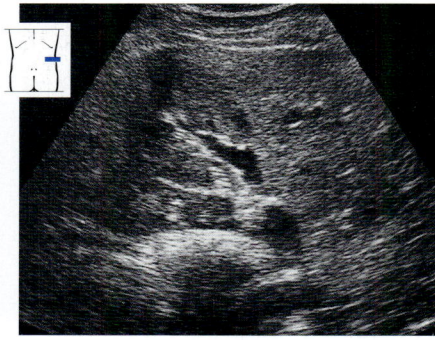 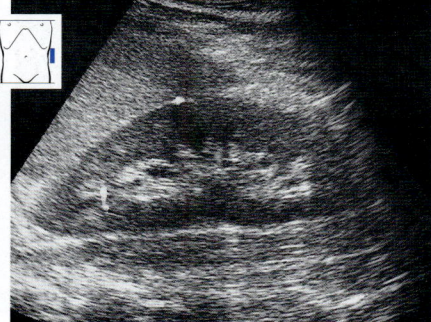

Rechte Niere: Flankenlängsschnitt.   Rechte Niere: Flankenquerschnitt.   Linke Niere: Flankenlängsschnitt.

Standardschnitte: Prostata und Uterus

➤ **Lernziel:** Standardschnitte kennen lernen und einprägen: Prostata und Uterus

➤ Längs- und Querschnitte über Prostata und Uterus

Setzen Sie den Schallkopf im Längsschnitt über der gefüllten Harnblase auf. Stellen Sie die Prostata ein. Fixieren Sie das Bild und zeichnen Sie aus dem Gedächtnis die wichtigsten Strukturen.

Drehen Sie dann den Schallkopf zu einem Querschnitt, fixieren Sie das Bild und zeichnen Sie ebenfalls die wichtigsten Strukturen.

Setzen Sie danach den Schallkopf längs über einem Uterus auf. Fixieren Sie das Bild und zeichnen Sie aus der Erinnerung die relevanten Strukturen.

Kontrollieren Sie Ihre Ergebnisse auf S. 160.

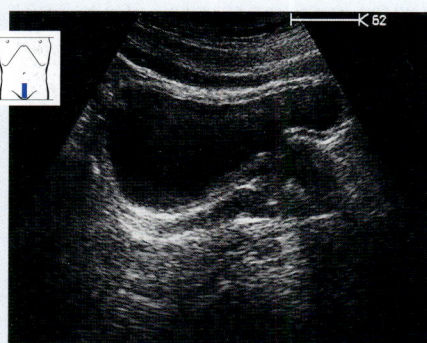 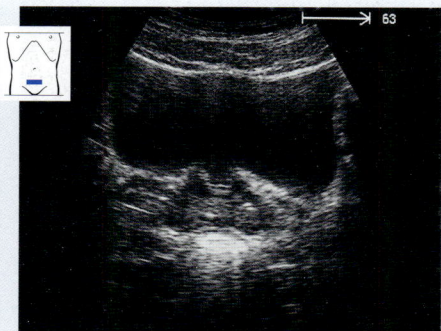 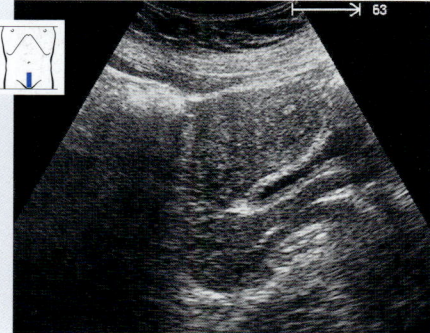

Prostata: Längsschnitt.   Prostata: Querschnitt.   Uterus: Längsschnitt.

Pathologische Befunde: Gefäße

➤ **Lernziel:** Die häufigsten pathologischen Befunde im Bereich der Gefäße erkennen

Heute und an den nächsten beiden Tagen geht es um das Beschreiben und Erkennen pathologischer Befunde. Dafür werden Ihnen Abbildungen gezeigt und Sie werden gebeten, die Auffälligkeiten schriftlich unter die Abbildungen einzutragen. Die Auflösungen finden sich dann auf den Seiten 160 ff.

Sehen Sie sich Abb. 1 an. Es handelt sich um einen Längsschnitt über der Aorta. Beschreiben Sie die auffälligen Befunde. Was liegt hier vor?

Sehen Sie sich Abb. 2 an. Es handelt sich ebenfalls um einen Längsschnitt über der Aorta. Beschreiben Sie die Auffälligkeiten.

Sehen Sie sich Abb. 3 an. Es handelt sich um einen Querschnitt über der abdominellen Aorta. Beschreiben Sie, was Sie sehen.

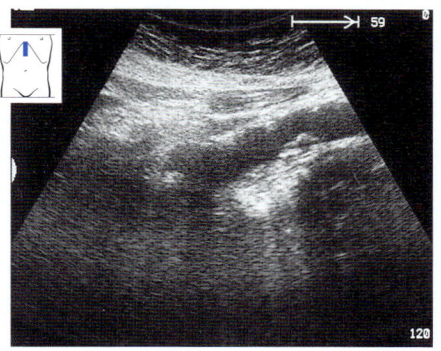 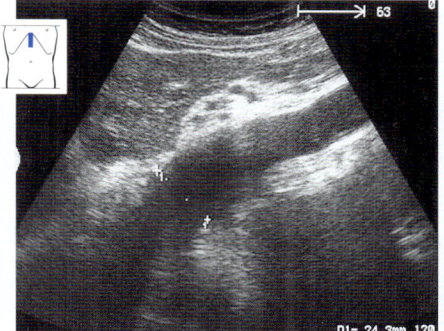 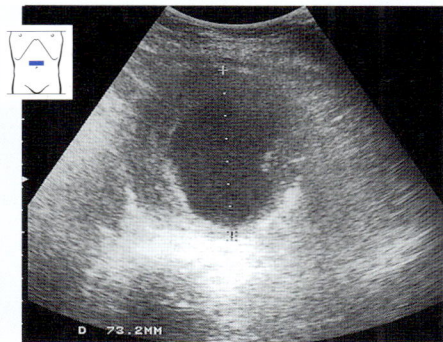

Abb. 1   Abb. 2   Abb. 3

Pathologische Befunde: Gefäße

➤ **Lernziel:** Die häufigsten pathologischen Befunde im Bereich der Gefäße erkennen

Werfen Sie einen Blick auf Abb. 1. Es handelt sich um einen Querschnitt, der Ihnen die V. cava, die Nierenvene und die Aorta zeigt. Was fällt Ihnen auf? Was liegt hier vor?

Schauen Sie sich die Abb. 2 an. Es handelt sich um einen hohen Längsschnitt über der V. cava kurz vor dem Zwerchfelldurchtritt. Was fällt Ihnen hier auf?

Werfen Sie einen Blick auf Abb. 3. Es handelt sich um einen Längsanschnitt einer Lebervene. Was fällt Ihnen an dieser Lebervene auf?

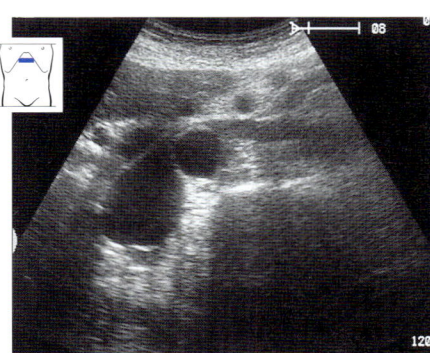 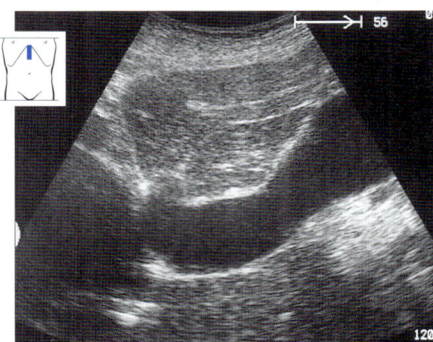 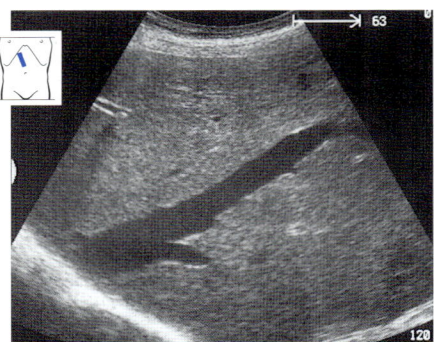

Abb. 1   Abb. 2   Abb. 3

Pathologische Befunde: Gefäße

➤ **Lernziel:** Die häufigsten pathologischen Befunde im Bereich der Gefäße erkennen

Zur Untersuchung der Gefäße gehört auch immer die Untersuchung der unmittelbaren Gefäßumgebung, insbesondere im Hinblick auf Lymphknoten. Erfahrungsgemäß gehören diese zu den nicht selten übersehenen Befunden.

Werfen Sie einen Blick auf Abb. 1. Sie sehen einen Querschnitt über dem Truncus coeliacus. Was fällt Ihnen hier auf?

Werfen Sie einen Blick auf Abb. 2. Sie sehen einen schrägen Anschnitt der Pfortader, außerdem ist die Leberarterie im Querschnitt getroffen. Was fällt Ihnen hier sonst noch auf?

Abb. 3 zeigt einen Längsschnitt über der V. cava. Beschreiben Sie, was Sie sehen.

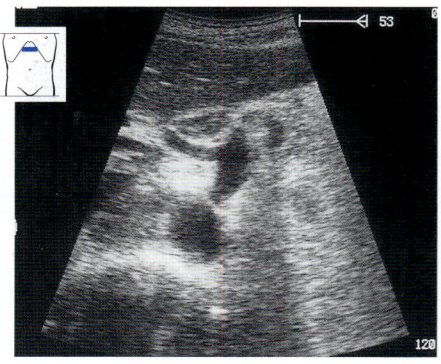 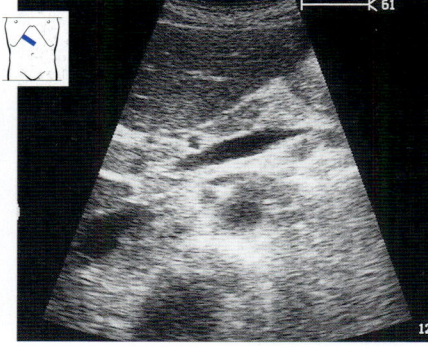 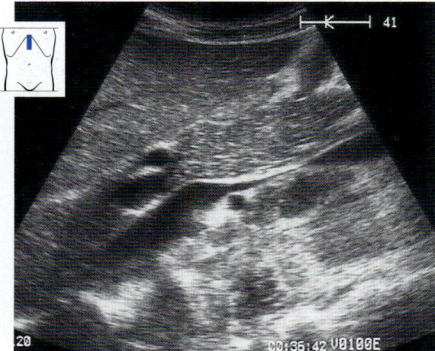

Abb. 1   Abb. 2   Abb. 3

Pathologische Befunde: Leber

➤ **Lernziel:** Die häufigsten pathologischen Befunde im Bereich der Leber erkennen

Abb. 1 zeigt einen Flankenlängsschnitt mit Darstellung des rechten Leberrandes und der Niere. Beschreiben Sie, was sie sehen und sagen Sie, was vorliegt.

Abb. 2 zeigt einen Längsschnitt, etwa im Bereich der Medioklavikularlinie über dem rechten Leberunterrand. Was fällt Ihnen auf und was liegt vor?

Abb. 3 zeigt einen subkostalen Querschnitt mit Darstellung der Leber. Was fällt Ihnen hier auf?

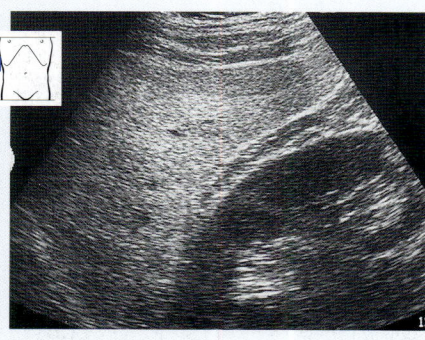 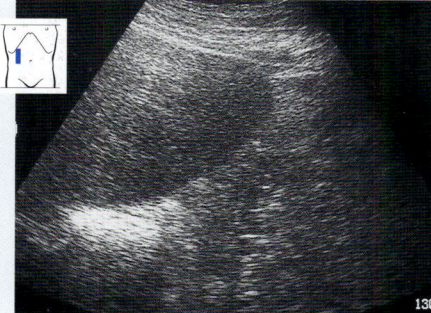 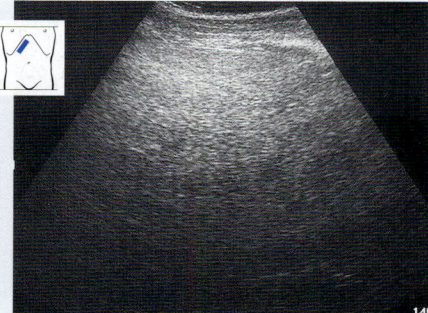

Abb. 1   Abb. 2   Abb. 3

Pathologische Befunde: Leber

➤ **Lernziel:** Die häufigsten pathologischen Befunde im Bereich der Leber erkennen

Werfen Sie einen Blick auf Abb. 1. Sie zeigt einen Flankenlängsschnitt mit Darstellung des Leberrandes und der Niere. Was fällt Ihnen auf und was liegt vor?

Abb. 2 zeigt einen Längsschnitt über dem linken Leberlappen. Beschreiben Sie den Befund und sagen Sie, was hier vorliegt.

Abb. 3 zeigt einen Längsschnitt über dem linken Leberlappen. Was fällt Ihnen auf und was liegt hier vor?

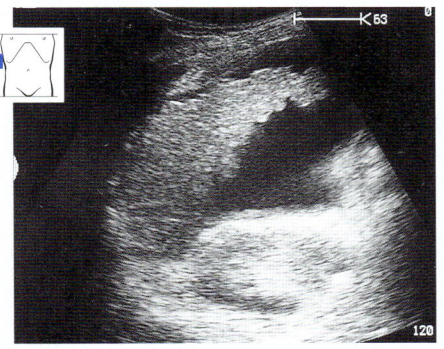 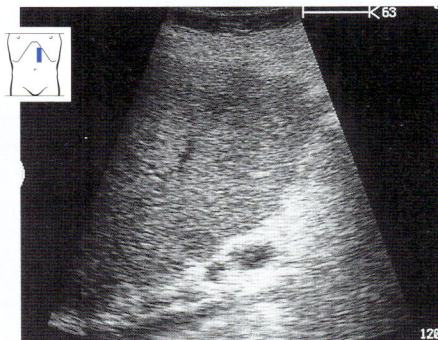 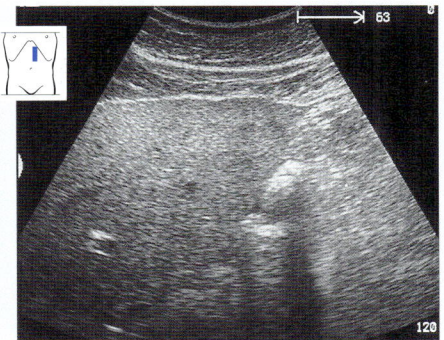

Abb. 1   Abb. 2   Abb. 3

Pathologische Befunde: Leber

➤ **Lernziel:** Die häufigsten pathologischen Befunde im Bereich der Leber erkennen

Werfen Sie einen Blick auf Abb. 1. Sie erkennen hier einen subkostalen Schrägschnitt im Bereich der Pfortader. Was fällt Ihnen an dieser Pfortader auf?

Werfen Sie einen Blick auf Abb. 2. Es handelt sich hier um einen Längsschnitt über dem Lobus quadratus. Was fällt Ihnen hier auf und was liegt vor?

Sehen Sie sich Abb. 3 an. Es handelt sich um einen Oberbauchquerschnitt, bei dem in die Leber hoch geschallt wurde. Was fällt Ihnen hier auf und was liegt vor?

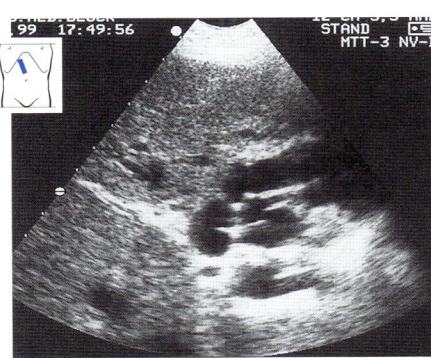 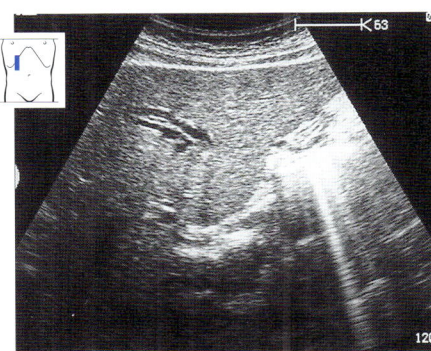 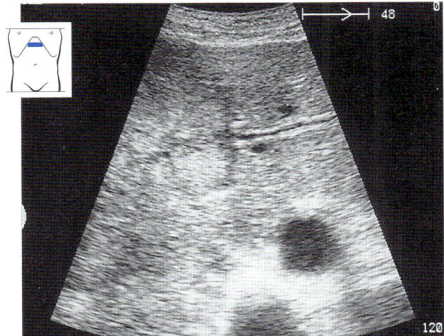

Abb. 1   Abb. 2   Abb. 3

Pathologische Befunde: Leber

➤ **Lernziel:** Die häufigsten pathologischen Befunde im Bereich der Leber erkennen

Abb. 1 zeigt Ihnen den Lebervenenstern mit Einmündung der Lebervenen in die V. cava. Was fällt Ihnen hier auf? Was liegt vor?

Abb. 2 zeigt eine ganz ähnliche Schnittebene. Was fällt Ihnen hier auf und was liegt hier vor?

Auch Abb. 3 zeigt eine ähnliche Schnittebene. Beschreiben Sie den Befund und sagen Sie, was hier vorliegt.

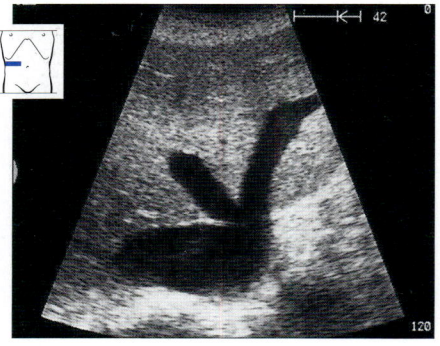 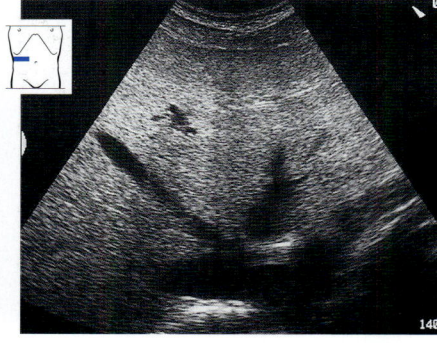 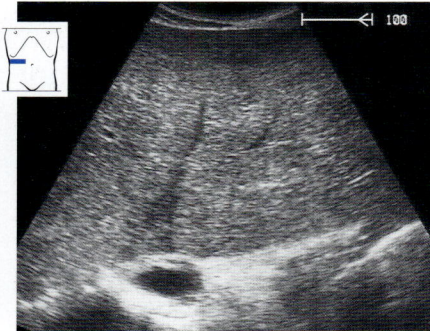

Abb. 1   Abb. 2   Abb. 3

Pathologische Befunde: Leber

➤ **Lernziel:** Die häufigsten pathologischen Befunde im Bereich der Leber erkennen

Abb. 1 zeigt Ihnen einen Längsschnitt über der Pfortader. Was fällt hier auf und was liegt hier vor?

Abb. 2 zeigt Ihnen die Bifurkation der Pfortader in den rechten und linken Hauptast. Was fällt Ihnen an diesem Gefäß auf?

Abb. 3 zeigt einen Längsschnitt über dem linken Leberlappen, etwa im Bereich des Lig. teres. Man sieht eine vaskuläre Struktur im unteren Leberrand. Was liegt hier vor?

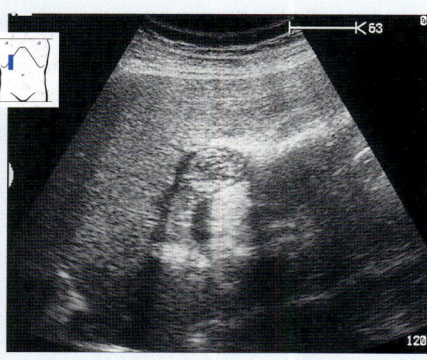 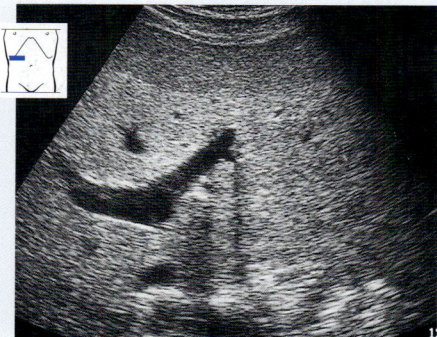 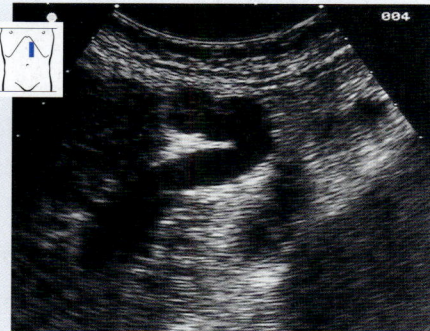

Abb. 1   Abb. 2   Abb. 3

Pathologische Befunde: Leber

➤ **Lernziel:** Die häufigsten pathologischen Befunde im Bereich der Leber
erkennen

Abb. 1 zeigt Ihnen einen subkostalen Schrägschnitt mit Darstellung von Lebergewebe. Was
fällt Ihnen hier auf?

Abb. 2 zeigt einen Längsschnitt über der V. cava und dem Leberrand. Was fällt Ihnen hier
auf?

Abb. 3 zeigt einen subkostalen Schrägschnitt mit Anschnitt von Lebergewebe im rechten Leberlappen. Beschreiben Sie den Befund und sagen Sie, was hier vorliegt.

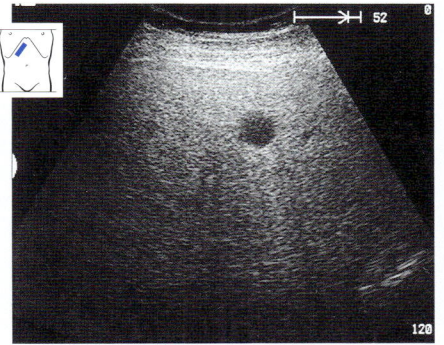 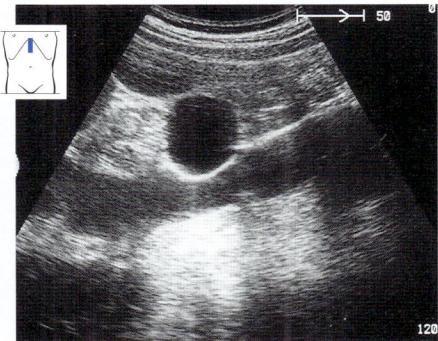 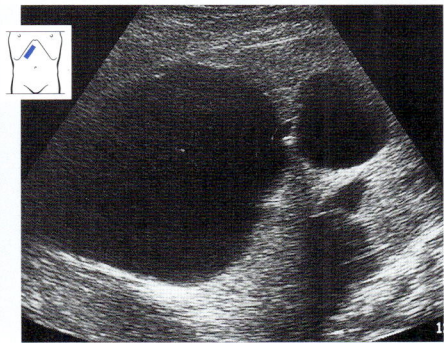

Abb. 1   Abb. 2   Abb. 3

Pathologische Befunde: Leber

➤ **Lernziel:** Die häufigsten pathologischen Befunde im Bereich der Leber
erkennen

Werfen Sie einen Blick auf Abb. 1. Es handelt sich um einen Längsschnitt über der Aorta mit
Darstellung des linken Leberlappens. Was fällt Ihnen hier auf und was liegt hier vor?

Abb. 2 zeigt einen subkostalen Schrägschnitt mit Darstellung des rechten Leberlappens. Das
Bild ist ähnlich wie Abb. 1. Beschreiben Sie den Befund und sagen Sie, was hier am ehesten
vorliegt.

Abb. 3 zeigt einen Anschnitt des rechten Leberlappens. Beschreiben Sie den Befund und sagen Sie, was hier vorliegt.

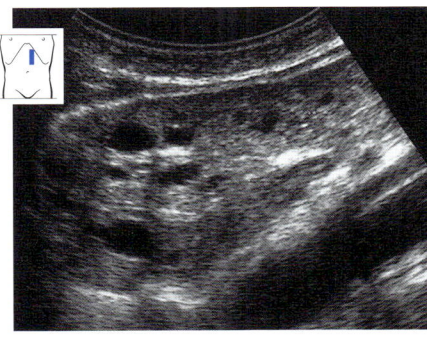 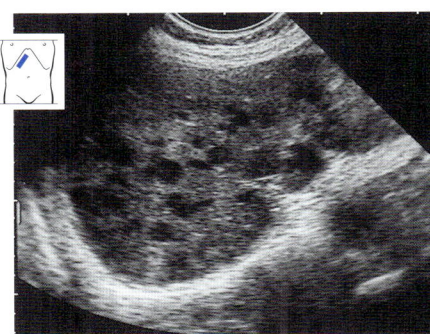 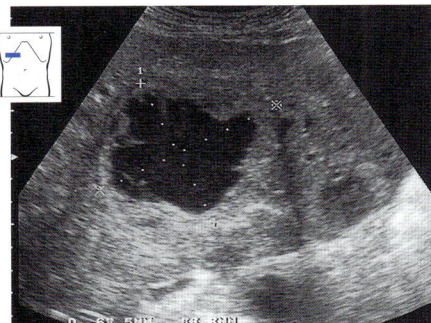

Abb. 1   Abb. 2   Abb. 3

Pathologische Befunde: Leber

➤ **Lernziel:** Die häufigsten pathologischen Befunde im Bereich der Leber erkennen

Abb. 1 zeigt einen Längsschnitt über dem rechten Leberlappen. Beschreiben Sie die Auffälligkeit und sagen Sie, was hier vorliegt.

Abb. 2 zeigt einen Längsschnitt oberhalb der Gallenblase. Beschreiben Sie die Auffälligkeit innerhalb des Lebergewebes und sagen Sie, was hier vorliegt.

Abb. 3 zeigt einen Anschnitt der Leber im subkostalen Schrägschnitt mit Darstellung des Gallenblasenhalses und des rechten Pfortaderhauptastes. Außerdem erkennen Sie eine weitere Struktur. Beschreiben Sie sie und sagen Sie, was hier vorliegt.

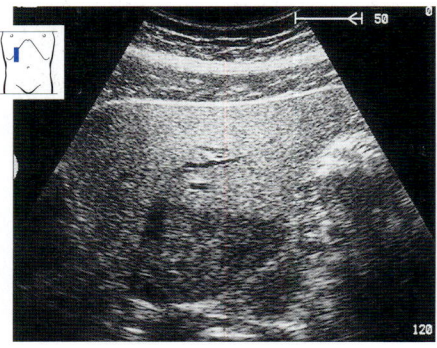 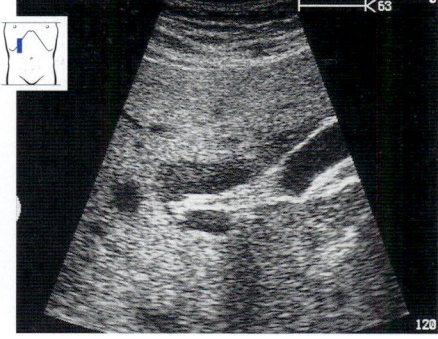 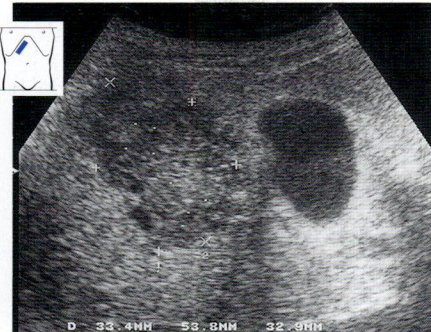

Abb. 1   Abb. 2   Abb. 3

Pathologische Befunde: Leber

➤ **Lernziel:** Die häufigsten pathologischen Befunde im Bereich der Leber erkennen

Beschreiben Sie, was Sie auf Abb. 1 sehen und was hier am ehesten vorliegt.

Abb. 2: Sie sehen einen Flankenlängsschnitt über Leber und Niere. Beschreiben Sie die auffällige Struktur und sagen Sie, um was es sich handelt.

Abb. 3 zeigt einen Anschnitt des rechten Leberlappens. Beschreiben Sie die auffällige Struktur schallkopfnah und sagen Sie, was hier vorliegt.

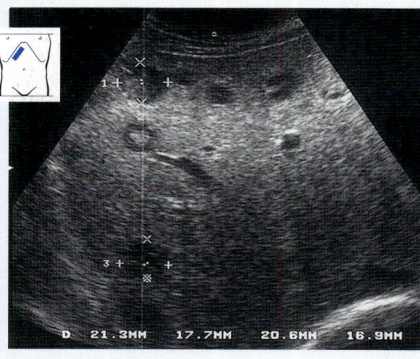 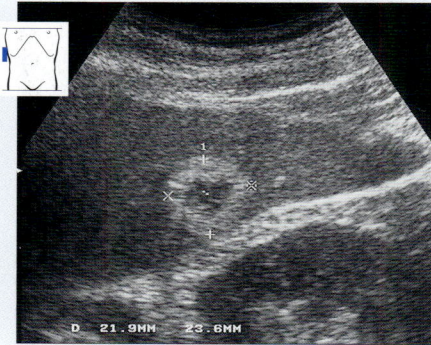 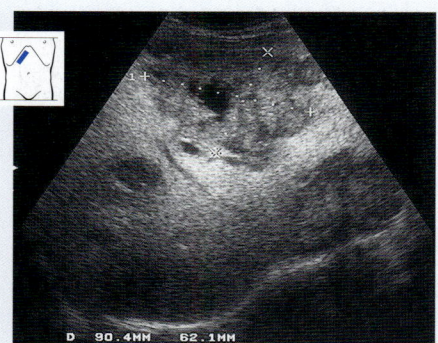

Abb. 1   Abb. 2   Abb. 3

Pathologische Befunde: Leber

➤ **Lernziel:** Die häufigsten pathologischen Befunde im Bereich der Leber
erkennen

Abb. 1 zeigt einen Anschnitt des rechten Leberlappens mit einer auffälligen Struktur. Beschreiben Sie sie und sagen Sie, was hier am ehesten vorliegt.

Beschreiben Sie die auffällige Struktur in Abb. 2 und sagen Sie, um was es sich hier am ehesten handelt.

Abb. 3 zeigt ebenfalls eine auffällige Struktur im Bereich des rechten Leberlappens. Beschreiben Sie sie und sagen Sie, was hier vorliegt.

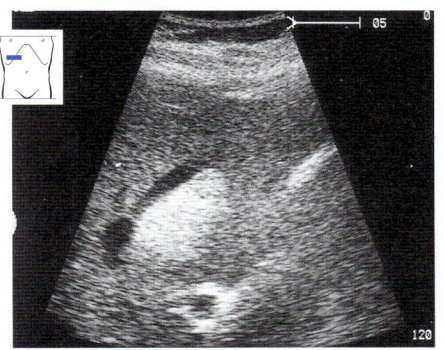 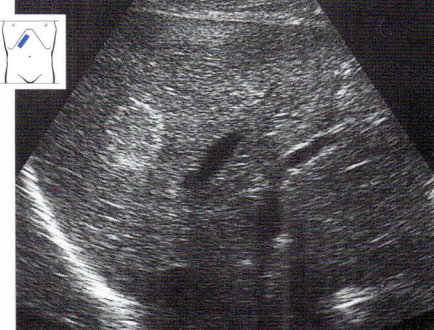 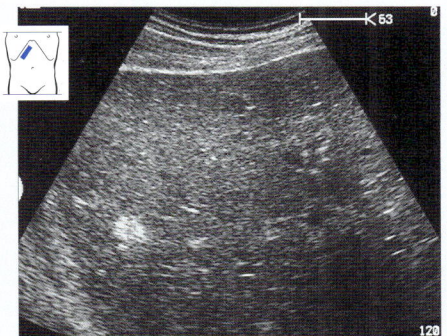

Abb. 1   Abb. 2   Abb. 3

Pathologische Befunde: Leber

➤ **Lernziel:** Die häufigsten pathologischen Befunde im Bereich der Leber
erkennen

Beschreiben Sie die Auffälligkeit in Abb. 1 und sagen Sie, was hier vorliegt.

Beschreiben Sie die Auffälligkeit in Abb. 2.

Beschreiben Sie die Auffälligkeit in Abb. 3 und sagen Sie, was hier vorliegt.

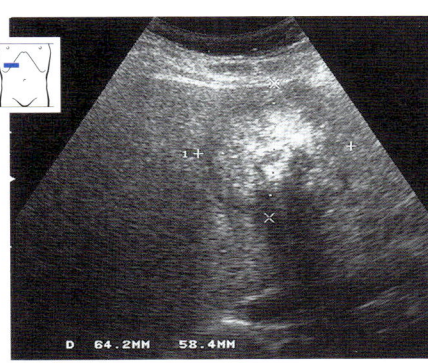 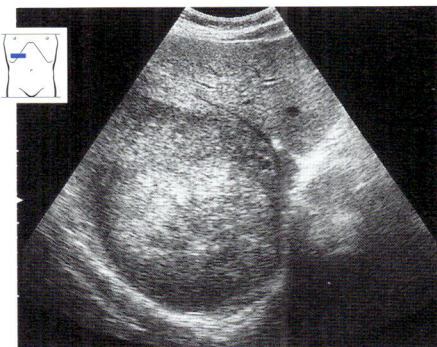 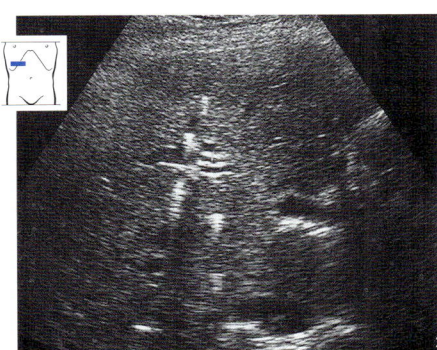

Abb. 1   Abb. 2   Abb. 3

Pathologische Befunde: Gallenblase

➤ **Lernziel:** Die häufigsten pathologischen Befunde im Bereich der Gallenblase erkennen

Werfen Sie einen Blick auf Abb. 1. Es handelt sich um einen Längsschnitt über der Gallenblase. Beschreiben Sie, was Sie sehen und was hier vorliegt.

Schauen Sie sich Abb. 2 an. Es handelt sich um einen annähernden Längsschnitt über der
Gallenblase. Beschreiben Sie, was Sie sehen und was hier vorliegt.

Werfen Sie einen Blick auf Abb. 3. Die Gallenblase wurde hier im Längsschnitt dargestellt.
Was liegt vor?

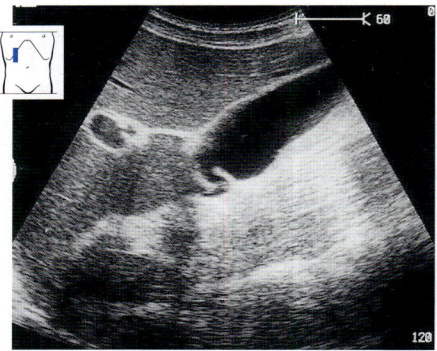 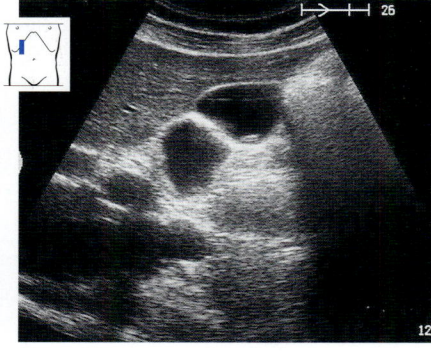 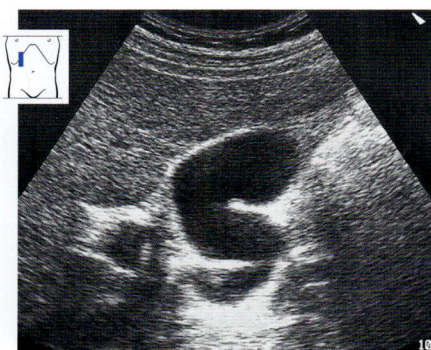

Abb. 1   Abb. 2   Abb. 3

Pathologische Befunde: Gallenblase

➤ **Lernziel:** Die häufigsten pathologischen Befunde im Bereich der Gallenblase erkennen

Abb. 1 zeigt einen Längsschnitt über der Gallenblase. Beschreiben Sie diesen Befund und sagen Sie, was vorliegt.

Werfen Sie dann einen Blick auf Abb. 2. Beschreiben Sie auch diesen Befund und nennen Sie
die Unterschiede zu Abb. 1.

Abb. 3 zeigt einen Längsschnitt über der Gallenblase. Beschreiben Sie den Befund und sagen
Sie, was hier vorliegt.

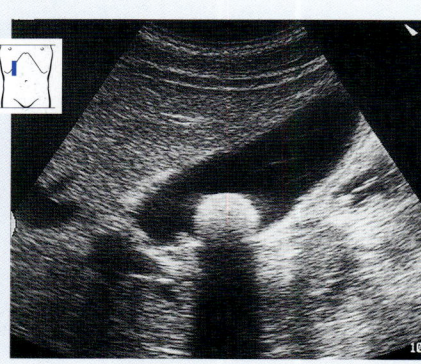 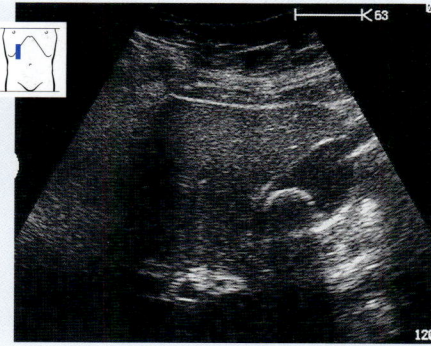 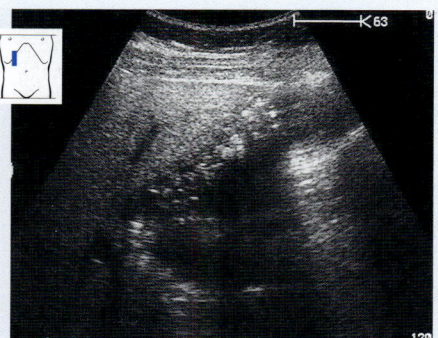

Abb. 1   Abb. 2   Abb. 3

Pathologische Befunde: Gallenblase

➤ **Lernziel:** Die häufigsten pathologischen Befunde im Bereich der Gallenblase erkennen

Abb. 1 zeigt einen Oberbauchquerschnitt über der Gallenblase. Beschreiben Sie den Befund.

Auch Abb. 2 zeigt einen ähnlichen Anschnitt wie Abb. 1. Beschreiben Sie, was Sie sehen und beschreiben Sie den Unterschied zu Abb. 1.

Abb. 3 zeigt jetzt einen Längsschnitt über der Gallenblase. Welches ist hier der auffällige Befund und worin unterscheidet sich der Befund wesentlich von den Befunden in Abb. 1 und 2?

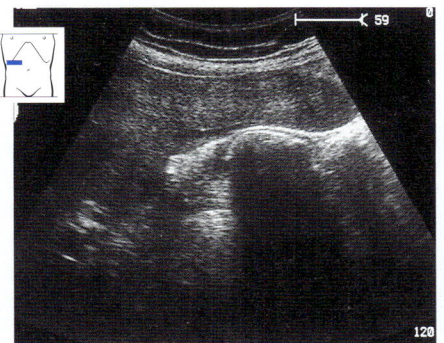

Abb. 1

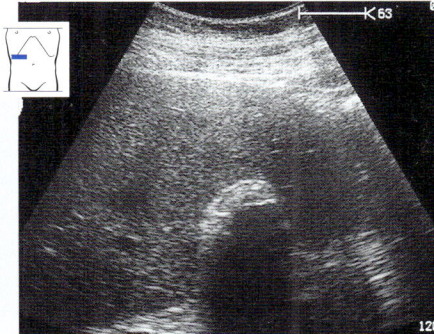

Abb. 2

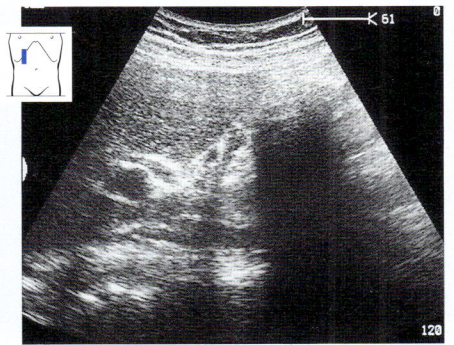

Abb. 3

Pathologische Befunde: Gallenblase

➤ **Lernziel:** Die häufigsten pathologischen Befunde im Bereich der Gallenblase erkennen

Werfen Sie einen Blick auf Abb. 1. Diese zeigt einen Längsschnitt über der Gallenblase. Beschreiben Sie die beiden Auffälligkeiten und interpretieren Sie sie.

Sehen Sie sich dann den Querschnitt der Gallenblase in Abb. 2 an. Beschreiben Sie die Auffälligkeiten.

Beschreiben Sie die Auffälligkeiten in der Gallenblase in Abb. 3.

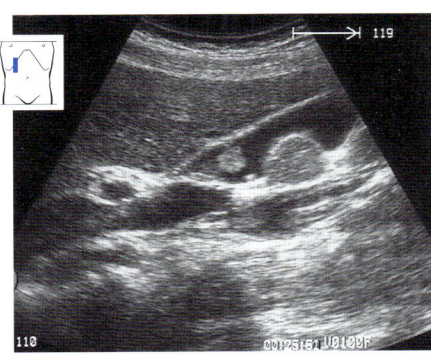

Abb. 1

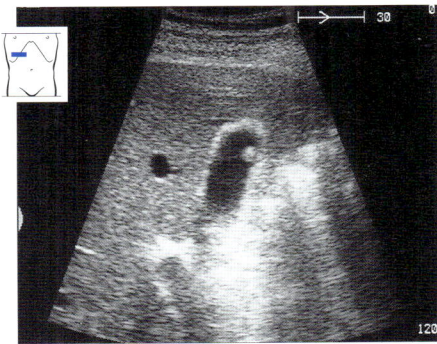

Abb. 2

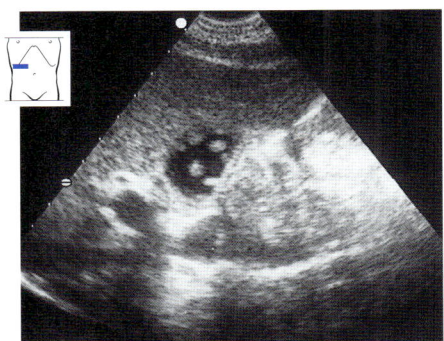

Abb. 3

Pathologische Befunde: Gallenblase

➤ **Lernziel:** Die häufigsten pathologischen Befunde im Bereich der Gallenblase erkennen

Abb. 1 zeigt einen Querschnitt über der Gallenblase. Nennen Sie die 3 wichtigsten Befunde
und sagen Sie, was hier am ehesten vorliegt.

Abb. 2 zeigt einen Querschnitt über der Gallenblase. Beschreiben Sie den Befund und sagen
Sie, was hier vorliegt.

Auch Abb. 3 zeigt einen Querschnitt. Beschreiben Sie das Bild und interpretieren Sie es.

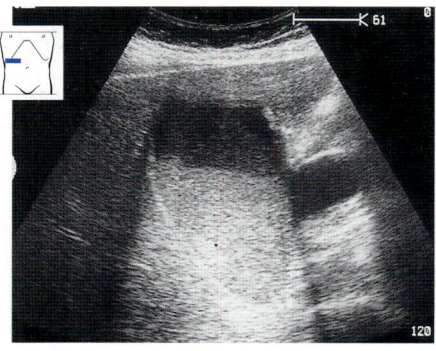 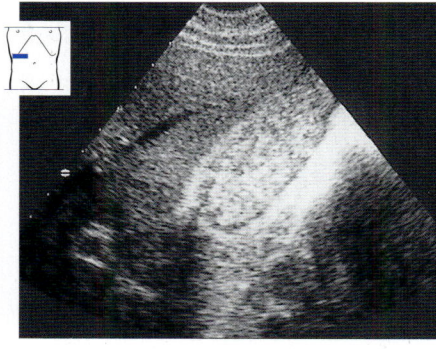 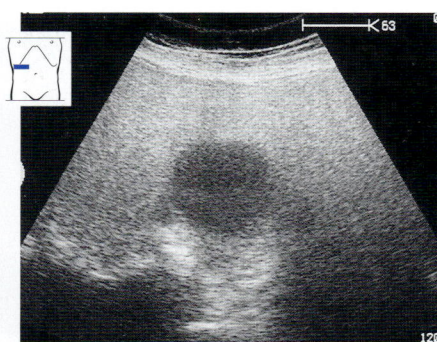

Abb. 1   Abb. 2   Abb. 3

Pathologische Befunde: Gallenblase

➤ **Lernziel:** Die häufigsten pathologischen Befunde im Bereich der Gallenblase erkennen

Abb. 1 zeigt einen Längsschnitt über der Gallenblase. Charakterisieren Sie die Auffälligkeit
und interpretieren Sie den Befund.

Abb. 2 zeigt einen annähernden Längsschnitt über der Gallenblase. Beschreiben Sie, was Sie
sehen und sagen Sie, was hier am ehesten vorliegt.

Abb. 3 zeigt einen subkostalen Schrägschnitt über der Gallenblase. Sie sehen einen typischen Befund. Beschreiben Sie ihn. Beschreiben Sie den Unterschied zu den Befunden in
Abb. 1 und 2.

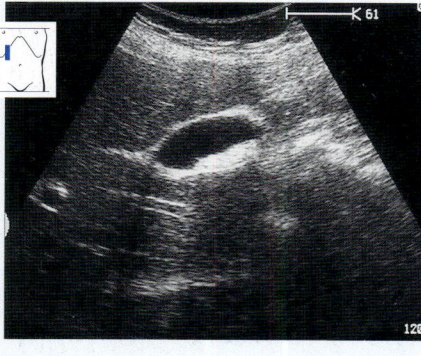 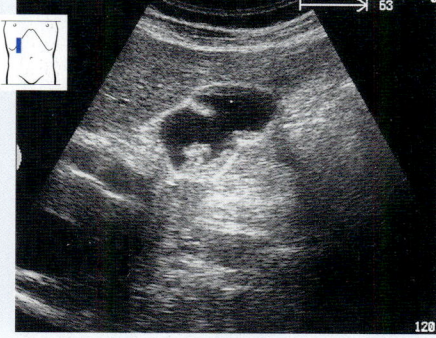 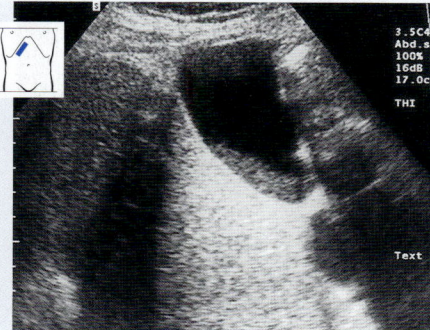

Abb. 1   Abb. 2   Abb. 3

Pathologische Befunde: Gallenblase

➤ **Lernziel:** Die häufigsten pathologischen Befunde im Bereich der Gallenblase erkennen

Abb. 1 zeigt Ihnen einen Längsanschnitt der V. portae (Pfeil) im Bereich der Leberpforte. Beschreiben Sie den auffälligen Befund und sagen Sie, wodurch er am ehesten verursacht wird.

Bei Abb. 2 handelt es sich um den gleichen Patienten. Die Schnittebene wurde etwas nach
kaudal verlängert. Beschreiben Sie den pathologischen Befund.

Abb. 3 zeigt einen Längsschnitt über dem Dustus hepatocholedochus. Beschreiben Sie detailliert den auffälligen Befund.

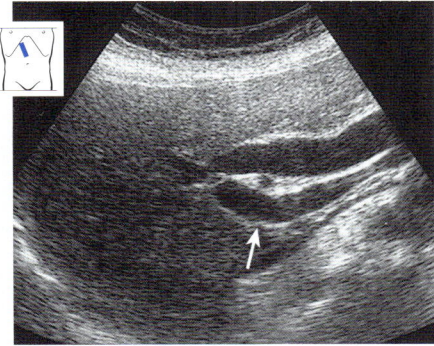
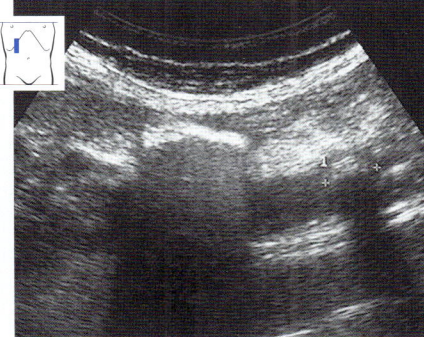
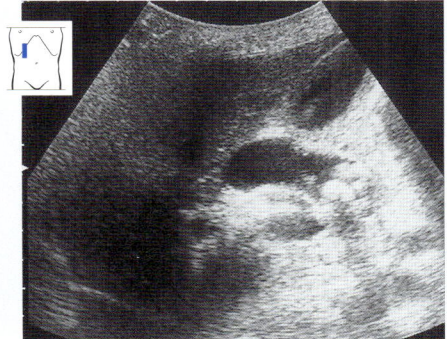

Abb. 1   Abb. 2   Abb. 3

Pathologische Befunde: Gallenblase

➤ **Lernziel:** Die häufigsten pathologischen Befunde im Bereich der Gallenblase erkennen

Abb. 1 zeigt einen Längsschnitt über der Gallenblase. Beschreiben Sie den auffälligen Befund.

Abb. 2 zeigt ebenfalls einen Längsschnitt über der Gallenblase. Beschreiben Sie den auffälligen Befund.

Abb. 3 zeigt einen subkostalen Schrägschnitt über der Gallenblase. Beschreiben Sie auch
hier den auffälligen Befund. Was liegt hier am ehesten vor?

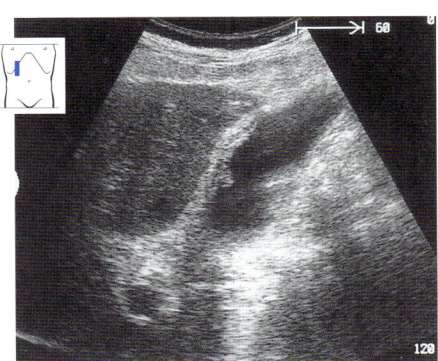
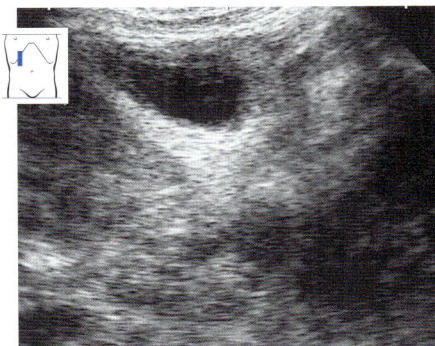
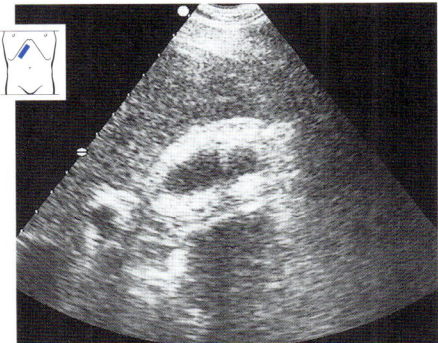

Abb. 1   Abb. 2   Abb. 3

Pathologische Befunde: Gallenblase

➤ **Lernziel:** Die häufigsten pathologischen Befunde im Bereich der Gallenblase erkennen

Abb. 1 zeigt einen Längsschnitt über der Gallenblase. Beschreiben Sie den Befund und nennen Sie die wahrscheinlichste Diagnose.

Abb. 2 zeigt einen ähnlichen Anschnitt der Gallenblase. Beschreiben Sie, was Sie sehen. Nennen Sie die Differenzialdiagnosen und vergleichen Sie mit Abb. 1.

Abb. 3 zeigt ebenfalls einen Längsschnitt über der Gallenblase. Beschreiben Sie die Details
im Bereich der Gallenblase und sagen Sie, was hier vorliegt.

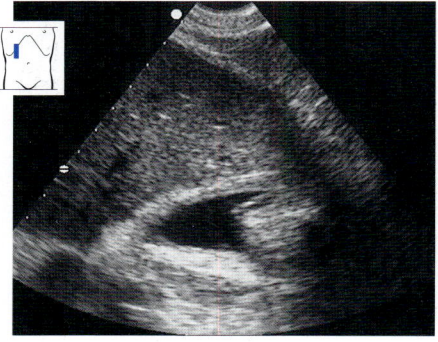 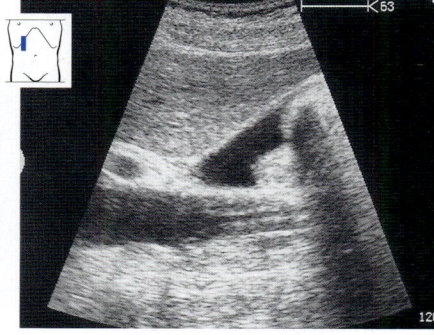 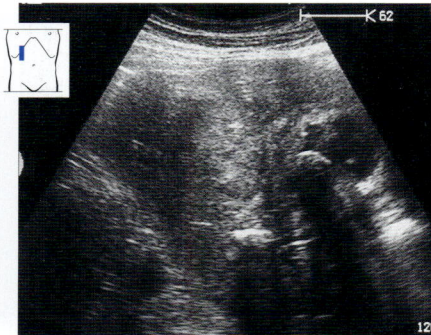

Abb. 1　　　　　　　　　　　　Abb. 2　　　　　　　　　　　　Abb. 3

140

Pathologische Befunde: Pankreas

➤ **Lernziel:** Die häufigsten pathologischen Befunde im Bereich des Pankreas
erkennen

Das Aussehen des Pankreas ist außerordentlich variabel. Aus diesem Grund und wegen seiner gelegentlich nicht leichten Darstellbarkeit ist die Pankreasdiagnostik nicht ganz einfach.

Werfen Sie einen Blick auf Abb. 1 und beschreiben Sie, was Sie sehen.

Werfen Sie einen Blick auf Abb. 2 und vergleichen Sie das Pankreas mit Abb. 1.

Beschreiben Sie dann die Charakteristika des Pankreas in Abb. 3.

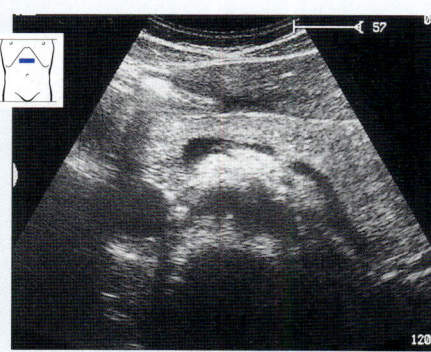 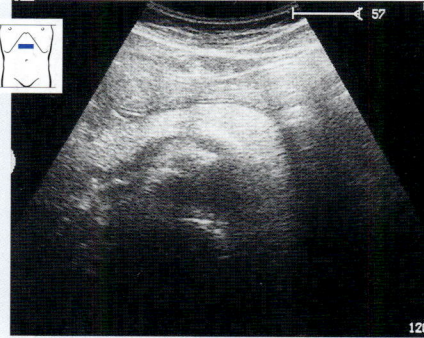 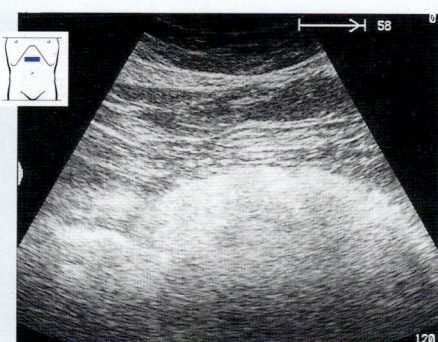

Abb. 1　　　　　　　　　　　　Abb. 2　　　　　　　　　　　　Abb. 3

Pathologische Befunde: Pankreas

➤ **Lernziel:** Die häufigsten pathologischen Befunde im Bereich des Pankreas erkennen

Abb. 1 zeigt einen Querschnitt über dem Pankreasschwanz. Sie erkennen die Aorta und die A. mesenterica superior. Beschreiben Sie den auffälligen Befund.

Abb. 2 zeigt einen Querschnitt über dem Pankreaskopf, ventral der V. cava liegend. Das Gefäß etwas rechts der Bildmitte ist die V. mesenterica superior. Beschreiben Sie den auffälligen Befund.

Abb. 3 zeigt einen Querschnitt über dem Pankreasschwanz. Beschreiben Sie den auffälligen Befund. Worum handelt es sich bei dem hier vorgestellten Krankheitsbild?

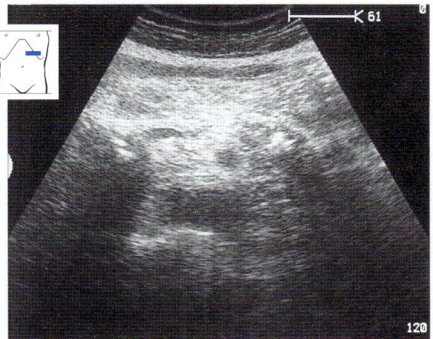 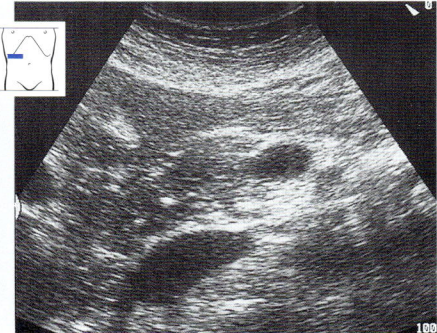 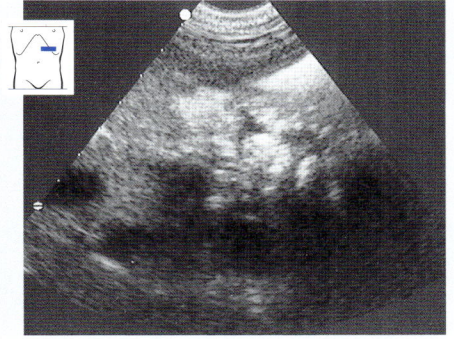

Abb. 1   Abb. 2   Abb. 3

Pathologische Befunde: Pankreas

➤ **Lernziel:** Die häufigsten pathologischen Befunde im Bereich des Pankreas erkennen

In Abb. 1 sehen Sie einen Querschnitt über dem Pankreas im Bereich des Korpus. Beschreiben Sie die Details dieser Abbildung.

Abb. 2 zeigt einen ähnlichen Anschnitt. Vergleichen Sie mit Abb. 1.

Abb. 3 zeigt ebenfalls einen Querschnitt über dem Pankreas. Beschreiben Sie die auffälligen Befunde und vergleichen Sie mit Abb. 1 und 2.

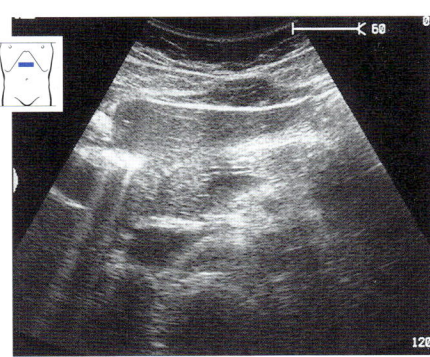 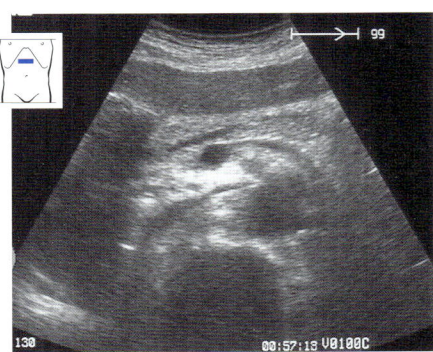 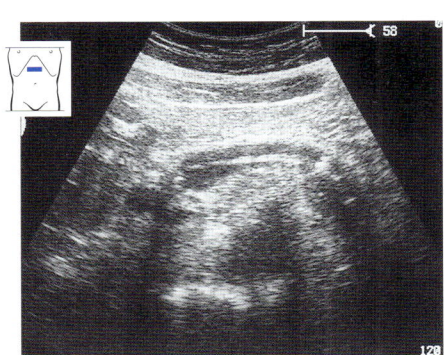

Abb. 1   Abb. 2   Abb. 3

Pathologische Befunde: Pankreas

➤ Lernziel: Die häufigsten pathologischen Befunde im Bereich des Pankreas erkennen

Abb. 1 zeigt einen Querschnitt über dem Pankreaskopf. Beschreiben Sie, was Sie sehen.

Abb. 2 zeigt das Sonogramm des gleichen Patienten mit Anschnitt des Pankreaskorpus ventral der V. lienalis. Beschreiben Sie den Befund.

Abb. 3 zeigt einen Längsanschnitt über der Aorta mit dem ventral davon liegenden Pankreaskorpus. Beschreiben Sie den Befund. Fassen Sie die Befunde von Abb. 1 bis 3 zusammen.

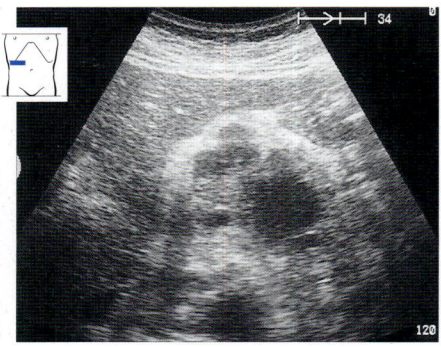 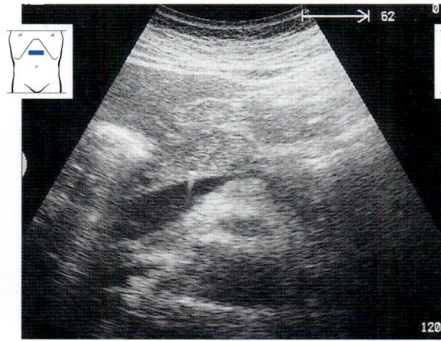 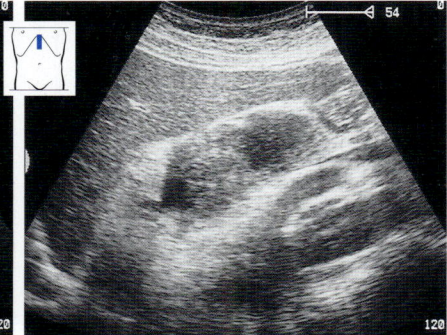

Abb. 1   Abb. 2   Abb. 3

142

Pathologische Befunde: Pankreas

➤ Lernziel: Die häufigsten pathologischen Befunde im Bereich des Pankreas erkennen

Werfen Sie einen Blick auf Abb. 1. Sie erkennen einen Längsschnitt über der Aorta mit Darstellung des Pankreaskorpus. Was fällt Ihnen hieran auf?

Abb. 2 zeigt einen Oberbauchquerschnitt im Übergang zwischen Pankreaskorpus und Pankreasschwanz. Bitte beschreiben Sie, was Sie sehen.

Werfen Sie dann einen Blick auf Abb. 3, ein Längsschnitt ebenfalls über dem Pankreaskorpus. Beschreiben Sie den Befund.

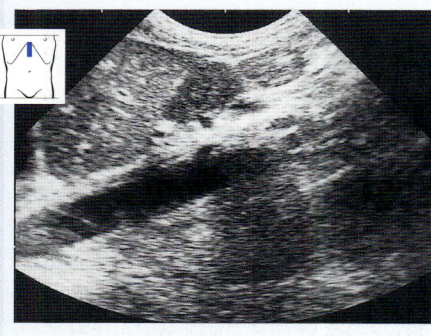 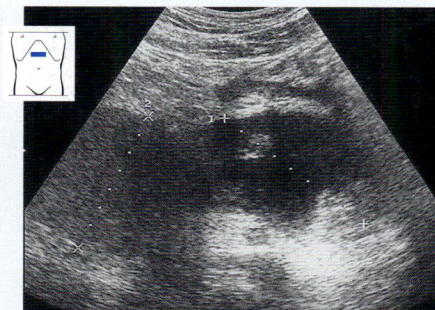 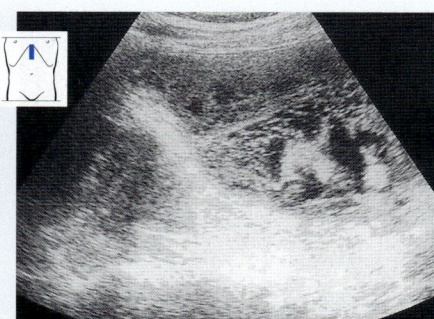

Abb. 1   Abb. 2   Abb. 3

Pathologische Befunde: Pankreas

➤ **Lernziel:** Die häufigsten pathologischen Befunde im Bereich des Pankreas erkennen

Werfen Sie einen Blick auf Abb. 1. Sie sehen fast das gesamte Pankreas dargestellt. Beschreiben Sie den Befund im Bereich des Pankreaskopfes, der markiert ist.

Werfen Sie einen Blick auf Abb. 2. Hierbei handelt es sich um einen Oberbauchquerschnitt im Bereich des Pankreasschwanzes. Beschreiben Sie den Befund.

Die Schnittebene in Abb. 3 ist nicht ohne weiteres zu verstehen. Es handelt sich jedoch um einen Oberbauchquerschnitt im Bereich des Pankreaskopfes. Beschreiben Sie, was Sie auf diesem Bild sehen.

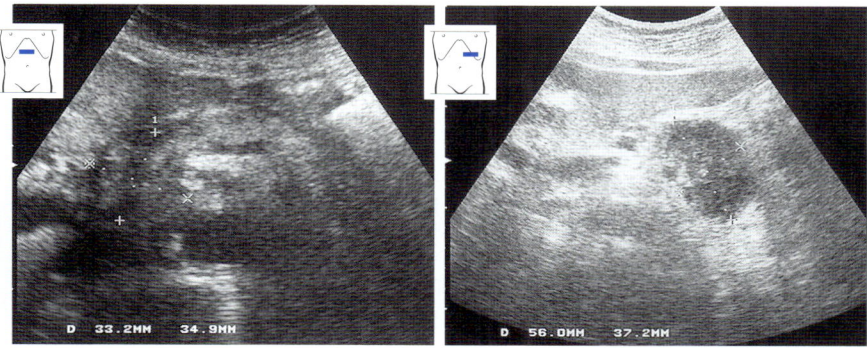
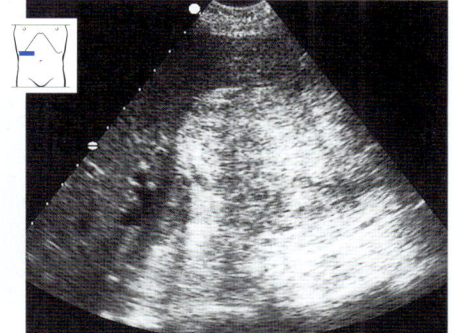

Abb. 1   Abb. 2   Abb. 3

Pathologische Befunde: Pankreas

➤ **Lernziel:** Die häufigsten pathologischen Befunde im Bereich des Pankreas erkennen

Werfen Sie einen Blick auf Abb. 1. Es handelt sich um einen Längsschnitt über dem linken Leberlappen. Welches ist der entscheidende pathologische Befund, den Sie hier sehen?

Abb. 2 zeigt einen Oberbauchquerschnitt über der Gallenblase desselben Patienten. Was fällt Ihnen hier auf?

Abb. 3 zeigt einen Längsschnitt über dem Ductus choledochus. Bitte beschreiben Sie den Befund und fassen Sie Abb. 1 bis 3 zusammen.

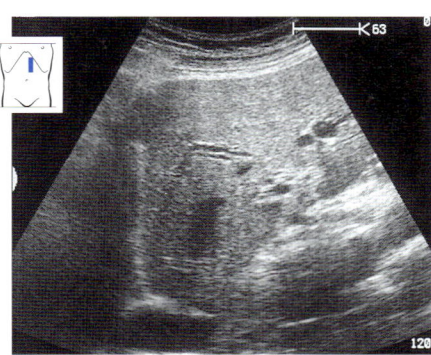
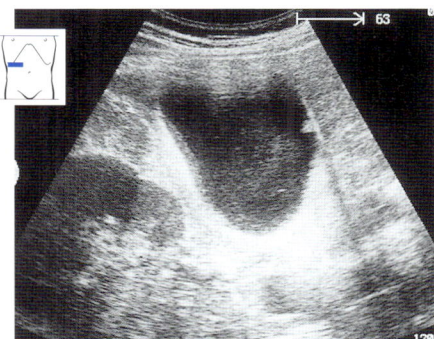
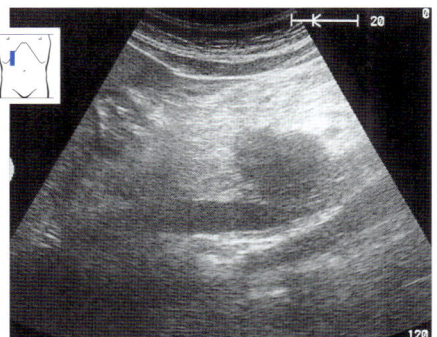

Abb. 1   Abb. 2   Abb. 3

Pathologische Befunde: Nieren

➤ **Lernziel:** Die häufigsten pathologischen Befunde im Bereich der Nieren erkennen

Werfen Sie einen Blick auf die beiden Sonogramme der linken und rechten Niere in Abb. 1. Sie stammen vom gleichen Patienten. Was fällt Ihnen auf?

Werfen Sie einen Blick auf Abb. 2. Die Eindringtiefe beträgt 12 cm. Was fällt Ihnen auf und an welche Ursachen denken Sie?

Werfen Sie einen Blick auf Abb. 3. Es handelt sich um einen Flankenlängsschnitt mit Darstellung von Leber und Niere. Was fällt Ihnen auf?

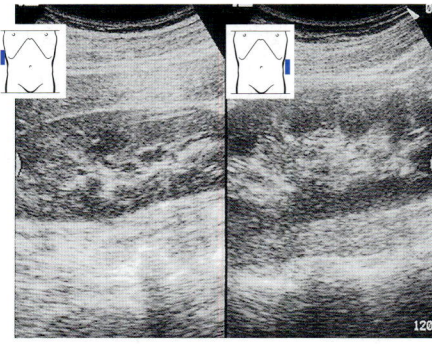 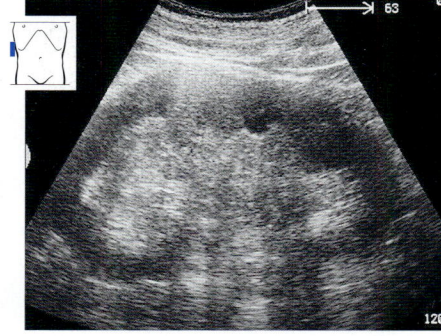 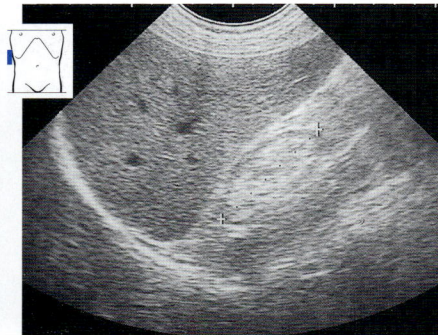

Abb. 1   Abb. 2   Abb. 3

Pathologische Befunde: Nieren

➤ **Lernziel:** Die häufigsten pathologischen Befunde im Bereich der Niere erkennen

Sehen Sie sich Abb. 1 an. Es handelt sich um den Längsschnitt einer Niere. Was fällt Ihnen auf?

Sehen Sie sich auf Abb. 2 den Flankenlängsschnitt an. Beachten Sie insbesondere die Größe.

Auf Abb. 3 sehen Sie den Längsschnitt einer Niere. Beschreiben Sie, was Ihnen auffällt. Die Probandin ist übrigens gesund.

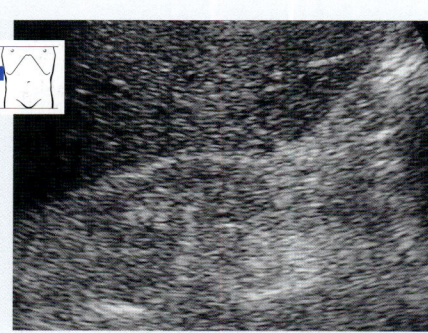 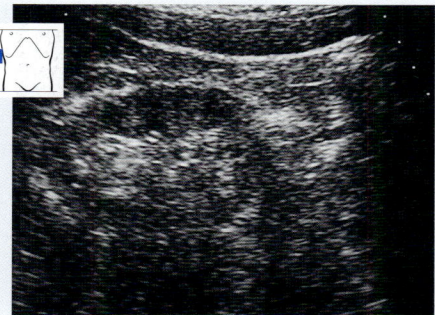 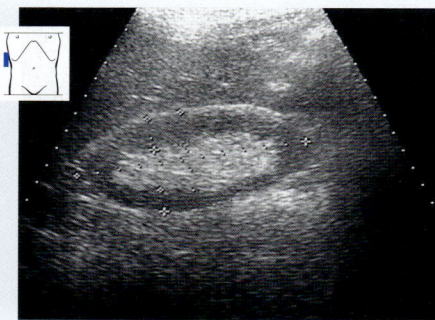

Abb. 1   Abb. 2   Abb. 3

Pathologische Befunde: Nieren

➤ **Lernziel:** Die häufigsten pathologischen Befunde im Bereich der Niere erkennen

Werfen Sie einen Blick auf Abb. 1. Was fällt Ihnen an dieser Niere auf? Woran denken Sie?

Werfen Sie einen Blick auf Abb. 2. Beschreiben Sie die Auffälligkeiten.

Abb. 3 zeigt einen Flankenlängsschnitt über der rechten Niere. Bitte beschreiben Sie, was Sie sehen und woran Sie denken.

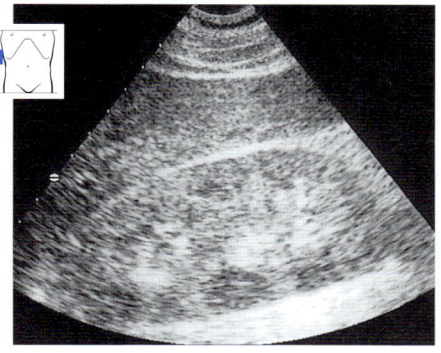
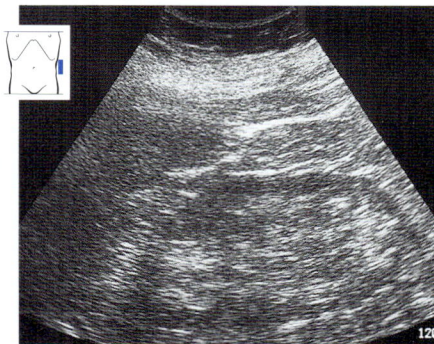
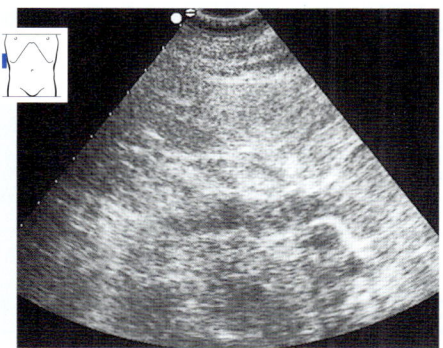

Abb. 1   Abb. 2   Abb. 3

Pathologische Befunde: Nieren

➤ **Lernziel:** Die häufigsten pathologischen Befunde im Bereich der Niere erkennen

Sehen Sie sich die Niere in Abb. 1 an. Bitte beschreiben Sie den Befund.

Bei Abb. 2 handelt es sich um einen Mittelbauchquerschnitt, etwa auf Höhe der Nierengefäße. Sie sehen eine Raumforderung, die vor der Aorta (die nicht gut zu erkennen ist) liegt. Bitte beschreiben Sie, was Sie sehen. Worum wird es sich am ehesten handeln?

Abb. 3 zeigt einen Flankenlängsschnitt über der Niere. Bitte beschreiben Sie den Befund.

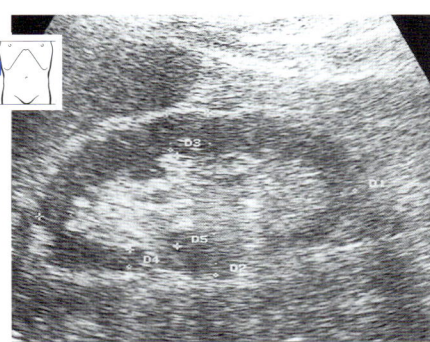
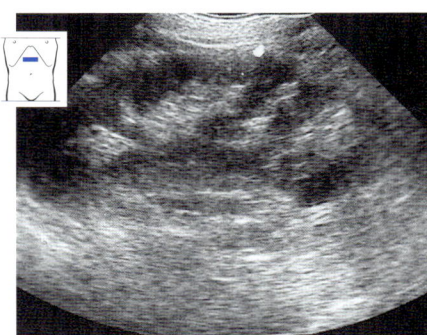
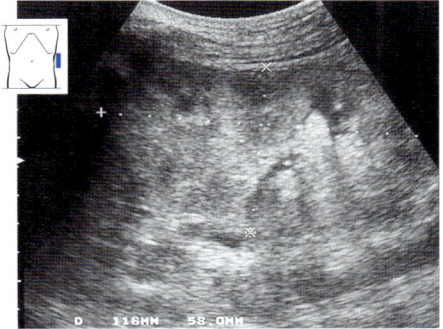

Abb. 1   Abb. 2   Abb. 3

Pathologische Befunde: Nieren

➤ **Lernziel:** Die häufigsten pathologischen Befunde im Bereich der Niere erkennen

Bitte beschreiben Sie den Befund in Abb. 1, charakterisieren Sie seine Besonderheit und benennen Sie die Kriterien, nach denen Sie die Diagnose stellen.

Werfen Sie einen Blick auf Abb. 2. Welches ist der Unterschied zu Abb. 1?

Sehen Sie sich Abb. 3 an. Beschreiben Sie zunächst den Befund und sagen Sie dann, was vorliegt. Beschreiben Sie insbesondere auch die Details.

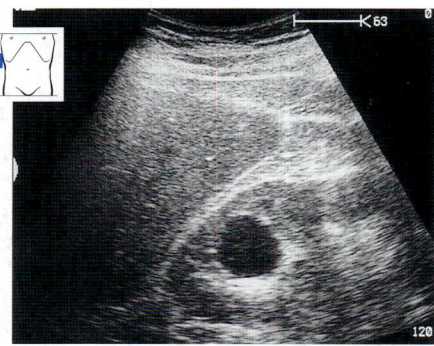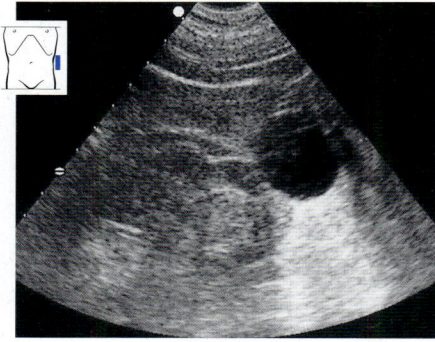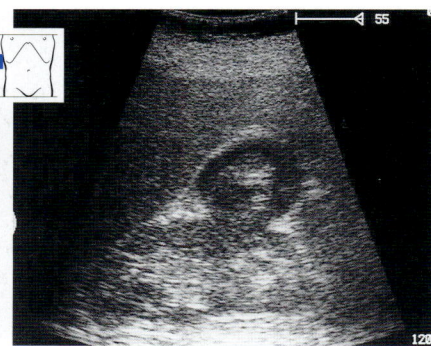

Abb. 1   Abb. 2   Abb. 3

Pathologische Befunde: Nieren

➤ **Lernziel:** Die häufigsten pathologischen Befunde im Bereich der Niere erkennen

Werfen Sie einen Blick auf Abb. 1. Bitte beschreiben Sie den Befund.

Sehen Sie sich Abb. 2 an. Beschreiben Sie den Befund und beschreiben Sie insbesondere den Unterschied zu Abb. 1.

Sehen Sie sich Abb. 3 an. Es handelt sich um einen Längsschnitt über der Niere. Was liegt hier vor?

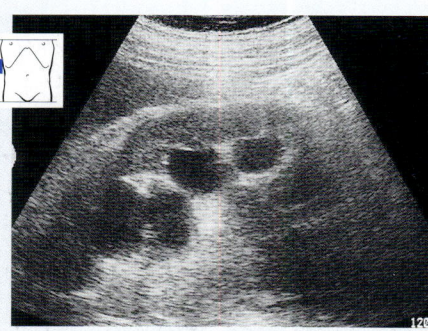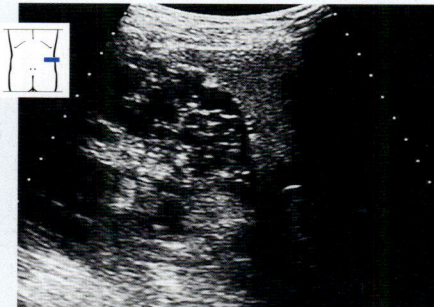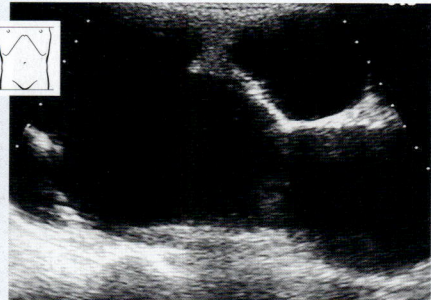

Abb. 1   Abb. 2   Abb. 3

27. TAG

Pathologische Befunde: Nieren

➤ **Lernziel:** Die häufigsten pathologischen Befunde im Bereich der Niere erkennen

Abb. 1 zeigt einen Längsschnitt über der Niere. Charakterisieren Sie den auffälligen Befund und sagen Sie, was hier vorliegt.

Sehen Sie sich Abb. 2 an und beschreiben Sie die pathologischen Befunde, die gut erkennbar sind. Achten Sie auch auf die Details.

Sehen Sie sich Abb. 3 an. Beschreiben Sie die pathologischen Befunde. Benennen Sie die Unterschiede zu Abb. 1 und 2.

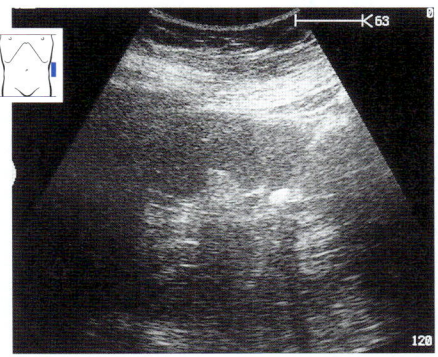 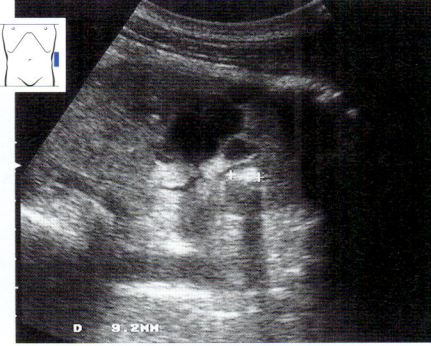 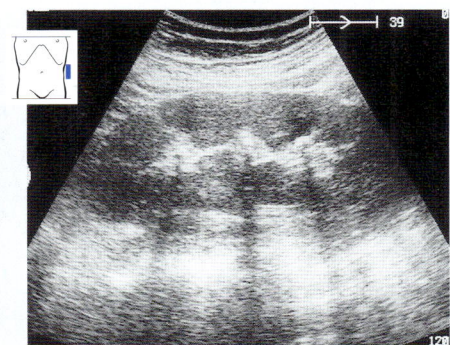

Abb. 1   Abb. 2   Abb. 3

Pathologische Befunde: Nieren

➤ **Lernziel:** Die häufigsten pathologischen Befunde im Bereich der Niere erkennen

Sehen Sie sich die Niere in Abb. 1 an. Beschreiben Sie den pathologischen Befund. Beschreiben Sie den Unterschied zu dem Befund in Abb. 1 der Übung 291.

Sehen Sie sich die Niere in Abb. 2 an. Beschreiben Sie den auffälligen Befund und sagen Sie, worum es sich handelt.

Werfen Sie dann einen Blick auf Abb. 3. Was liegt hier vor?

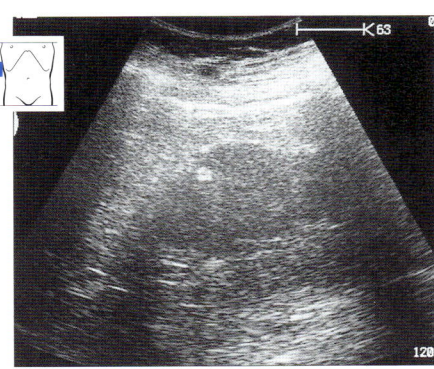 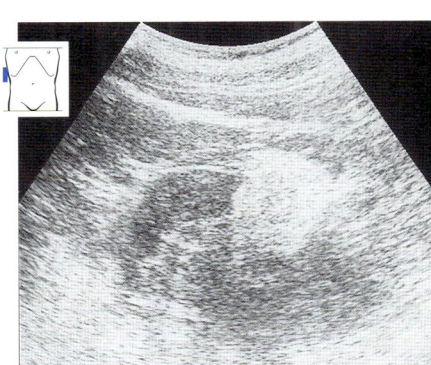 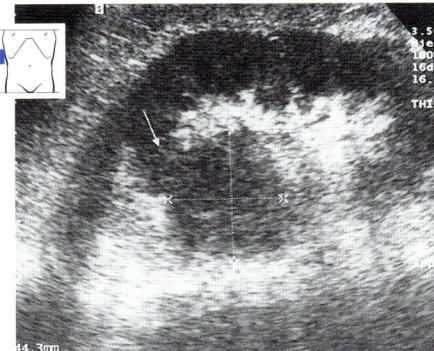

Abb. 1   Abb. 2   Abb. 3

Pathologische Befunde: Nieren

➤ **Lernziel:** Die häufigsten pathologischen Befunde im Bereich der Niere erkennen

Werfen Sie einen Blick auf Abb. 1. Beschreiben Sie das Hohlsystem. Was liegt hier vor?

Werfen Sie jetzt einen Blick auf Abb. 2. Beschreiben Sie das Hohlsystem. Vergleichen Sie mit Abb. 1.

Werfen Sie jetzt einen Blick auf Abb. 3. Vergleichen Sie diesen Befund mit Abb. 2.

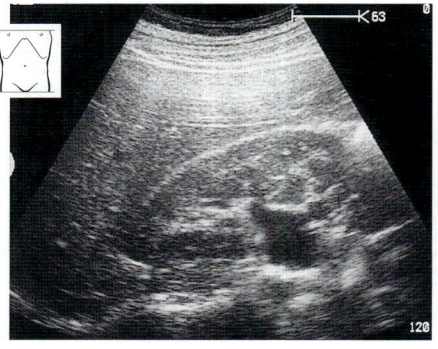 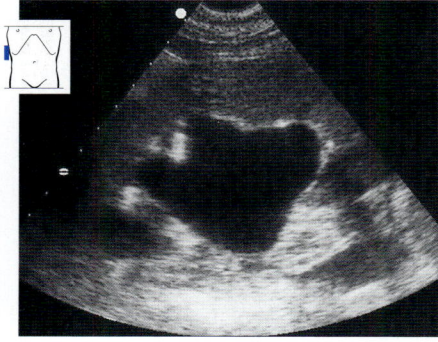 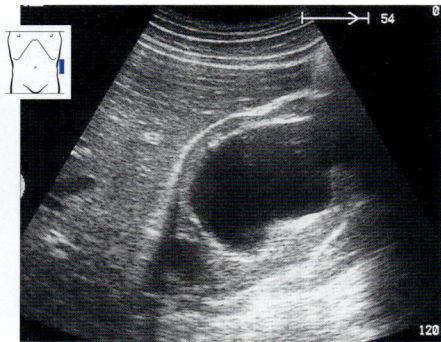

Abb. 1   Abb. 2   Abb. 3

Pathologische Befunde: Milz

➤ **Lernziel:** Die häufigsten pathologischen Befunde im Bereich der Milz erkennen

Abb. 1 zeigt einen Längsschnitt über der Milz mit der üblichen Eindringtiefe. Was fällt prima vista bereits auf?

Abb. 2 zeigt einen Längsschnitt über der Milz. Beschreiben Sie den pathologischen Befund, der hier erkennbar ist.

Abb. 3 zeigt einen Flankenlängsschnitt über der Milz. Sie erkennen außerdem gut die Niere. Bitte beschreiben Sie die Auffälligkeit auf diesem Bild.

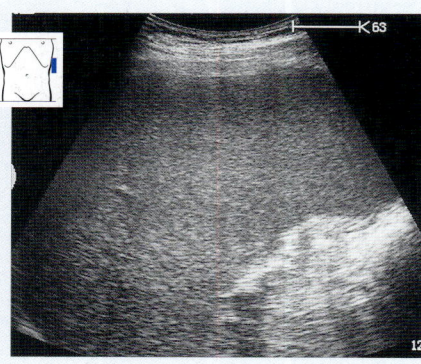 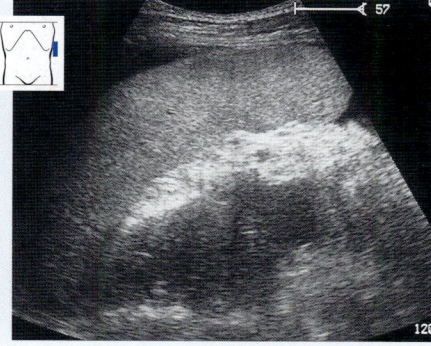 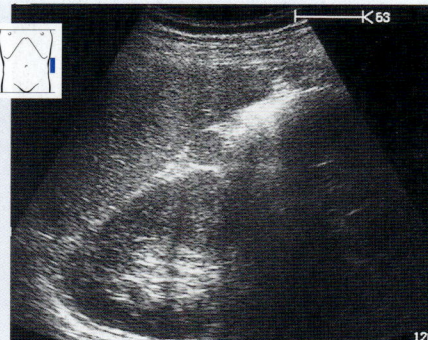

Abb. 1   Abb. 2   Abb. 3

Pathologische Befunde: Milz

➤ **Lernziel:** Die häufigsten pathologischen Befunde im Bereich der Milz erkennen

Werfen Sie einen Blick auf Abb. 1. Charakterisieren Sie den auffälligen Befund detailliert. Worum handelt es sich hier am ehesten?

Werfen Sie einen Blick auf Abb. 2. Charakterisieren Sie den auffälligen Befund. Benennen Sie den Unterschied zu Abb. 1.

Werfen Sie einen Blick auf Abb. 3. Charakterisieren Sie den Befund. Nennen Sie auch hier den Unterschied zu Abb. 1.

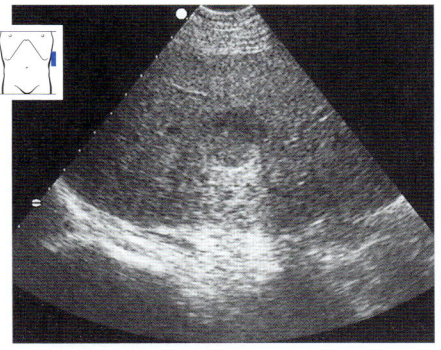 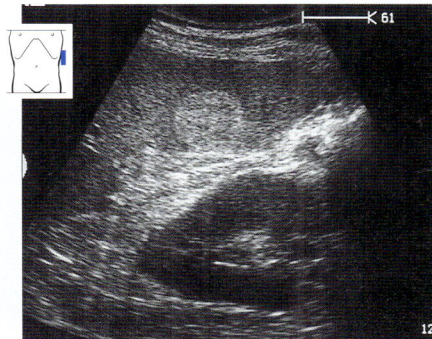 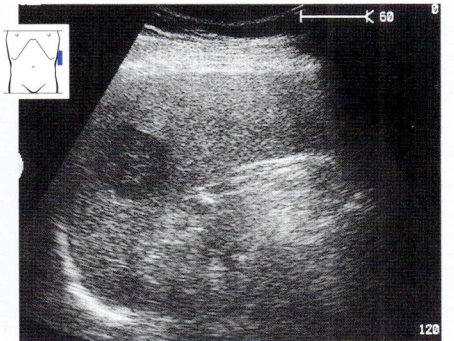

Abb. 1   Abb. 2   Abb. 3

Pathologische Befunde: Milz

➤ **Lernziel:** Die häufigsten pathologischen Befunde im Bereich der Milz erkennen

Werfen Sie einen Blick auf Abb. 1. Was erkennen Sie hier am unteren Milzpol?

Abb. 2 zeigt eine Milz im Längsschnitt. Was fällt Ihnen in dieser Milz auf?

Abb. 3 zeigt einen subkostalen Schrägschnitt mit Darstellung der Milz. Bitte charakterisieren Sie den auffälligen Befund und sagen Sie, woran Sie denken?

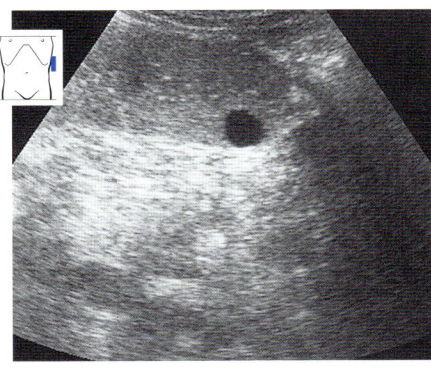 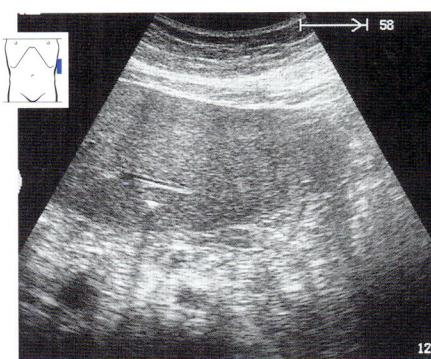 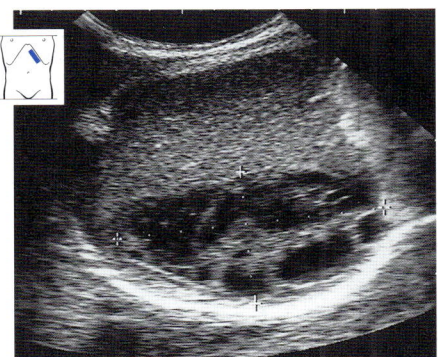

Abb. 1   Abb. 2   Abb. 3

Pathologische Befunde: Milz

➤ **Lernziel:** Die häufigsten pathologischen Befunde im Bereich der Milz erkennen

Abb. 1 zeigt einen Längsschnitt über der Milz. Beschreiben Sie die Auffälligkeiten, die Sie sehen. Woran denken Sie bei so etwas?

Abb. 2 zeigt einen Längsschnitt über der Milz. Bitte beschreiben Sie den auffälligen Befund.

Abb. 3 zeigt einen Längsschnitt über der Milz. Charakterisieren Sie die Auffälligkeiten und sagen Sie, was hier am ehesten vorliegt.

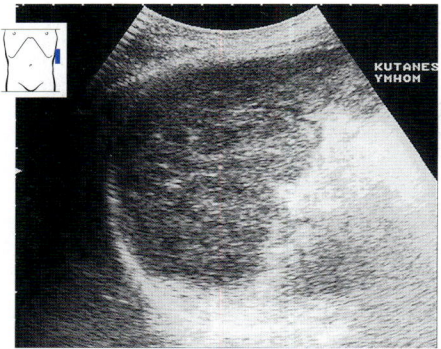 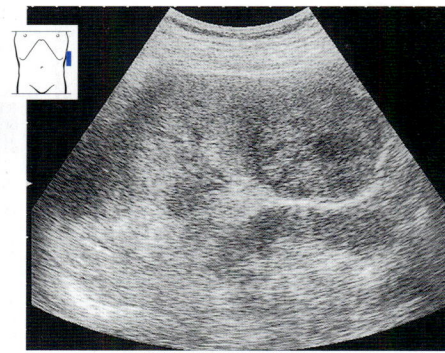 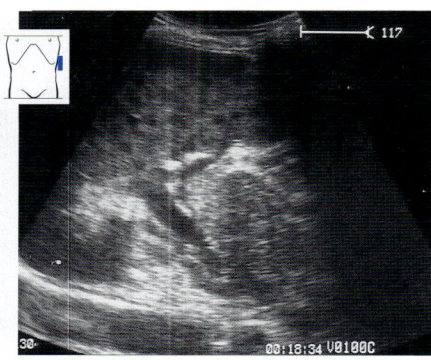

Abb. 1   Abb. 2   Abb. 3

Pathologische Befunde: Milz

➤ **Lernziel:** Die häufigsten pathologischen Befunde im Bereich der Milz erkennen

Sehen Sie sich Abb. 1 an. Beschreiben Sie die Auffälligkeit im Milzhilus.

Werfen Sie einen Blick auf Abb. 2. Was fällt Ihnen hier vor? Was liegt am ehesten als Ursache vor?

Werfen Sie dann einen Blick auf Abb. 3. Charakterisieren Sie den auffälligen Befund. Vergleichen Sie mit Abb. 2.

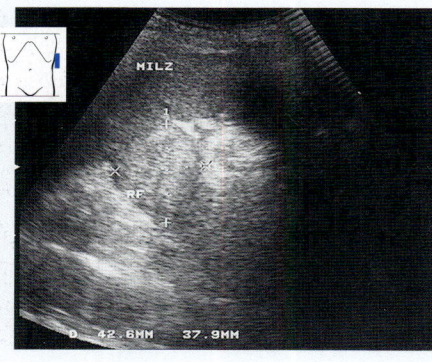 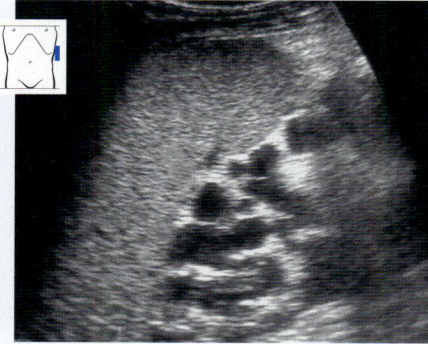 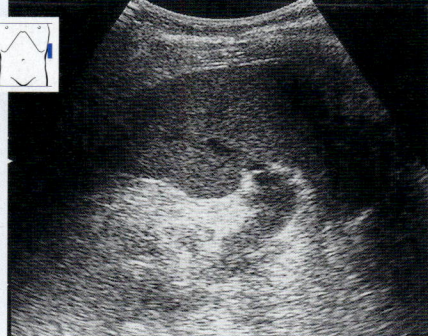

Abb. 1   Abb. 2   Abb. 3

Fallstricke

➤ **Lernziel:** Befunde kennen lernen, die zu Fehlinterpretationen Anlass geben können

Heute werden Befunde vorgestellt, die häufig zu Fehlinterpretationen Anlass geben. Das Lernziel ist es, diese Befunde kennen zu lernen. Versuchen Sie daher zunächst, ganz unvoreingenommen den Befund, den Sie sehen, zu beschreiben und überlegen Sie sich die möglichen Interpretationen.

Werfen Sie einen Blick auf Abb. 1. Sie sehen einen Längsschnitt über der Aorta. Beschreiben Sie die Struktur ventral der Aorta in Bildmitte (Pfeil). Was liegt hier vor?

Auch Abb. 2 zeigt einen Längsschnitt der Aorta mit einer Struktur unmittelbar ventral davon (Pfeil). Beschreiben Sie auch diesen Befund. Benennen Sie mögliche Differenzialdiagnosen.

Abb. 3 zeigt einen Längsschnitt über der V. cava und der V. mesenterica. Zwischen den beiden erkennen Sie eine umschriebene Struktur (Pfeil). Beschreiben Sie sie und sagen Sie, was hier vorliegen könnte.

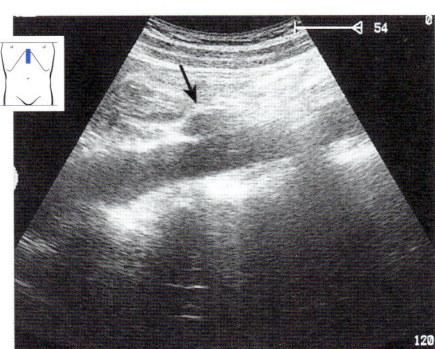 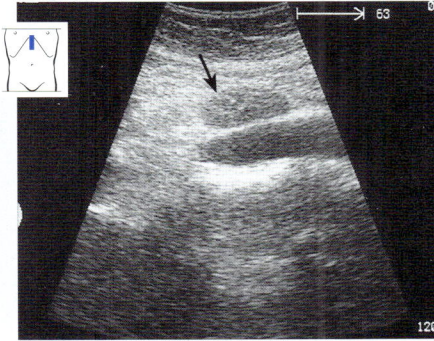 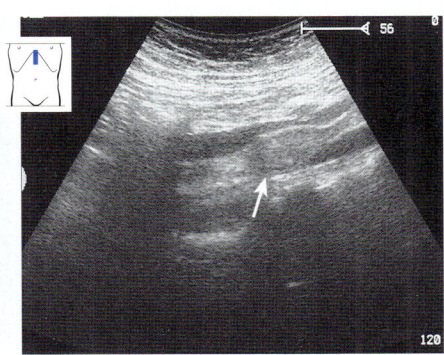

Abb. 1   Abb. 2   Abb. 3

Fallstricke

➤ **Lernziel:** Befunde kennen lernen, die zu Fehlinterpretationen Anlass geben können

Abb. 1 zeigt einen Flankenlängsschnitt rechts mit Darstellung der Leber und der Niere. Was fällt Ihnen hier auf, was liegt hier vor?

Abb. 2 zeigt einen Oberbauchquerschnitt, bei dem in die Leber hoch geschallt und der Venenstern dargestellt wurde. Was fällt Ihnen hier auf, was liegt hier vor?

Abb. 3 zeigt einen subkostalen Schrägschnitt, hier wurde hoch in die Leber geschallt. Was fällt auf? Was liegt vor?

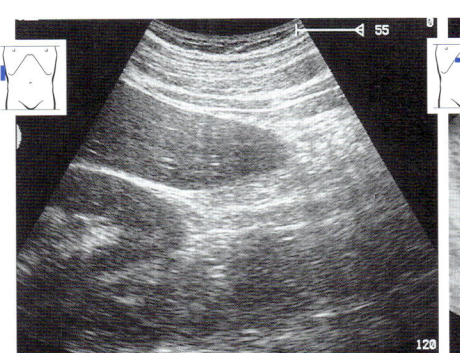 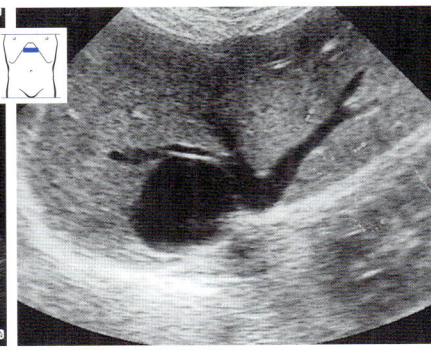 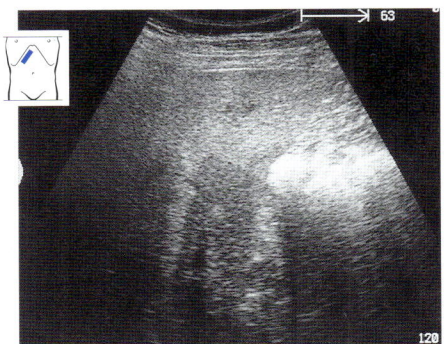

Abb. 1   Abb. 2   Abb. 3

Fallstricke

➤ **Lernziel:** Befunde kennen lernen, die zu Fehlinterpretationen Anlass geben
können

Abb. 1 zeigt einen hohen Oberbauchquerschnitt durch die Leber. Beschreiben Sie den Befund, was liegt hier vor?

Abb. 2 zeigt die Gallenblase des Autors. Was fällt Ihnen hier auf, beschreiben Sie den Befund.

Abb. 3 zeigt ebenfalls die Gallenblase des Autors zu einem anderen Zeitpunkt. Beschreiben Sie den Befund. Was liegt hier vor und was liegt hier nicht vor?

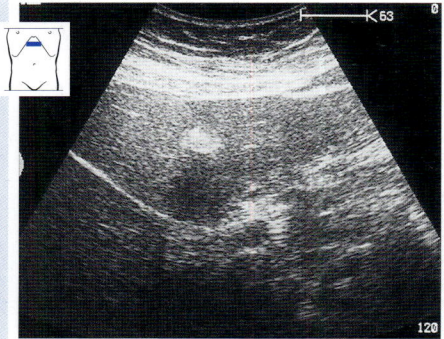 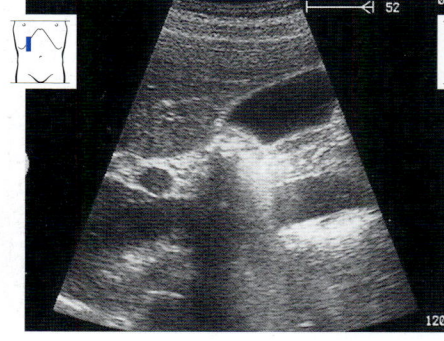 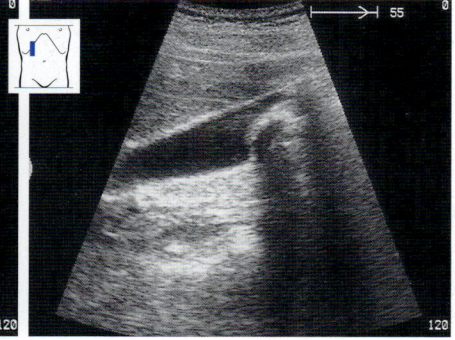

Abb. 1   Abb. 2   Abb. 3

Fallstricke

➤ **Lernziel:** Befunde kennen lernen, die zu Fehlinterpretationen Anlass geben
können

Sehen Sie sich Abb. 1 an. Es handelt sich dabei um einen Längsschnitt dort, wo Sie eigentlich sehr sicher die Gallenblase erwarten können. Die Gallenblase bei dieser Patientin ist allerdings nach deren Angaben entfernt worden. Was sehen Sie hier und was liegt vor?

Abb. 2 zeigt den Längsschnitt einer Gallenblase mit einer auffälligen Struktur im Lumen. Beschreiben Sie diese Struktur und sagen Sie, was hier vorliegt.

Abb. 3 zeigt eine Gallenblase im Querschnitt. Beschreiben Sie die Auffälligkeit im Lumen. Was liegt hier vor?

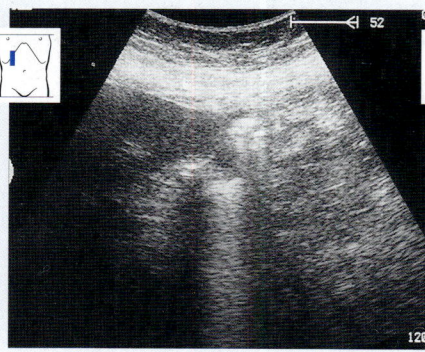 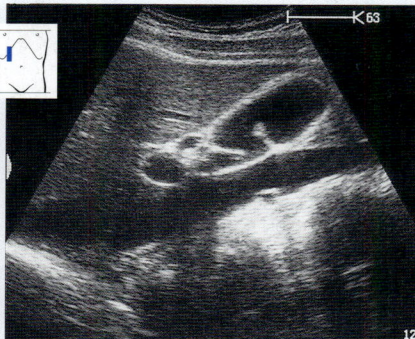 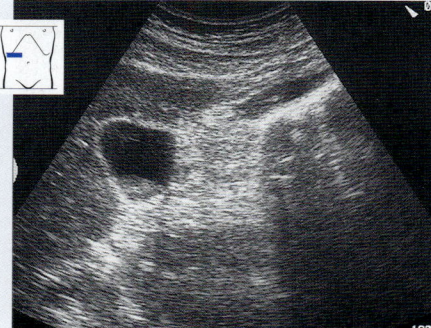

Abb. 1   Abb. 2   Abb. 3

28. TAG

Fallstricke

➤ **Lernziel:** Befunde kennen lernen, die zu Fehlinterpretationen Anlass geben können

Abb. 1 zeigt Ihnen einen Längsschnitt über einer Gallenblase. Beschreiben Sie den Befund. Was könnte hier vorliegen?

Abb. 2 zeigt einen Querschnitt über dem Gallenblasenlager. Bei diesem Patienten ist die Gallenblase entfernt worden. Was sehen Sie hier?

Abb. 3 zeigt einen Längsschnitt über der Gallenblase. Beschreiben Sie den auffälligen Befund an der Grenze zwischen Gallenblase und Leber. Was liegt hier vor?

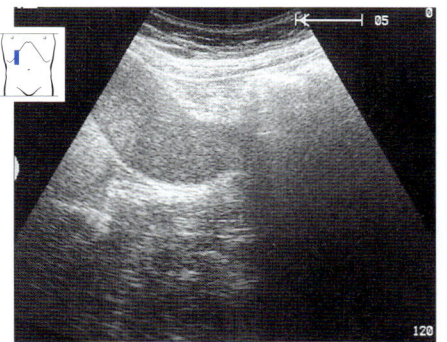 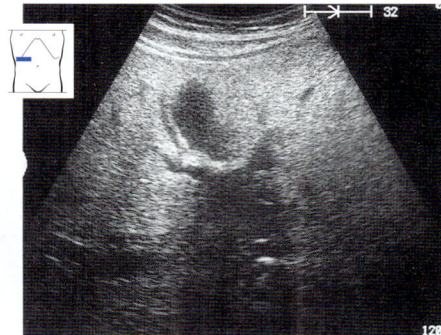 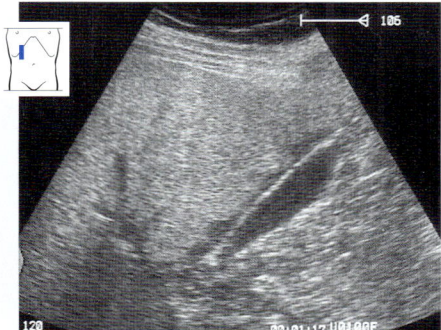

Abb. 1   Abb. 2   Abb. 3

Fallstricke

➤ **Lernziel:** Befunde kennen lernen, die zu Fehlinterpretationen Anlass geben können

In Abb. 1 wird ein Längsschnitt über der Gallenblase gezeigt. Was unterscheidet diese Gallenblase von anderen Gallenblasen, die Sie kennen? Ist dies ein pathologischer Befund?

Werfen Sie einen Blick auf Abb. 2. Dargestellt ist der Ductus choledochus. Was fällt Ihnen hier auf. Was müssen Sie bei Ihren differenzialdiagnostischen Überlegungen berücksichtigen?

Werfen Sie einen Blick auf Abb. 3. Es handelt sich um einen Oberbauchquerschnitt mit Darstellung des Pankreas. Bitte beschreiben Sie den Befund und Ihre Überlegungen.

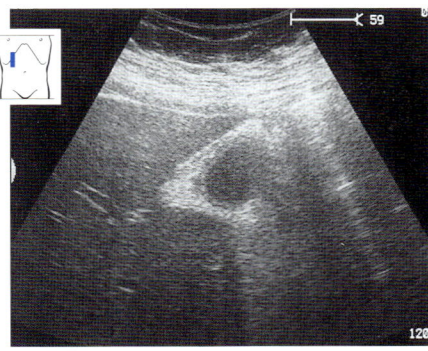 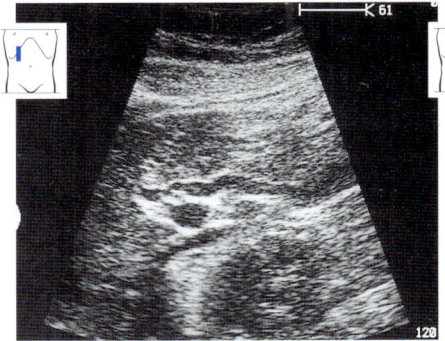 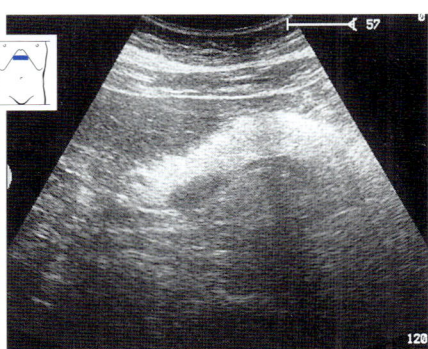

Abb. 1   Abb. 2   Abb. 3

Fallstricke

➤ **Lernziel:** Befunde kennen lernen, die zu Fehlinterpretationen Anlass geben
können

Sehen Sie sich Abb. 1 an. Es handelt sich um einen Querschnitt im Bereich des Pankreaskopfes und Korpus. Was fällt Ihnen im Parenchym auf?

Werfen Sie einen Blick auf Abb. 2. Es handelt sich um einen Oberbauchquerschnitt mit Darstellung des Pankreaskorpus. Beschreiben Sie, was Ihnen hier auffällt.

Abb. 3 zeigt einen Längsschnitt über dem Pankreaskopf mit einer auffälligen Struktur. Beschreiben Sie diese Struktur und sagen Sie, woran Sie denken.

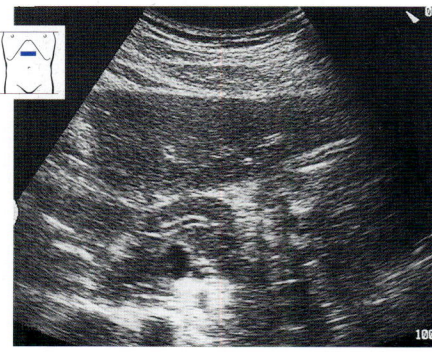 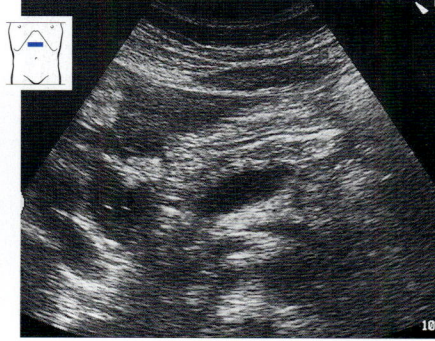 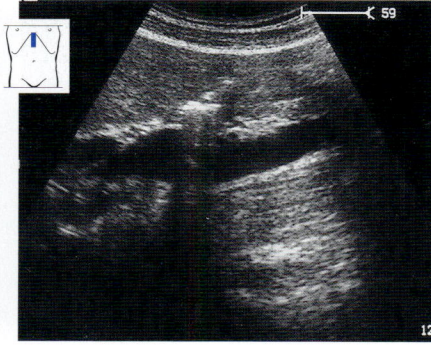

Abb. 1   Abb. 2   Abb. 3

Fallstricke

➤ **Lernziel:** Befunde kennen lernen, die zu Fehlinterpretationen Anlass geben
können

Auf Abb. 1. sehen Sie einen Längsschnitt über der Niere. Im Nierenbeckenbereich erkennen Sie eine Raumforderung. Was liegt hier vor?

Abb. 2 zeigt einen Längsschnitt über der Niere. Sie sehen hier einen pathologischen Befund, außerdem eine Raumforderung im Bereich des Nierenbeckens. Was liegt hier vor?

Sehen Sie sich Abb. 3 an. Auch hier besteht eine Raumforderung, die vom Parenchym ausgeht und sich in das Nierenbecken vorwölbt. Was liegt hier vor?

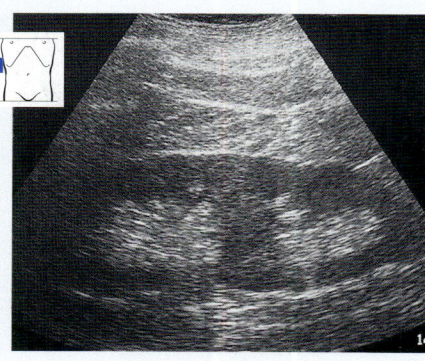 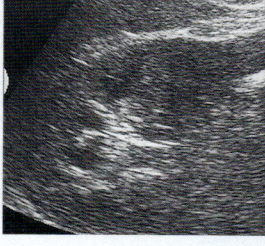 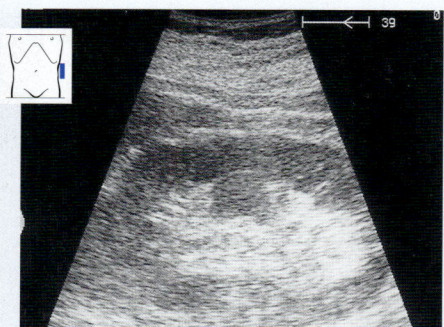

Abb. 1   Abb. 2   Abb. 3

Fallstricke

➤ **Lernziel:** Befunde kennen lernen, die zu Fehlinterpretationen Anlass geben können

Werfen Sie einen Blick auf Abb. 1. Etwa in der Mitte der Niere erkennen Sie eine kleine, echogene Struktur (Pfeil). Beschreiben Sie sie. Was liegt hier vor und was liegt hier nicht vor?

Werfen Sie einen Blick auf Abb. 2. Die Patientin ist völlig beschwerdefrei und hat keinerlei Vorerkrankungen. Was sehen Sie und was liegt hier vor? Woran lässt der Befund differenzialdiagnostisch denken?

Abb. 3 zeigt den Längsschnitt einer Niere. Welches ist hier der auffällige Befund und was liegt vor?

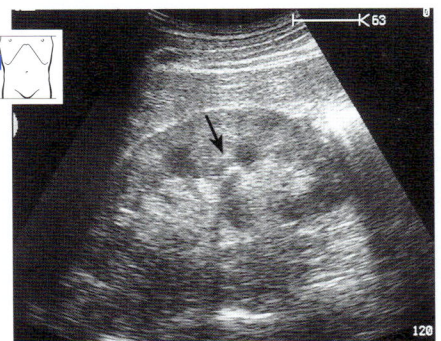

Abb. 1

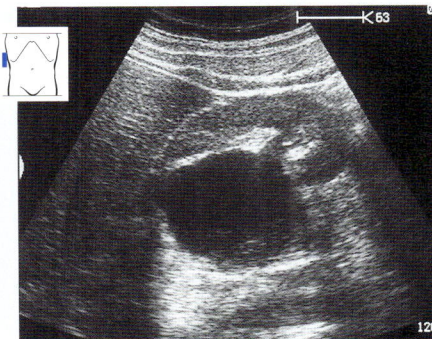

Abb. 2

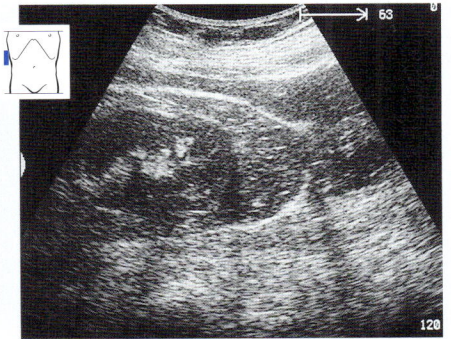

Abb. 3

Fallstricke

➤ **Lernziel:** Befunde kennen lernen, die zu Fehlinterpretationen Anlass geben können

Abb. 1 zeigt einen Querschnitt in Oberbauchmitte etwa auf Höhe der Nierengefäße. Bitte beschreiben Sie Ihren Befund und sagen Sie, woran Sie denken.

Werfen Sie einen Blick auf Abb. 2. Beachten Sie die Form des Nierenparenchyms. Woran lässt dieser Befund denken?

Werfen Sie einen Blick auf Abb. 3. Sie sehen die Milz und den oberen Nierenpol. Was fällt Ihnen auf und woran denken Sie?

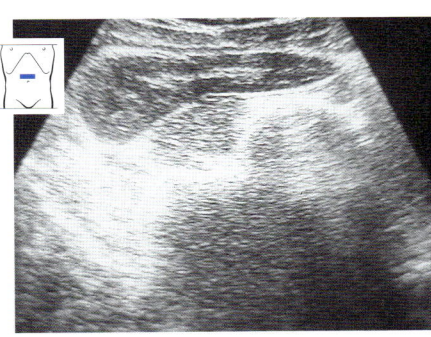

Abb. 1

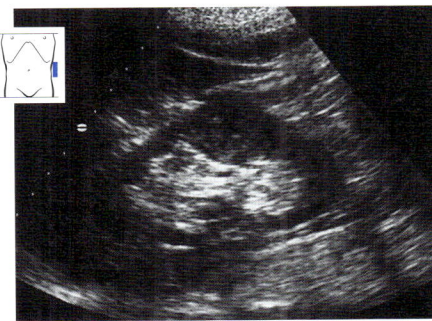

Abb. 2

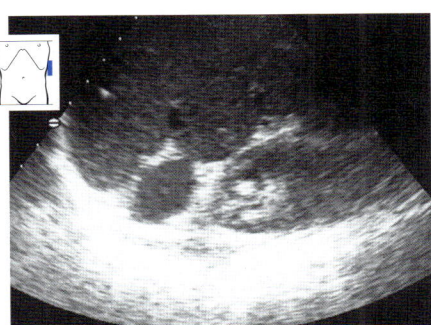

Abb. 3

Komplette Untersuchung in freier Zeit

➤ **Lernziel:** Eine komplette Untersuchung am Stück durchführen

Heute sollen Sie einmal einen mehr oder weniger gesunden, schlanken Probanden untersuchen. Achten Sie darauf, eine systematische, komplette Untersuchung durchzuführen. Stellen Sie sämtliche besprochenen Organe vollständig dar und dokumentieren Sie diese bildlich. Verfassen Sie dann einen schriftlichen Befund mit detaillierter Beschreibung. Sie haben hierfür beliebig viel Zeit. Notieren Sie die Zeit am Anfang und am Ende der Untersuchung.

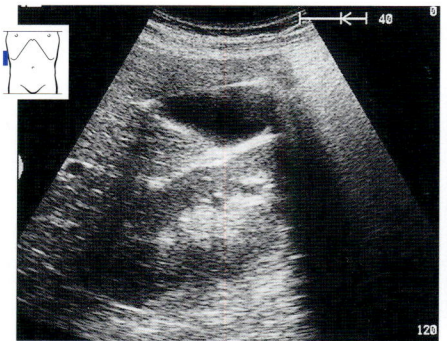
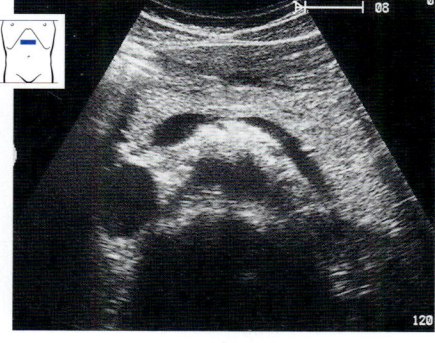
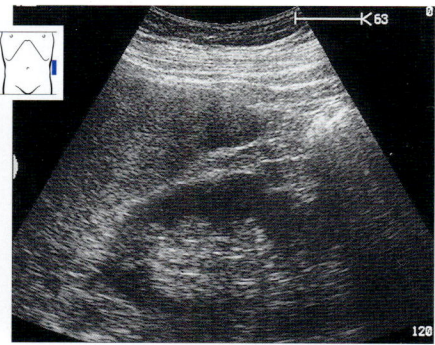

Leber, Gallenblase und Niere bei guter Sicht.

Aorta, V. cava und Pankreas bei guter Sicht.

Milz und linke Niere bei guter Sicht.

Komplette Untersuchung in befristeter Zeit

➤ **Lernziel:** Eine komplette Untersuchung unter Zeitdruck durchführen

Zum Abschluss sollen Sie eine komplette Untersuchung unter realitätsnahen Bedingungen durchführen. Das bedeutet: der Proband ist im Zweifelsfalle krank, er ist schlecht zu untersuchen, weil er zu dick, zu alt und zu verluftet ist. Außerdem stehen Sie unter Zeitdruck. Wählen Sie einen wirklich schlecht zu untersuchenden Probanden und führen Sie die gleiche Untersuchung wie am 29. Tag durch. Dokumentieren Sie den Befund und fassen Sie ihn schriftlich zusammen. Sie haben für Untersuchung und Befundabfassung 20 Minuten Zeit.

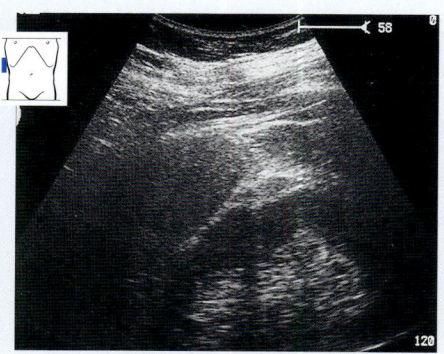
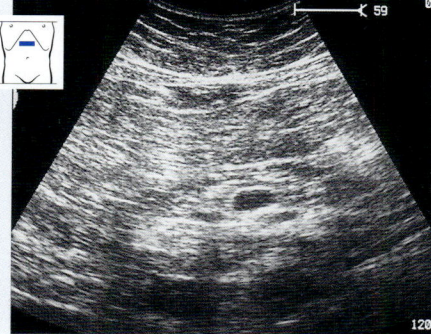
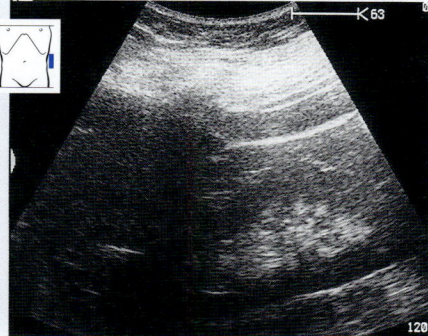

Leber und Niere bei schlechter Sicht.

Aorta, V. cava und Pankreas bei schlechter Sicht.

Milz und linke Niere bei schlechter Sicht.

So, damit sind Sie nun am Ende des Kurses angelangt. Ich würde mich freuen, wenn Sie den Eindruck hätten, eine erste Übersicht über die Abdomensonographie bekommen zu haben, und ich hoffe, Sie hatten ähnlich viel Freude bei der Arbeit mit dem Buch wie ich bei der Abfassung.

Standardschnitte

Übung 229

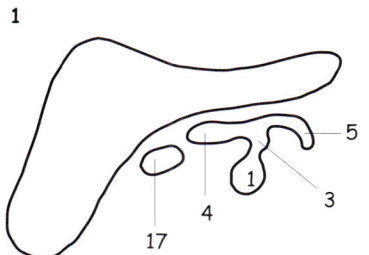

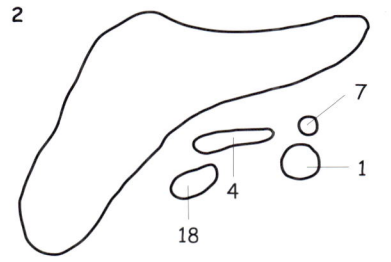

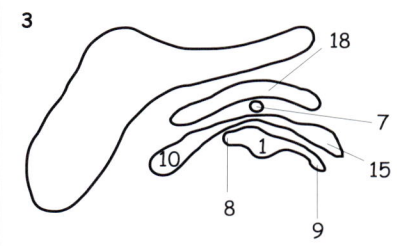

Dieses Bild ist sehr typisch: Die Aorta und der schöne Schwung des Truncus coeliacus mit der A. hepatica und der A. lienalis. Außerdem ist auf diesem Bild immer links der Pankreasschwanz mit abgebildet (gut sichtbar oder schlecht sichtbar). Kaudal des Truncus coeliacus ist immer das Pankreaskorpus zu erwarten.

Der Blick für die typische Doppelpunktdarstellung von Aorta und A. mesenterica superior soll geübt werden. Dieses Bild bedeutet: Achtung, wenn der Schallkopf nach unten versetzt wird, taucht das Pankreaskorpus auf. Außerdem ist in dieser Einstellung fast immer der Eintritt der A. hepatica in die Leberpforte zu sehen.

Dieser Schnitt ist ein Klassiker. Sie sehen hier von ventral nach dorsal: V. lienalis, A. mesenterica superior, linke Nierenvene, Aorta. Durch geringes Spiel mit dem Schallkopf können Sie oberhalb und unterhalb dieser Ebene so ziemlich alle relevanten Oberbauchgefäße einstellen.

Übung 230

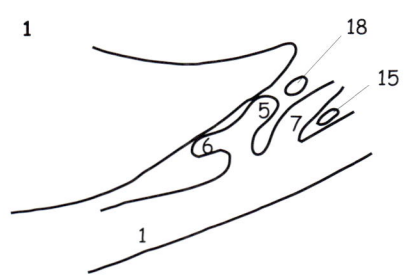

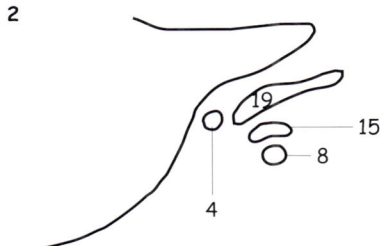

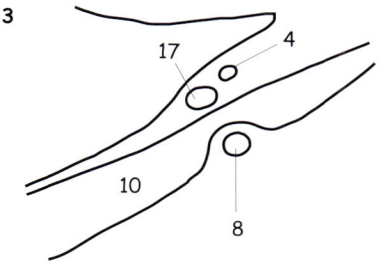

Auch dieses Bild ist ein Klassiker im Längsschnitt. Sie sehen die Aorta, die A. mesenterica superior, den Truncus coeliacus, die V. lienalis und die rechte Nierenvene. Außerdem haben Sie in dieser Einstellung immer das Pankreaskorpus angeschnitten.

Man muss einfach wissen, was man auf diesem Bild erkennen kann und gezielt danach fahnden: die linke Nierenvene, die rechte Nierenarterie, außerdem die A. hepatica und die V. mesenterica superior.

Wichtigste Leitstruktur ist die V. cava mit der sie unterkreuzenden linken Nierenarterie. Dies ist die Leitstruktur für das Aufsuchen des Pankreaskopfes sowie auch für die Identifizierung der Nebenniere. Außerdem sind immer die V. portae und die A. hepatica angeschnitten.

Übung 239

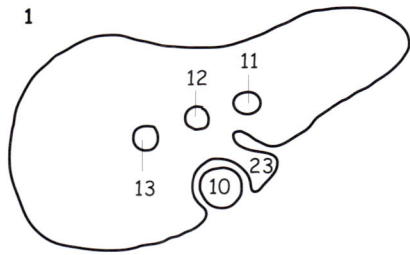

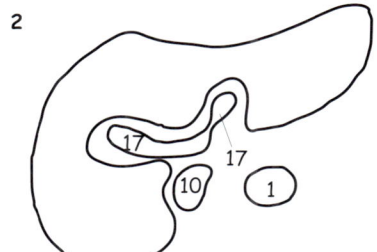

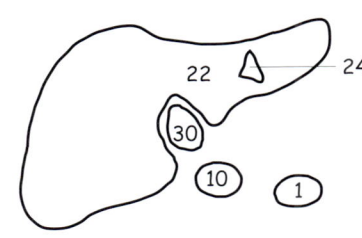

Dies ist der Standardschnitt für die Darstellung der kranialen Leberanteile. Man sieht die V. cava und den sehr charakteristischen Lobus caudatus, außerdem die 3 Lebervenen. Ein etwas höherer Anschnitt würde den Lebervenenstern zeigen.

Dies ist die Ebene der Pfortaderbifurkation. Häufig ist diese Ebene nicht ganz einfach einstellbar. Man muss mit dem Schallkopf etwas hin- und herkippen.

Hier sehen Sie den Standardschnitt für die kaudalen Leberanteile. Leitstrukturen sind das Lig. teres und die Gallenblase. Durch diese sind der linke Leberlappen, der Lobus quadratus und der rechte Leberlappen voneinander abzugrenzen.

Übung 240

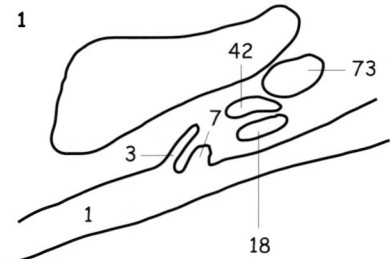

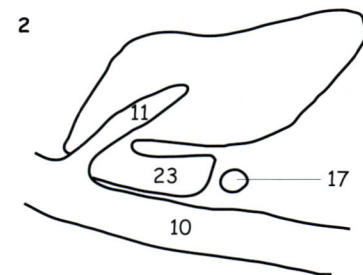

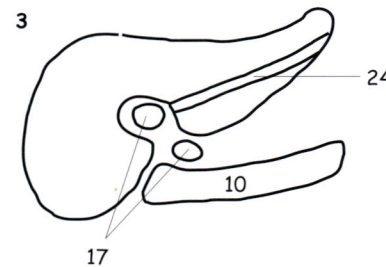

Dies ist der laterale Längsanschnitt des linken Leberlappens. Charakteristisch ist die dreieckige Form.

Dies ist der korrespondierende Längsschnitt zum Querschnitt der ersten Abbildung der Übung 239: der Lobus caudatus, der der V. cava anliegt und deutlich erkennbar von der Leber separiert ist.

Wieder ein Klassiker: der Längsschnitt durch das Lig. teres, die Grenze zwischen linkem und rechtem Leberlappen. Immer daran denken: Das Lig. teres entspringt am linken Pfortaderhauptast. Dieser Längsschnitt korrespondiert gut mit dem Querschnitt der dritten Abbildung der Übung 239.

Übung 241

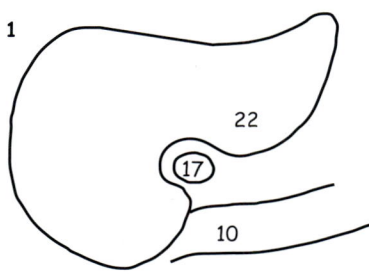

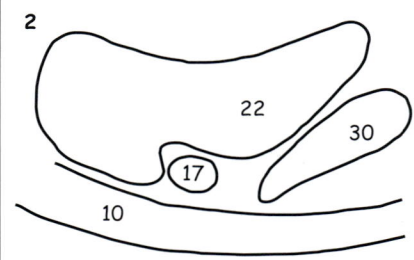

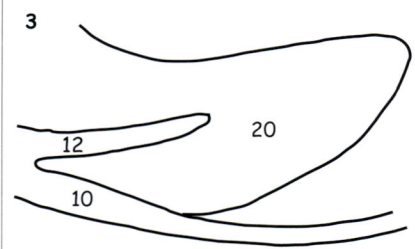

Dieser Schnitt zeigt den typischen Aspekt zwischen Lig. teres und Gallenblase: die Vorwölbung des Lobus quadratus.

Diesen Schnitt sollten Sie sich merken. Er zeigt die V. cava längs und die V. portae quer. Unmittelbauch kaudal der V. portae sieht man die Gallenblase als Grenze des Lobus quadratus.

Ein etwas langweiliger Schnitt über dem großen und wenig abwechslungsreichen rechten Leberlappen. Die Monotonie wird nur unterbrochen durch die rechte Lebervene.

Übung 242

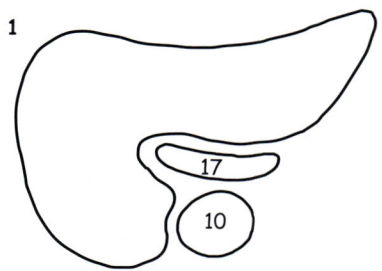

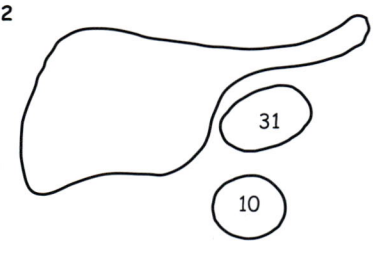

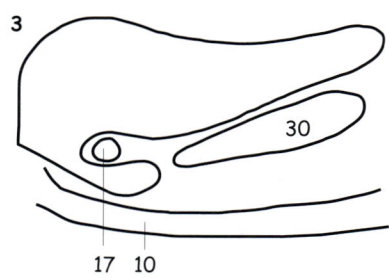

Dies ist der Schnitt zum Aufsuchen der Gallenblase im Querschnitt bei schlechten Untersuchungsbedingungen. V. cava und V. portae sind fast immer zu finden. Unmittelbar kaudal des rechten Pfortaderhauptastes liegt dann die Gallenblase.

Hier sehen Sie dann die Gallenblase zwischen Leber und V. cava.

Ein klassischer Längsschnitt: rechter Pfortaderhauptast, Gallenblase und V. cava. Vergleichen Sie mit den ersten beiden Querschnitten.

Übung 251

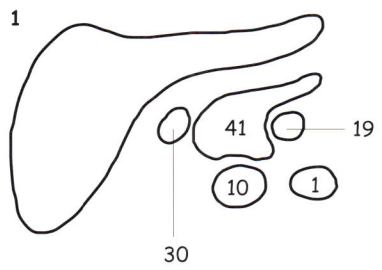

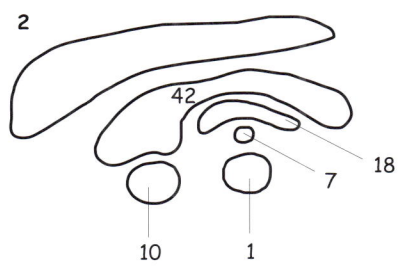

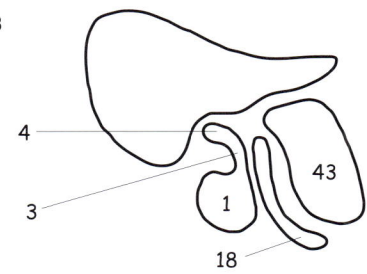

Der Standardquerschnitt des Pankreaskopfes: zwischen Gallenblase, V. mesenterica superior und V. cava.

Ein Klassiker: Pankreaskopf, -korpus und Anfang des Pankreasschwanzes mit den Leitstrukturen Aorta, A. mesenterica superior und V. lienalis.

Ein schwieriger Schnitt, oft nicht gut einstellbar: der Pankreasschwanz mit der sehr weit nach dorsal ziehenden V. lienalis.

Übung 252

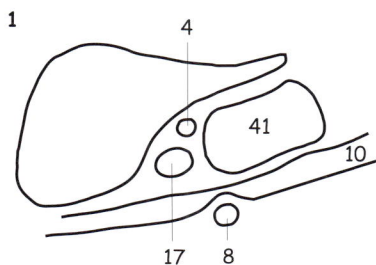

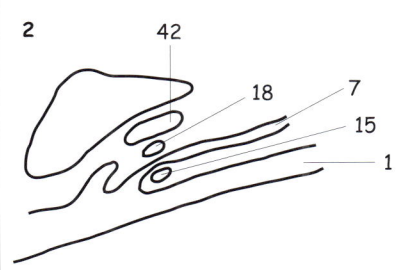

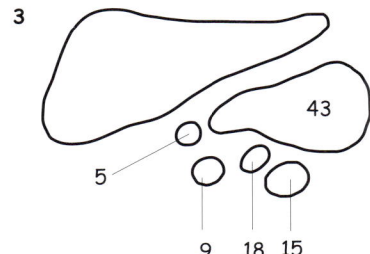

Der Standardlängsschnitt für die Darstellung des Pankreaskopfes: V. cava und Nierenarterie, ventral der V. cava der Pankreaskopf.

Diesen Klassiker kennen Sie schon: Aorta, A. mesenterica superior und V. lienalis als Leitstrukturen zum Aufsuchen des Pankreaskorpus im Längsschnitt.

Wieder ein schwerer Schnitt: Längsschnitt über dem Pankreasschwanz. Immer dargestellt, aber schlecht identifizierbar sind die arteriellen und venösen Milz- und Nierengefäße.

Übung 253

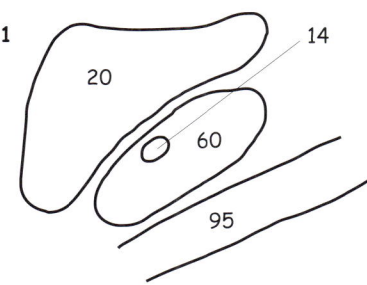

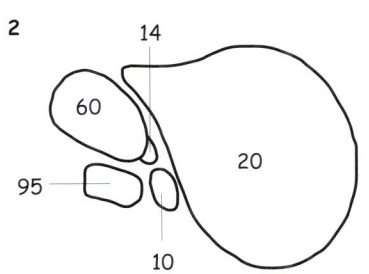

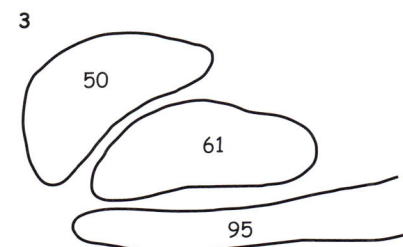

Der Flankenlängsschnitt über der rechten Niere: Niere, Leber und medial der Niere der M. psoas. Immer gut erkennbar: die kräftige Nierenvene.

Der Flankenquerschnitt über der rechten Nieren: die gleichen Strukturen quer dargestellt.

Der Längsschnitt über der linken Nieren: Niere, Milz und M. psoas.

Übung 254

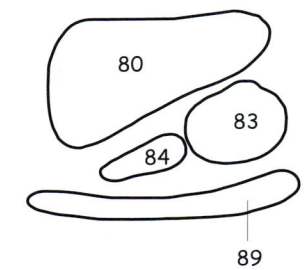

Der Unterbauchlängsschnitt beim Mann: Blase, Prostata, Samenbläschen und Rektum.

Der Unterbauchquerschnitt beim Mann: ventral Blase, in der Mitte die Prostata, dorsal das Rektum.

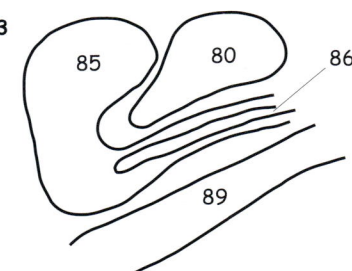

Der Unterbauchlängsschnitt bei der Frau: Harnblase, Uterus und Vagina, Rektum.

25. Tag: Pathologische Befunde

Übung 255

Abb. 1: Wandunregelmäßigkeiten, Plaquebildungen, Aortensklerose.
Abb. 2: Kaliberunregelmäßigkeiten, Wandaufweitung, Aortenektasie.
Abb. 3: Starke Aufweitung des Gefäßquerschnittes, sichelförmiger echoarmer Rand, teilthrombosiertes Aortenaneurysma.

Übung 256

Abb. 1: Aufweitung der V. cava, Aufweitung der linken Nierenvene, Rechtsherzinsuffizienz.
Abb. 2: Deutliche Aufweitung der V. cava, Rechtsherzinsuffizienz.
Abb. 3: Deutliche Aufweitung der Lebervene, Rechtsherzinsuffizienz.

Übung 257

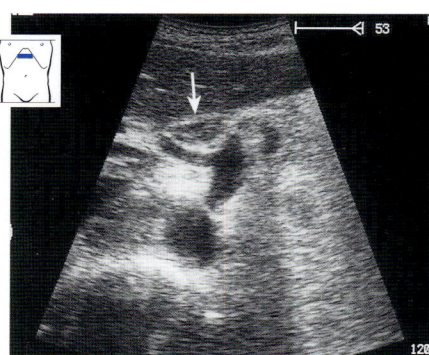

Abb. 1: 1 cm großer Lymphknoten in der Trunkusgabel (Pfeil).

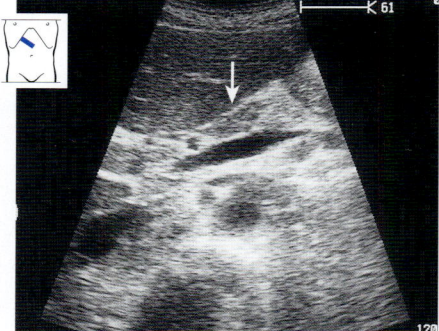

Abb. 2: 1,5 cm langer, ovaler Lymphknoten zwischen Leber und Pfortader (Pfeil).

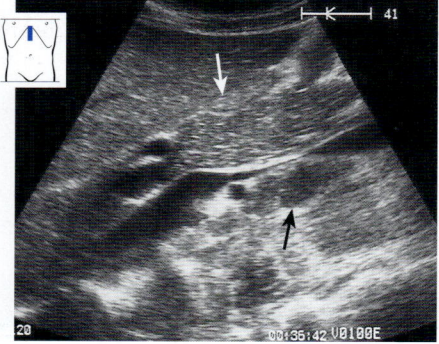

Abb. 3: Große Lymphknotenpakete vor und hinter der V. cava mit Kompression der V. cava (Pfeile).

Übung 258

Abb. 1: Gegenüber der Niere deutlich verdichtetes Echomuster der Leber: Fettleber.
Abb. 2: Abgerundeter Leberrand, Fettleber und Hepatomegalie.
Abb. 3: Deutlicher dorsaler Schallverlust im Lebergewebe: Fettleber.

Übung 259

Abb. 1: Schrumpfung des rechten Leberlappens, welliger, knotiger Leberrand, Aszites, Leberzirrhose.
Abb. 2: Großer, plumper Leberrand, unregelmäßiger, welliger Rand, Leberzirrhose.
Abb. 3: Aufweitung des Randwinkels, welliger Leberrand, beginnende Leberzirrhose.

Übung 260

Abb. 1: Konvolutartige Aufweitung der Pfortader, kavernöse Transformation bei portaler Hypertension.
Abb. 2: Aufweitung der intrahepatischen Gallengänge, Doppelflintenphänomen (deutlich erweiterter Gallengang ventral des Pfortaderastes), Abflusshindernis der Gallenwege bei Pankreaskopfkarzinom.
Abb. 3: Gefäßabbruch vor einer unregelmäßig begrenzten Raumforderung.

Übung 261

Abb. 1:   Deutliche Aufweitung des Lebervenensternes, Rechts-
herzinsuffizienz.
Abb. 2:   Lebervenenrarefizierung am Venenstern, Leberzirrhose.
Abb. 3:   Ausgeprägte Rarefizierung der Lebervenen, Leberzirrhose.

Übung 262

Abb. 1:   Gefäßlumen ist ausgefüllt mit echogenem Material:
Pfortaderthrombose bei Leberzirrhose.
Abb. 2:   Rarefizierung der kleinen Pfortaderäste, „gestutzter
Pfortaderbaum“, Leberzirrhose.
Abb. 3:   Wiedereröffnete Umbilikalvene, Cruveilhier–von Baum-
garten-Syndrom bei portaler Hypertension.

Übung 263

Abb. 1:   Runde, scharf begrenzte, echofreie Struktur, dorsale
Schallverstärkung: Leberzyste.
Abb. 2:   Leberzyste mit Kompression der V. cava.
Abb. 3:   Große, typische Leberzysten mit den typischen Zysten-
kriterien: Echofreiheit, glatte Begrenzung, Zystenrandschatten
und dorsale Schallverstärkung.

Übung 264

Abb. 1:   Zahlreiche Zysten mit typischen Zystenkriterien.
Abb. 2:   Sehr ähnliches Bild, zusätzlich echoarme, teilweise ring-
förmige Raumforderungen neben den zystischen Strukturen: aus-
geprägte Metastasierung.
Abb. 3:   Unregelmäßig geformte, zystische Struktur, unscharfer
Rand: Lebermetastase mit nekrotischem Zerfall.

Übung 265

Abb. 1:   Annähernd dreieckförmige, echoarme Struktur, relativ
glatt berandet in einer stark echogenen Leber: zonale Minderverfettung.
Abb. 2:   Echoarme Struktur ventral des Gallenblasenhalses, glatt
begrenzt, homogen: zonale Minderverfettung.
Abb. 3:   Unregelmäßig geformte, teilweise polyzyklische,
inhomogene Struktur innerhalb der Leber: Lebermetastasen.

Übung 266

Abb. 1:   Multiple Raumforderungen, teilweise mit echoarmem
Rand, teilweise unregelmäßig inhomogen echoarm: multiple
Lebermetastasen.
Abb. 2:   Rundliche Raumforderung mit echoreichem Rand und
echoarmem Zentrum: Metastase.
Abb. 3:   Unregelmäßig geformte, teilweise polyzyklische Struktur,
teilweise rundliche, echoarme Ringe, teilweise fast echofreie
Areale: große Metastase.

Übung 267

Abb. 1:   Stark echogene, mäßig gut begrenzte Struktur dorsal
eines Gefäßes. Zonale Mehrverfettung.
Abb. 2:   Rundliche, im Wandbereich echogene, zentral etwas
echoärmere Veränderung, leichte dorsale Schallverstärkung:
Hämangiom.
Abb. 3:   Kleine, rundliche, relativ stark echogene Struktur,
bekanntes Kolonkarzinom: Metastase.

Übung 268

Abb. 1:   Stark echogene Raumforderung mit sehr inhomogenen,
teilweise sehr echoarmen Arealen, echoarmer Saum: Metastase.
Abb. 2:   Große, rundliche Raumforderung mit Verlagerung von
Gefäßen, inhomogen, zentral eher echoreich, besonders dorsal
eher echoarmer Rand: hepatozelluläres Karzinom.
Abb. 3:   Multiple, stark echogene kleine Strukturen mit Wiederholungsechos: Typisches Bild der Aerobilie.

26. Tag: Pathologische Befunde

Übung 269

Abb. 1:   Man sieht eine Gallenblase mit deutlichen Heister-
Klappen: Normalbefund.
Abb. 2:   Gallenblasenseptum.
Abb. 3:   Mehrfach geknickte Gallenblase, kein pathologischer
Befund.

Übung 270

Abb. 1:   Gallenstein mit relativ starkem Binnenecho,
Schallschatten.
Abb. 2:   Gallenstein mit starkem Eintrittsecho und nur
geringem Binnenecho.
Abb. 3:   Zahlreiche Binnenechos innerhalb der Gallenblase,
Gallenblasenlumen nach dorsal schlecht abzugrenzen,
Schallschatten: multiple kleine Gallensteine.

Übung 271

Abb. 1:   Harter Eintrittsreflex, kein Binnenecho innerhalb des
Gallensteines, kein Restlumen der Gallenblase mehr erkennbar.
Abb. 2:   Kein Gallenblasenlumen erkennbar, stark echogenes
Material in der Gallenblase, etwas inhomogen, Schallschatten:
Gallenblasengries.
Abb. 3:   Kein Gallenblasenlumen erkennbar, ausgeprägter Schall-
schatten, sehr schlechte Abgrenzbarkeit des Gallenblasensteines.

Übung 272

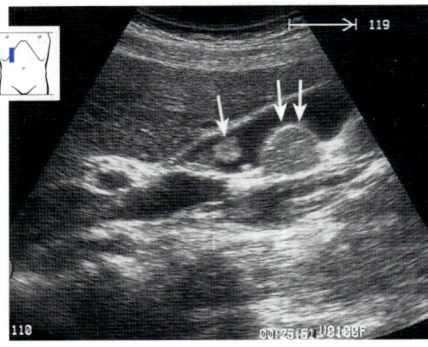

Abb. 1: Kugelige, an der Oberfläche etwas wellige, mäßig echogene Struktur im Bereich des Gallenblasenhalses, kein Schallschatten: Gallenblasenpolyp (Pfeil). Außerdem: große, kugelige Vorwölbung von duodenaler Peristaltik in die Gallenblase von dorsal (Doppelpfeil).

Abb. 2: Wenige Millimeter große, wandständige, kugelige Vorwölbung, etwas tailliert, gleiche Echogenität wie die Gallenblasenwand: Cholesterolpolyp.

Abb. 3: Multiple Cholesterolpolypen.

Übung 273

Abb. 1: Große Gallenblase, Sediment von echogenem Material, Gallenblasenwand unauffällig: Sludge bei Verlegung des DHC.
Abb. 2: Normal große Gallenblase, komplette Ausfüllung mit stark echogenem Material: Komplettfüllung der Gallenblase mit Gries.
Abb. 3: Flaues Binnenecho innerhalb der Gallenblase, Gallenblasenwand nicht sicher abgrenzbar, stark echogenes Lebermuster: gesunde Gallenblase, Schallenergieverlust bei starker Reflexion innerhalb der Leber.

Übung 274

Abb. 1: Stark echogenes Sediment am Gallenblasenboden mit kompletter Schallauslöschung: echogener Gries.
Abb. 2: Stark echogenes Material am Gallenblasenboden, unregelmäßig konfiguriert. Kein Schallschatten: Polypoider, zäher Sludge.
Abb. 3: Echogenes Sediment am Gallenblasenboden, homogen, glatt begrenzt: Sludge. Im Gegensatz zu Abb. 1 kein Schallschatten, im Gegensatz zu Abb. 2 nicht polypoid, sondern glatt sedimentierend.

Übung 275

Abb. 1: Unmittelbar ventral der Leberpforte erkennen Sie den Querschnitt der Leberarterie, ventral davon den großen, breit gestauten Gallengang: mechanische Verlegung des Gallenganges.
Abb. 2: Man erkennt in der rechten Bildhälfte die Ursache des Abflusshindernisses, einen Stein (Distanzmarken) mit Schallschatten. Etwa in Bildmitte sehen Sie einen breiten, echogenen Reflex mit Schallauslöschung, hierbei handelt es sich um Luft im Duodenum.
Abb. 3: Der DHC ist deutlich erweitert, man erkennt echogenes Material: Choledochussteine.

Übung 276

Abb. 1: Echoarme Verbreiterung der Gallenblasenwand, gut erkennbar an der Leberrückseite. In diesem Falle handelt es sich um eine Herzinsuffizienz.
Abb. 2: Echoarme Verbreiterung der Gallenblasenwand, unscharfe Abgrenzung zur Umgebung. In diesem Falle handelt es sich um eine Cholezystitis.
Abb. 3: Stark echogene, kräftige Gallenblasenwand: chronische Cholezystitis.

Übung 277

Abb. 1: Abrupt beginnende Zerstörung der normalen Gallenblasenwandstruktur, Raumforderung in diesem Bereich: Gallenblasenkarzinom.
Abb. 2: Impression der Gallenblase von kaudal durch rundliche Strukturen mit inkompletter Schallauslöschung: Impression durch Darmschlingen. Während der Untersuchung gut abgrenzbar durch den Nachweis von Peristaltik.
Abb. 3: Zerstörung der gewohnten Gallenblasenarchitektur, die Wand erscheint inhomogen, unruhig, nicht mehr durchgehend darstellbar. Außerdem stark echogener Reflex mit kompletter Schallauslöschung: Gallenblasenkarzinom bei Cholezystolithiasis.

Übung 278

Abb. 1: Mäßig stark echogenes Pankreas, feinkörnig: Normvariante.
Abb. 2: Im Vergleich zu Abb. 1 relativ stark echogenes Pankreas: Pankreaslipomatose.
Abb. 3: Sehr stark echogenes Pankreas (weißes Pankreas): ausgeprägter Befund einer Pankreaslipomatose. Gesunde Probandin.

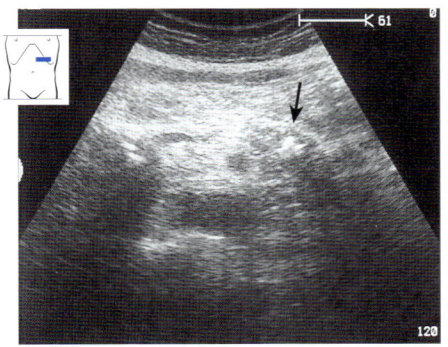 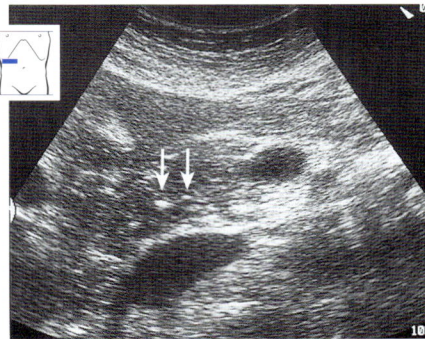 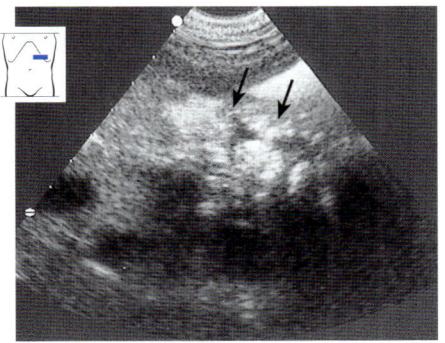

Abb. 1:   Relativ schlechte Sicht, das Pankreas ist nur schlecht darstellbar. In der rechten Bildhälfte sind schollige Verkalkungen mit Schallschatten erkennbar (Pfeil): chronische Pankreatitis.

Abb. 2:   Pankreaskopf gut dargestellt zwischen Leber, V. cava und V. mesenterica superior. Einzelne grobschollige Verkalkungen (Pfeile).

Abb. 3:   Relativ schlechte Sicht, jedoch gut erkennbar grobschollige Verkalkungen (Pfeile) mit Schallschatten: chronische Pankreatitis mit Verkalkung im Pankreasschwanz.

Übung 280

Abb. 1:   Pankreas mit gut erkennbarem Pankreasgang: Normalbefund.
Abb. 2:   Langstreckig dargestellter Pankreasgang, erweitert, Wandunregelmäßigkeiten: chronische Pankreatitis.
Abb. 3:   Sehr langstreckig dargestellter, deutlich erweiterter, kaliberunregelmäßiger Pankreasgang. In der rechten Bildhälfte intraduktale Verkalkung erkennbar: chronische Pankreatitis.

Übung 281

Abb. 1:   Die normale Pankreasarchitektur ist nicht mehr erkennbar. Polyzyklische, unterschiedlich echogene Raumforderungen im Bereich des Pankreas.
Abb. 2:   Hier sind die Leitstrukturen V. lienalis und A. mesenterica superior besser zu erkennen. Gut erkennbar die polyzyklischen Raumforderungen dort, wo man sonst das Pankreas erwartet.
Abb. 3:   Gleicher Patient wie in Abb. 1 und Abb. 2. Polyzyklische, unterschiedlich echogene Raumforderungen im Bereich des Pankreaskorpus unmittelbar ventral der A. mesenterica superior. Es handelt sich um ein Lymphom mit Lokalisation im Pankreasbereich.

Übung 282

Abb. 1:   Pankreaskopf echoarm nachweisbar, bei Kenntnis der Klinik gut vereinbar mit akuter Pankreatitis.
Abb. 2:   Die normale Pankreasarchitektur ist nicht mehr erkennbar. Man sieht relativ große, fast echofreie Strukturen, teilweise angefüllt mit echogenem Material, vereinbar mit Pseudozysten bei Pankreatitis.
Abb. 3:   Dorsal der Leberanteile erkennt man in der rechten Bildhälfte eine Zerstörung der Pankreasarchitektur mit teils echofreien, teils echogenen Arealen: Pankreasnekrose.

Übung 283

Abb. 1:   Während das Pankreaskorpus ventral der V. lienalis noch erkennbar ist, ist die Architektur im Bereich des Pankreaskopfes aufgehoben. Hier unterschiedlich echogene Raumforderung: Pankreaskopfkarzinom.
Abb. 2:   Ovaläre, überwiegend echoarme Raumforderung im Bereich des Pankreaskorpus-Pankreasschwanz-Übergangs: Pankreaskarzinom.
Abb. 3:   Auf dem Bild ist unmöglich zu erkennen, worum es sich handelt. Wenn jedoch klar ist, dass die Schnittebene über dem Pankreaskopf liegt, muss hier eine Raumforderung vorliegen. Es handelt sich um ein riesiges Pankreasadenom mit Ummauerung der Gefäßstrukturen.

Übung 284

Abb. 1:   Gestaute Gallengänge im Bereich des linken Leberlappens mit Doppelflintenphänomen.
Abb. 2:   Gleicher Patient. Große, teilweise mit Sludge gefüllte Gallenblase.
Abb. 3:   Im mittleren Bildabschnitt ist der deutlich erweiterte DHC erkennbar, komprimiert von einer kugeligen Raumforderung: Pankreaskopfkarzinom.

163

27. Tag: Pathologische Befunde

Übung 285

Abb. 1:   Sie erkennen bereits prima vista eine deutliche Seitendifferenz, Normalbefund.
Abb. 2:   Bereits auf den ersten Blick erkennt man: große, das ganze Bild ausfüllende Niere. Einzelniere bei Z. n. Tumornephrektomie, für diese Situation Normalbefund.
Abb. 3:   Sehr kleine Niere, aufgehobene Nierenarchitektur, das Parenchym ist gerade noch als dünner Streifen blass erkennbar: Schrumpfniere.

Übung 286

Abb. 1:   Schallkopfnahes Lebergewebe, in der unteren Bildhälfte ist die Niere nur noch schemenhaft erkennbar, deutlich verkleinert, unscharfe Rinden-Mark-Grenze, echoreiches Parenchym: Schrumpfniere.
Abb. 2:   Ebenfalls Schrumpfniere, in diesem Fall ist die Nierenarchitektur noch erhalten.
Abb. 3:   Relativ kleine Niere, schmales Parenchym, Rinden-Mark-Grenze nicht gut abgrenzbar. Fast normale Nierenfunktion: Altersniere.

Übung 287

Abb. 1:   Unscharfe Rinden-Mark-Grenze, relativ echoreiches Parenchym: membranöse Glomerulonephritis mit noch fast normaler Nierenfunktion.
Abb. 2:   Sehr schmales Parenchym, Rinden-Mark-Grenzen nicht mehr gut auszumachen: chronische Nephritis.
Abb. 3:   Ohne Kenntnis der anatomischen Region ist hier Nierengewebe fast nicht mehr zu erkennen. Die Niere ist klein, die Architektur aufgehoben: glomerulonephritische Schrumpfniere.

Übung 288

Abb. 1:   Relativ stark echogenes Nierenparenchym, unscharfe Rinden-Mark-Grenze, relativ schmales Parenchym: langjährig bestehender Diabetes mellitus.
Abb. 2:   Im Oberbauchquerschnitt vor der Aorta Nierengewebe erkennbar: typischer Befund einer Schrumpfniere mit parenchymatöser Verbindung zwischen rechter und linker Niere.
Abb. 3:   Eine Niere ist nur bei Kenntnis der anatomischen Region erkennbar. Die Nierenarchitektur ist völlig zerstört: Analgetikanephropathie.

Übung 289

Abb. 1:   Echofreie Struktur von etwa 2 cm Durchmesser am oberen Nierenpol, dorsale Schallverstärkung, Zystenrandschatten: Nierenzyste.
Abb. 2:   Gleiche Zystenkriterien wie im Vorbefund. Auffällig ist hier die extrarenale Lage.
Abb. 3:   Kugelige, glatt begrenzte Raumforderung, die sich aus der Nierenoberfläche herauswölbt. Auffällig ist die relativ hohe, unregelmäßige Echogenität: eingeblutete Nierenzyste.

Übung 290

Abb. 1:   Multiple Nierenzysten, überwiegend parapelvin lokalisiert mit den typischen Zystenkriterien.
Abb. 2:   Kompletter Ersatz des Nierengewebes durch zahllose kleine Zysten: familiäre Zystennieren.
Abb. 3:   Weitgehender Ersatz des normalen Nierenparenchyms durch etwas größere Zysten: familiäre Zystennieren.

Übung 291

Abb. 1:   In der unteren Kelchgruppe ca. 8 mm große, stark echogene Struktur mit Schallschatten: Nierenstein.
Abb. 2:   Auch hier liegt ein typischer Nierenstein vor, außerdem parapelvine Zysten.
Abb. 3:   Gut erkennbar drei Schallschatten. Die dazugehörigen Konkremente sind nicht gut erkennbar: multiple Nierensteine.

Übung 292

Abb. 1:   Ca. 5 mm große, rundliche, homogene, echodichte Struktur innerhalb des Parenchyms gelegen, kein Schallschatten: Angiomyolipom.
Abb. 2:   Mehrere Zentimeter große, rundliche, glatt begrenzte Struktur, teilweise aus der Nierenoberfläche hinausragend: Angiomyolipom.
Abb. 3:   Rundliche, unscharf begrenzte, etwas unregelmäßig konfigurierte Raumforderung, vom Parenchym ausgehend, in das Nierenbecken hineinreichend: Hypernephrom.

Übung 293

Abb. 1:   Flüssigkeit im Hohlsystem, kein Stau: Normalbefund bei Diurese.
Abb. 2:   Deutliche Flüssigkeitsfüllung des Hohlsystems, Verplumpung der Kelchhälse: Harnstau Grad II.
Abb. 3:   Prallfüllung des Hohlsystems, deutliche Verschmälerung des Parenchyms: terminaler Harnstau bei Kolonkarzinom.

Übung 294

Abb. 1:   Bereits auf den ersten Blick erkennbar große Milz, etwas plump: Ebstein-Barr-Virus-Infektion.
Abb. 2:   Normal große Milz, Flüssigkeit am oberen und unteren Milzpol erkennbar: normale Milz in Aszites bei Magenkarzinom.
Abb. 3:   Kugelige, ca. 13 mm große Raumforderung zwischen Milz und Niere, gleiche Echodichte wie die Milz: Nebenmilz.

Übung 295

Abb. 1:   Ca. 2 cm große, echoarme Struktur innerhalb der Milz, dorsale Schallvermehrung, rechts ein kleiner Zystenrandschatten erkennbar: Milzhämangiom.
Abb. 2:   Kugelige Raumforderung, relativ glatt begrenzt, homogen, keine dorsale Schallverstärkung, bekanntes Pankreaskarzinom: Milzmetastase.
Abb. 3:   Kugelige Raumforderung, überwiegend echoarm, keine dorsale Schallverstärkung: gesichertes Milzhämangiom.

Übung 296

Abb. 1:   Typisches Bild einer kleinen Milzzyste.
Abb. 2:   Unterhalb des Gefäßes stark echogene Struktur erkennbar, dorsaler Schallschatten: kleine Verkalkung. Ähnliche Verkalkungen findet man öfters, meist ist keine Ursache feststellbar.
Abb. 3:   Zustand nach stumpfem Bauchtrauma vor 8 Tagen. Überwiegend echoarme, teilweise gekammerte Struktur mit echogenen Arealen: Milzhämatom.

Übung 297

Abb. 1: Multiple echoarme, rundliche Raumforderungen in der Milz: in diesem Falle liegt ein kutanes T-Zell-Lymphom vor.
Abb. 2: Die Milz mit dem Milzhilus ist etwas vage erkennbar, schallkopffern die Niere. Am unteren Milzpol, die Niere von oben imprimierend, eine rundliche Raumforderung, inhomogen, zentral eher echoarm. Bekanntes malignes Melanom: Milzmetastase.
Abb. 3: Ähnliches Bild wie Abb. 1: multiple echoarme, rundliche Raumforderungen in der Milz: hier Non-Hodgkin-Lymphom bei HIV-Infektion.

Übung 298

Abb. 1: Im Milzhilus gelegene Raumforderung von etwa 3–4 cm Größe, bekanntes, metastasierendes Bronchialkarzinom: Lymphknotenmetastase.
Abb. 2: Konvolutartige Gefäßerweiterungen und vermehrte Gefäßschlängelung: portale Hypertension mit Milzhiluskollateralen.
Abb. 3: Auffüllung der Milzvene mit echogenem Material: Milzvenenthrombose.

28. Tag: Fallstricke

Übung 299

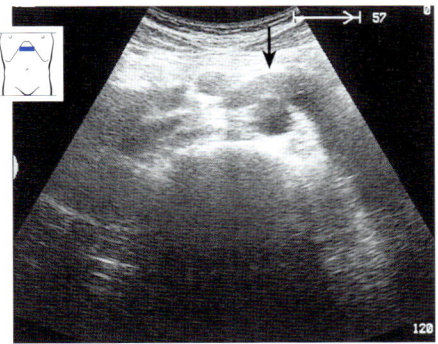 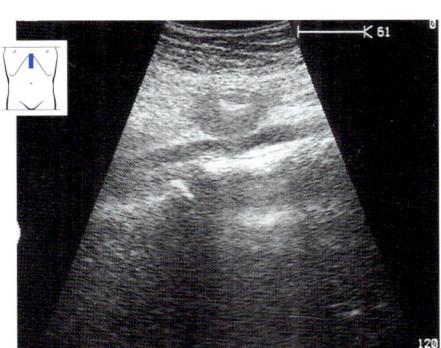

Abb. 3: Man sieht am rechten Bildrand einen Anschnitt der V. cava, in Bildmitte sieht man einen Längsanschnitt der V. mesenterica superior. Dazwischen sieht man eine mäßig echogene Raumforderung. Auch hier ist differenzialdiagnostisch an einen Lymphknoten zu denken, allerdings liegt auch hier Darm vor.

Abb. 1: In Bildmitte liegt unmittelbar ventral der Aorta eine ca. 1 × 2 cm große, echoarme Struktur mit flauem Binnenecho. Differenzialdiagnostisch könnte man an einen Lymphknoten denken. Im hier gezeigten Querschnitt sieht man jedoch, dass es sich um die linke Nierenvene (Pfeil) handelt.

Abb. 2: In Bildmitte sieht man unmittelbar ventral der V. cava eine ovaläre, rundliche Raumforderung, mäßig echogen, glatt begrenzt. Im hier gezeigten Längsschnitt und bei längerer Beobachtung sieht man, dass es sich um Darm mit peristaltischen Bewegungen handelt.

Übung 300

Abb. 1: Der rechte Leberlappen weist weit über den unteren Nierenpol hinaus und lässt an eine Hepatomegalie denken. Tatsächlich liegt nur ein Riedel-Leberlappen vor, das Lebervolumen ist nicht vergrößert.

Abb. 2: Man sieht den Lebervenenstern. Das Gefäß links ist scheinbar stark erweitert. Tatsächlich handelt es sich bei genauem Hinsehen um eine Leberzyste, die die Lebervene in diesem Bereich komprimiert.
Abb. 3: Man sieht im linken Leberlappen eine Zone verminderter Echogenität. Es handelt sich hier nicht um einen pathologischen Befund, sondern um eine fokale Minderverfettung.

Übung 301

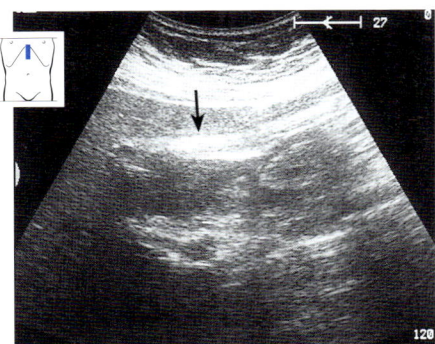

Abb. 2: Im Bereich des Gallenblasenhalses sieht man mehrere, stark echogene Strukturen, teilweise mit Schallschatten, teilweise mit Kometenschweifartefakten. Es handelt sich nicht um Gallensteine, sondern um Luft im Duodenum.

Abb. 3: Im Gallenblasenfundus sieht man eine stark reflektierende Struktur mit dorsalem Schallschatten. Auffällig ist die glatte, rundliche Begrenzung, bei genauem Hinsehen sieht man auch die Kontinuität der Gallenblasenwand. Es handelt sich um eine Impression durch Darm.

Abb. 1: Im linken Leberlappen sieht man eine stark echogene Raumforderung mit Schallauslöschung. Im hier gezeigten Längsschnitt sieht man, dass es sich um das stark echogene Lig. teres (Pfeil) handelt.

Übung 302

Abb. 1: Angeschallt wird das Gallenblasenlager. Es handelt sich nicht um Steine, sondern um schattengebendes Nahtmaterial.

Abb. 2: In Gallenblasenmitte sieht man eine polypöse Struktur, die weit in das Lumen hineinragt. Es handelt sich nicht um einen Gallenblasenpolypen, sondern um ein Septum.

Abb. 3: Man sieht am Gallenblasenboden eine Vermehrung der Echogenität. Bei diesem Bild könnte es sich durchaus um Sludge handeln. Tatsächlich lässt sich der Befund in einer zweiten Ebene nicht reproduzieren. Es handelt sich um ein Artefakt.

Übung 303

Abb. 1: Das Gallenblasenlumen scheint komplett mit echogenem Material aufgefüllt zu sein. Tatsächlich sind nur die Schallbedingungen schlecht, die Gallenblase selbst ist flüssigkeitsgefüllt. Dies lässt sich bei Anschallen aus anderen Ebenen nachweisen.

Abb. 2: Im Bereich des Gallenblasenlagers sieht man bei Z. n. Cholezystektomie eine rundliche, fast echofreie Struktur. Es handelt sich hierbei weder um eine nicht entfernte Gallenblase noch um eine Flüssigkeitsansammlung, sondern nur um eine zonale Minderverfettung im Bereich des Gallenblasenlagers.

Abb. 3: Zwischen Gallenblasenwand und Leber sieht man einen echoarmen Saum. Es handelt sich hierbei nicht um ein entzündliches Ödem, die Gallenblasenwand selbst ist unauffällig. Vielmehr liegt eine auffällig konfigurierte, zonale Minderverfettung vor.

Übung 304

Abb. 1: Die Gallenblasenwand ist recht dick und stark echogen. Der Aspekt könnte an eine chronische Cholezystitis denken lassen. Tatsächlich ist die Gallenblase gesund, es handelt sich um auffällig echogenes Gewebe im Bereich des Gallenblasenlagers.

Abb. 2: Der DHC ist langstreckig und sehr kräftig und gewunden dargestellt. Es liegt hier kein Stau vor. Es handelt sich vielmehr um einen Zustand nach Cholezystektomie, der Befund ist in dieser Situation normal.

Abb. 3: Das Pankreas ist stark echogen dargestellt, die Oberfläche wellig konfiguriert. Es liegt keine chronische Pankreatitis vor, der Patient ist gesund. Ausgeprägte Pankreaslipomatose.

Übung 305

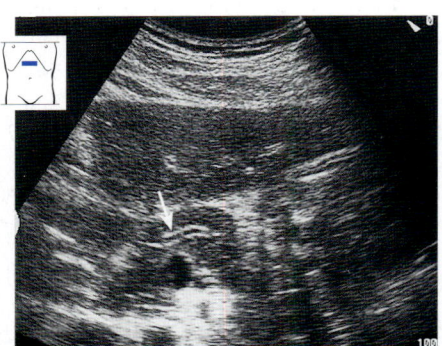 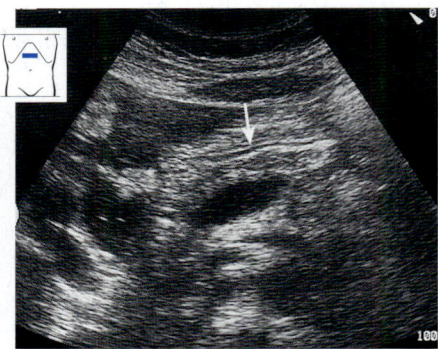 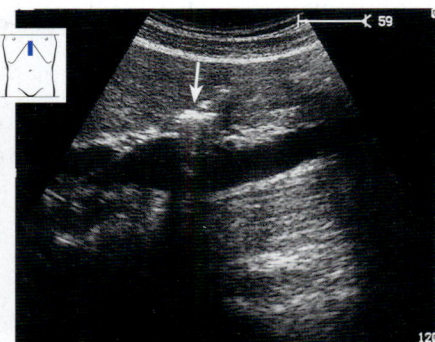

Abb. 1: Der Pankreasgang ist im Pankreaskopf auffällig gut dargestellt, er ist jedoch nicht erweitert, es liegt kein pathologischer Befund vor.

Abb. 2: Man erkennt sehr langstreckig eine echoarme Struktur mit echoreicher Begrenzung im Bereich des Pankreas. Es handelt sich jedoch hier nicht um einen auffällig erweiterten Gang, sondern um die echoarme Magenwand.

Abb. 3: Es handelt sich um einen Längsschnitt über dem Pankreaskopf. Man erkennt eine stark echogene Struktur mit Schallschatten. Es handelt sich hierbei jedoch nicht um Verkalkungen, sondern um Luft im Duodenum.

Übung 306

Abb. 1: Man sieht eine Raumforderung im Bereich des Nierenbeckenkelchsystems, gleiche Dichte wie das Nierenparenchym. Es handelt sich nicht um einen Tumor, sondern hier liegt eine Doppelniere vor mit Anlage zweier Hohlsysteme. Normvariante.

Abb. 2: Der pathologische Befund, das haben Sie natürlich gesehen, ist der Nierenstein mit Schallschatten. Außerdem besteht eine auffällige Vorwölbung im Bereich des unteren lateralen Nierenpols. Es handelt sich hierbei nicht um einen Tumor, sondern um einen Milzbuckel als Normvariante.

Abb. 3: Eine Raumforderung wölbt sich vom Parenchym in das Nierenbeckenhohlsystem hinein. Es handelt sich auch hier nicht um einen Tumor, sondern um einen Parenchymzapfen, der in das Nierenbecken hineinreicht.

Übung 307

Abb. 1: In der mittleren Kelchgruppe sieht man eine stark echogene Struktur, dorsal davon einen dunklen Streifen. Es handelt sich hierbei nicht um einen Nierenstein, auch liegt der dunkle Streifen nicht direkt hinter der echogenen Struktur. Es handelt sich hier um einen Reflex im Bereich des Nierenbeckenkelchsystems.

Abb. 2: Man sieht eine große zystische Struktur im Bereich des Hohlsystems. Es handelt sich hier weder um eine Zyste noch um einen Stau, sondern um eine angeborene zystische Erweiterung des Nierenbeckenkelchsystems.

Abb. 3: Am unteren Nierenpol sieht man eine mäßig stark echogene, sichelförmige Struktur. Es handelt sich hierbei nicht um einen Tumor oder um ein Hämatom, sondern um auffallend viel Fett perirenal.

Übung 308

Abb. 1: Man sieht eine Raumforderung vor den großen Gefäßen. Es handelt sich aber nicht um einen Tumor, sondern um eine Hufeisenniere, eine parenchymatöse Verbindung zwischen beiden Nieren. Normvariante.

Abb. 2: Man sieht in Nierenmitte eine kugelige Auftreibung des Nierenparenchyms von gleicher Echogenität wie das übrige Nierengewebe. Es handelt sich nicht um einen Tumor, sondern um eine Normvariante: Milzbuckel.

Abb. 3: Man sieht eine kugelige Raumforderung am oberen Nierenpol, medial der Milz. Es handelt sich hierbei nicht um einen Tumor, sondern um eine ausgeprägte Septierung im Bereich der Milz und – in dieser Ebene – eine scheinbare Separation dieses Milzanteils.